伤寒论白话解

主审　翟双庆
主编　张小勇　刘丹彤

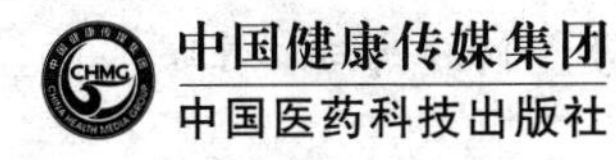

中国健康传媒集团
中国医药科技出版社

内容提要

《伤寒论》为汉代张仲景所著，是一部理论与实践相结合的中医经典著作。

本书以明代赵开美临摹宋刻本为底本进行白话解。全书共十卷。卷一为辨脉法、平脉法；卷二为伤寒例、辨痉湿暍病脉证、辨太阳病脉证并治上；卷三到卷六分别论述了六经病脉证并治；卷七到卷十分别论述了霍乱、阴阳易以及汗吐下可与不可脉证并治。每卷各专论前均有“提要”，概括本论的主旨大意；“提要”后录有原文，并对原文逐条进行“白话解”，又根据原文的具体情况加有“注释”，或在白话解中用“（ ）”对较难理解的内容进行解释。

本书既保持了宋本《伤寒论》的原貌，又融入了现代《伤寒论》文献研究成果，具有较高的科普性和一定的学术价值，是想要了解或自学《伤寒论》的中医爱好者及初学者的重要参考。

图书在版编目（CIP）数据

伤寒论白话解／张小勇，刘丹彤主编．—北京：中国医药科技出版社，2016.9

ISBN 978-7-5067-7873-2

Ⅰ.①伤…　Ⅱ.①张…②刘…　Ⅲ.①《伤寒论》-译文　Ⅳ.①R222.22

中国版本图书馆 CIP 数据核字（2016）第 260042 号

美术编辑　陈君杞

版式设计　郭小平

出版　**中国健康传媒集团**｜中国医药科技出版社
地址　北京市海淀区文慧园北路甲 22 号
邮编　100082
电话　发行：010-62227427　邮购：010-62236938
网址　www.cmstp.com
规格　880×1230mm 1/32
印张　13 1/8
字数　298 千字
版次　2016 年 9 月第 1 版
印次　2020 年 6 月第 4 次印刷
印刷　三河市百盛印装有限公司
经销　全国各地新华书店
书号　ISBN 978-7-5067-7873-2
定价　29.00 元

获取新书信息、投稿、为图书纠错，请扫码联系我们。

编 委 会

主　编　张小勇　刘丹彤

副主编　陈子杰　吴宇峰

编　委　(以姓氏笔画为序)

王亚军　王淑斌　王瑞婷　王红彬

王维广　王智瑜　闫军堂　任北大

刘铁凡　刘　俐　张　标　邹　锦

郑龙飞　赵程博文　唐丹丹　常孟然

寇馨云　焦　楠

主　审　翟双庆

编写说明

《伤寒论》是我国第一部理法方药齐备，理论联系实际的医学经典著作。它较为系统的揭示了外感热病及内伤杂病的诊治规律，从而奠定了中医临床医学的基础。

《伤寒杂病论》成书于东汉末年（公元 200～219 年），由于当时封建割据，战乱纷纭，民不聊生，疾疫大行，张仲景原本 200 余人的大家族，在不到 10 年间竟因大疫而死亡百余人，并且多数死于伤寒。于是张仲景潜心精研医术，立志著书活人，总结继承了秦汉以前的医学成就，广泛采集各家之长，结合个人平脉辨证的丰富经验，最终完成了这部理、法、方、药悉备的中医临床不朽之作。

但《伤寒杂病论》原书成书不久就在战乱中散佚了。百年之后，西晋太医令王叔和搜集整理了原书的伤寒部分，命名为《伤寒论》，使此书得以幸存。后经宋代校订医书局林亿、孙奇、高保衡等人的校正刊行，成为后世流行的《伤寒论》。其后又整理校订了原书的杂病部分，成为后世的《金匮要略》。现在通行的《伤寒论》有两种版本。其一为宋代治平年间经林亿等人校正过的版本，称为宋本。但因宋代距今年代较远，宋代的原刻本国内已无保存，现在的只有明代万历二十七年（公元 1599 年）刊行的赵开美的复刻本，简称赵本。因赵本十分接近宋本原貌，故一直被后世医家广泛采用。其二为南宋绍兴十四年（公元 1144 年）成无已所著的《注解伤寒论》，称为成注本。成注本经明代嘉靖年间汪济川校定复刻而流行于世，故又称汪校本。

伤寒有广义和狭义之分。广义伤寒是一切外感热病的总称。如《素问·热论》：“今夫热病者，皆伤寒之类也。”《千金方》引《小品方》：“伤寒，雅士之词，云天行、瘟疫，是田舍间号耳。”狭义伤寒是指外感风寒，感而即发的疾病。如《难经·五十八难》：“伤寒有五，有中风，有伤寒，有湿温，有热病，有温病。”其中“伤寒有五”的伤寒是广义伤寒，“有伤寒”的伤寒是狭义伤寒。《伤寒论》以“伤寒”命名，书中分别论述的是伤寒、中风、温病等，因此全书所论应属广义伤寒的范畴，但从全书的篇幅看，又重在以论述人体感受风寒之邪所引发疾病的辨证论治规律为主。但要注意，《伤寒论》中所涉及的伤寒，与西医学所说的伤寒（由伤寒杆菌引起的急性肠道传染病）有本质的不同。

《伤寒论》成书至今已有近2000年，其文字古奥，流传中又经历了散佚、整理、传抄、校正等，出现了很多讹错，为了更好地古为今用，对它进行系统的整理，是十分必要的，为此我们进行了系统的白话解。全书按照原著二十二篇的顺序，进行了简明的题解、提要、注释，白话解，以帮助读者理解其核心要义。最后，在白话解的过程中，药物的计量单位仍然保留了原文中的“两”。因为汉代的两与现代的克之间的折算关系历来争议较大，故本书未做两与克的折算，特此说明。

编　者

2016年6月

目 录

卷一

辨脉法第一

［题解］

辨脉法即分辨脉象的准则，包括辨脉的阴阳，各种病脉与所主疾病。

［原文］

问曰：脉有阴阳，何谓也？答曰：凡脉大、浮、数、动、滑，此名阳也；脉沉、涩、弱、弦、微，此名阴也。凡阴病见阳脉者生，阳病见阴脉者死。

［白话解］

提问：脉象有阴脉阳脉之分，说的是什么？老师回答：凡脉象表现为大、浮、数、动、滑的，比之平脉有余，故名为阳脉；凡脉象沉、涩、弱、弦、微的，比之平脉不足，故名为阴脉。阴病见阳脉，就是正能胜邪，病有转愈的趋向，预后良好；反之，阳病见阴脉，表明正不胜邪，邪气深入，病情会逐渐恶化，多属危候。

［原文］

问曰：脉有阳结[①]、阴结[②]者，何以别之？答曰：其脉浮而数[③]，能食，不大便者，此为实，名曰阳结也，期十七日当剧。其脉沉而迟[④]，不能食，身体重，大便反硬，名曰阴结也，期十四日当剧。

［注释］

①阳结：燥热内结所致的大便秘结。

②阴结：阴寒凝结所致的大便秘结。

③浮而数：轻按即得为浮脉；一呼一吸时间内，脉搏跳动六次及以上的为数脉。

④沉而迟：重按始得为沉脉；一呼一吸时间内，脉搏跳动三次及以下的为迟脉。

［白话解］

提问：阳结和阴结的脉象该如何分别？老师回答：病人阳偏胜而阴不足则脉象浮而快，阳胜故饮食尚可，阴不济阳则大便秘结，这是实证，名叫阳结，预计到十七日的时候，病情可能会加重；病人阴偏胜而阳不足则脉象沉而迟，阴胜则不能饮食、身体沉重，阳不化阴则大便硬结不通，名叫阴结，预计到十四日的时候，病情可能会加重。

［原文］

问曰：病有洒淅恶寒[1]，而复发热者何？答曰：阴脉不足，阳往从之，阳脉不足，阴往乘之。曰：何谓阳不足？答曰：假令寸口脉微，名曰阳不足，阴气上入阳中，则洒淅恶寒也。曰：何谓阴不足？答曰：尺脉弱，名曰阴不足，阳气下陷入阴中，则发热也。

［注释］

①洒淅（xī，音同西）恶寒：形容怕冷程度较重，如冷水洒到身上一样。

[白话解]

提问：病人既怕冷得很厉害，又有发热的症状，这是什么原因呢？老师回答：阴偏不足则阳气便会去填充其虚；阳偏不足则阴气便会前去乘凌。提问：阳不足是什么？老师回答：以脉为例，假如寸口脉微，这是阳不足，阴气上侵于阳，阴盛则寒，就怕冷。问道：什么叫阴不足呢？老师回答：尺部脉弱，这是阴不足，阳气下陷于阴中，阳盛则热，所以就会发热。

[原文]

阳脉浮一作微，阴脉弱者，则血虚，血虚则筋急也。其脉沉者，荣气[①]微也。其脉浮，而汗出如流珠者，卫气[②]衰也。荣气微者，加烧针[③]则血留不行，更发热而躁烦也。

[注释]

①荣气：荣气即营气，与血液循行功能相关。

②卫气：具有抵抗邪气、固守肌表的功能。

③烧针：又叫温针、火针、燔针，即用针刺入穴，用艾绒缠绕针柄燃烧，使热气透入的治疗方法。

[白话解]

病人寸脉浮有的版本写作微，尺脉弱的，是阳气浮于外，阴血虚于内，血虚不能濡养筋脉则会筋脉拘急。脉象沉的，是脉道空虚的缘故，故提示荣血虚；脉象浮而汗出如流珠的，是由于卫气虚衰而不能外固。荣血衰弱的人，若再用烧针治疗，就会更伤阴血、更助阳热，造成血留滞不行、发热躁扰的变证。

[原文]

脉蔼蔼[①]如车盖者，名曰阳结也。一云秋脉。

脉累累[2]如循长竿者，名曰阴结也。一云夏脉。

脉瞥瞥[3]如羹上肥[4]者，阳气微也。

脉萦萦[5]如蜘蛛丝者，阳气衰也。一云阴气。

脉绵绵[6]如泻漆之绝[7]者，亡其血也。

[注释]

①蔼蔼：盛大之貌。

②累累：强直而连绵不断之貌。

③瞥瞥：虚浮貌。

④羹（gēng，音同更）上肥：形容如肉汤上漂浮的油脂。

⑤萦萦：纤细貌。

⑥绵绵：连绵柔软貌。

⑦泻漆之绝：绝，落也。泻漆，谓漆汁下泻。泻漆之绝，形容脉象如倾泻漆时漆汁下落前大后小、连绵柔软的样子。

[白话解]

脉象盛大好似车盖上拥，叫阳结脉有的版本写作秋脉，为阳气偏盛所致。脉象强直而连连不断好似摸着长竹竿一样，叫阴结脉有的版本写作夏脉，为阴气偏盛所致。脉象虚浮好像菜汤上漂浮的油脂的，提示阳气虚微。脉象微弱如同旋绕的蜘蛛丝一样，提示阳气有的版本写作阴气衰竭；脉象绵软，前大后细，状如倾倒油漆时，漆将倒尽时的样子，提示失血较多。

[原文]

脉来缓[1]，时一止复来者，名曰结。脉来数，时一止复来者，名曰促一作纵。脉阳盛则促，阴盛则结，此皆病脉。

[注释]

①来缓：脉搏的至数缓慢。

[白话解]

脉搏跳动缓慢，时而休止一次又复至的，叫作结脉。脉搏跳动急促，时而休止一次又复至的，叫作促脉有的版本写作纵脉。脉促是阳盛所致，脉结是阴盛所致，皆为有病的脉象。

[原文]

阴阳相搏，名曰动。阳动则汗出，阴动则发热。形冷恶寒者，此三焦伤也。若数脉见于关上，上下无头尾，如豆大，厥厥动摇者，名曰动也。

[白话解]

阴气与阳气相互搏结，名叫动脉，为脉气不能贯通三部所致。寸部为动脉，表示阳气虚，故出现汗出，尺部为动脉，表示阴气虚，故出现发热。如既不汗出也不发热，而见身冷畏寒的，是三焦的阳气受损不能通达于表。如果数脉只出现于关部，而上下无头无尾，如同豆大，摇动不定的，是阴气与阳气搏结一处产生的，名叫动脉。

[原文]

阳脉浮大而濡，阴脉浮大而濡，阴脉与阳脉同等者，名曰缓也。

[白话解]

寸部脉浮大而柔软，尺部脉浮大而柔软，寸尺大小相同，是阴阳和缓协调的脉象，名叫缓脉。

[原文]

脉浮而紧者，名曰弦也。弦者，状如弓弦，按之不移也。脉紧者，如转索无常也。

[白话解]

脉浮而紧张有力，名叫弦脉。所以叫弦脉，因为其形状与弓弦相似，按之不移动；如果按之形如转动的绳索，按之移动，则是紧脉。

[原文]

脉弦而大[①]，弦则为减，大则为芤[②]，减则为寒，芤则为虚，寒虚相搏，此名为革[③]，妇人则半产漏下，男子则亡血失精。

[注释]

①大：脉形粗大。

②芤（kōu，音同抠）：脉浮沉有力。中取无力，状如葱管，叫作芤脉。

③革：脉浮而且大，举之劲急有力，按之不足，外坚而中空，状如鼓革。

[白话解]

脉象弦而大，弦而无力，是阳气衰减，阳气衰减故会有寒；大而中取无力，是芤脉，芤脉主阴血亏虚。弦芤并见，就叫革脉。妇女见此脉多在流产或崩漏下血之后；男子见此脉多有失血或失精的疾患。

[原文]

问曰：病有战而汗出，因得解者，何也？答曰：脉浮而紧，按之反芤，此为本虚，故当战而汗出也。其人本虚，是以发战，以脉浮，故当汗出而解也。若脉浮而数，按之不芤，此人本不虚，若欲自解，但汗出耳，不发战也。

[白话解]

提问：有些病证先出现寒战，既而汗出，病就随之而愈，这是为什么？老师回答：脉象浮而紧，当有表证，但按之反见中空，这是正气亏虚，正气与邪气相争，故先寒战。脉象浮，为正气向外祛邪的表现，应当汗出而解。如果脉象浮而数，按之不空，这样的病人，正气充足，足以祛邪，邪气不能与正气相争，只要汗出，表邪自解，出汗之前不会发生寒战。

[原文]

问曰：病有不战而汗出解者，何也？答曰：脉大而浮数，故知不战汗出而解也。

[白话解]

提问：有的病人并没发寒战，病就自然随汗出而愈了，这是为什么？老师回答：此类病人脉象大而浮数，正气充足，足以祛邪，邪气不能与正气相争，故可知不发寒战就可汗出而愈。

[原文]

问曰：病有不战不汗出而解者，何也？答曰：其脉自微，此以曾发汗、若吐、若下、若亡血，以内无津液，此阴阳自和，必自愈，故不战不汗出而解也。

[白话解]

提问：有的病人并没发寒战，也不出汗，病就痊愈了，这是为什么？老师回答：这类病人的脉象应当很微弱，因为得病过程中曾用汗吐下的方法治疗或曾经失血，导致体内津液亏虚，已经没有津液可作汗，这种情况下，只要阴阳能自行趋于调和的，即使不寒战、不出汗也可以痊愈。

[原文]

问曰：伤寒三日，脉浮数而微，病人身凉和者，何也？答曰：此为欲解也，解以夜半[①]。脉浮而解者，濈然汗出也；脉数而解者，必能食也；脉微而解者，必大汗出也。

[注释]

①解以夜半：病解于夜半子时，因夜半子时是阳气开始生发的时候。

[白话解]

提问：患伤寒三天的病人，脉象浮数而微，不发热而身上凉和，这是为什么？老师回答：这是病即将痊愈的征兆，大概在半夜时病会解除，因阳气在此时开始生发。脉浮而病解的，是微微汗出，正气驱邪于外；脉数而病解的，是食欲增进，胃气已和；脉微而病解的，是体内邪气残存，需大汗出才能解除。

[原文]

问曰：脉病[①]欲知愈未愈者，何以别之？答曰：寸口、关上、尺中三处，大小、浮沉、迟数同等，虽有寒热不解者，此脉阴阳为和平，虽剧当愈。

[注释]

①脉病：脉，诊察的意思，就是诊察疾病。

[白话解]

提问：临床诊察疾病，要想预断它的预后如何，当如何判别？老师回答：就脉象来说，如寸、关、尺三部的脉象大小、浮沉、迟数相等，这是阴阳和平的表现，即使寒热的症状还没有解除，病虽严重也能痊愈。

[原文]

师曰：立夏得洪一作浮。大脉，是其本位，其人病身体苦疼重者，须发其汗。若明日身不疼不重者，不须发汗。若汗濈濈自出者，明日便解矣。何以言之？立夏脉洪大，是其时脉，故使然也。四时仿此。

[白话解]

老师说：立夏时脉见洪大有的版本写作浮大，是夏令本应见的脉象。此时，若病人出现身体疼痛沉重，必须用发汗法治疗；若第二天身体已经不疼重了，就不用发汗了。若全身微微汗出，第二天病就会解除。这是什么道理呢？因为立夏季节见脉象洪大，是夏令本脉。脉能应时，表示正气充足，能够顺应时令变化，故知道病当痊愈。其他季节的脉象可依此类推。

[原文]

问曰：凡病欲知何时得，何时愈？答曰：假令夜半得病者，明日日中愈；日中得病者，夜半愈。何以言之？日中得病，夜半愈者，以阳得阴则解也；夜半得病，明日日中愈者，以阴得阳则解也。

[白话解]

提问：如何根据疾病起病的时间预知痊愈的时间呢？老师回答：如果半夜得病，第二天中午可以痊愈，中午得病的，半夜可以痊愈。这是为什么呢？中午为阳，半夜为阴，中午得病半夜痊愈的，是因为中午得病阳不和，夜半得阴使阴阳调和故可痊愈；夜半得病而第二天中午痊愈的，是因为夜半得病阴不和，中午得阳使阴阳调和故可痊愈。

[原文]

寸口脉，浮为在表，沉为在里，数为在腑，迟为在脏。假令脉迟，此为在脏也。

[白话解]

寸口部的脉象，脉浮为病在表，脉沉为病在里，脉数为病在腑，脉迟为病在脏。若有迟脉出现，即病在脏。

[原文]

趺阳脉[1]浮而涩，少阴脉如经[2]者，其病在脾，法当下利。何以知之？若脉浮大者，气实血虚也，今趺阳脉浮而涩，故知脾气不足，胃气虚也。以少阴脉弦而浮一作沉才见，此为调脉，故称如经也。若反滑而数者，故知当屎脓也《玉函》作溺。

[注释]

①趺阳脉：足背部的动脉，在第二、第三跖骨之间，相当于冲阳穴部位。

②少阴脉如经：经，正常也。指少阴脉如常，没有变化。

[白话解]

趺阳脉浮而且涩，少阴太溪脉如常的，病位在脾，按理应当会腹泻。怎么知道的呢？浮为气实，大为血虚，如果脉浮而大则是气实血虚，现在趺阳脉并不浮大，而是浮涩不畅，浮反应胃气虚，涩反应脾虚寒，所以知道为脾胃虚寒。金生水，水生木，少阴脉弦又现浮象有的版本写作沉象，乃子母相生、调和无病之征，所以说少阴脉如常。如果反见脉滑而数，则为火热内郁，当会出现便下脓血的症状《金匮玉函经》写作小便。

[原文]

寸口脉浮而紧，浮则为风，紧则为寒，风则伤卫，寒则伤荣，荣卫俱病，骨节烦疼，当发其汗也。

[白话解]

寸口脉浮而紧，浮为外受风邪，紧为寒邪外束，浮紧并见，为风寒袭表之象。风邪伤卫气，寒邪伤营气，营气、卫气皆病，就会出现骨节疼痛，这是风寒袭表，经气不畅之故，应当采用发汗法治疗。

[原文]

趺阳脉迟而缓，胃气如经也。趺阳脉浮而数，浮则伤胃，数则动脾，此非本病，医特下之所为也。荣卫内陷，其数先微，脉反但浮，其人必大便硬，气噫而除，何以言之？本以数脉动脾，其数先微，故知脾气不治，大便硬，气噫而除。今脉反浮，其数改微，邪气独留，心中则饥，邪热不杀谷，潮热发渴，数脉当迟缓，脉因前后度数如法，病者则饥，数脉不时，则生恶疮也。

[白话解]

趺阳脉迟而缓，表示胃气调和无病。如果趺阳脉浮而数，浮是胃气受损，数是脾气被犯，这并不是脾胃原来固有的病，是医生误下造成的。营卫之气内陷，先出现数脉后变为微脉，而脉浮仍在，这样的人定会大便干硬，得嗳气后缓解。为什么这么说呢？因为脉数为脾气被犯，先出现数脉后变为微脉，是客于脾的邪气内陷于里，引起胃虚脾热、津液干枯，故大便干硬，嗳气后气机得通故稍有缓解。其脉仍浮，主邪气留于胃中，所以腹中饥饿，却不能消化食物，而潮热口渴。如果数脉转为迟缓，并与病前脉呼吸一次的至数相同，同时能知饥能食，表明脾胃功能恢复正常。如果数脉始终没有变化，这是邪气没有内传，而郁积在营卫之中，久之就会热腐肌肤而生恶疮。

[原文]

师曰：病人脉微而涩者，此为医所病也。大发其汗，又数大下之，其人亡血，病当恶寒，后乃发热，无休止时。夏月盛热，欲著复衣；冬月盛寒，欲裸其身。所以然者，阳微则恶寒，阴弱则发热，此医发其汗，使阳气微，又大下之，令阴气弱。五月之时，阳气在表，胃中虚冷，以阳气内微，不能胜冷，故欲著复衣。十一月之时，阳气在里，胃中烦热，以阴气内弱，不能胜热，故欲裸其身。又阴脉迟涩，故知亡血也。

[白话解]

老师说：病人脉微而涩的，这是医生误治所造成的病变。误用峻药发汗，过汗伤阳，后又多次用峻药攻下，伤及阴液，致阴阳俱虚，故病人畏寒，接着又发热，发热畏寒没有休止。夏日炎炎，却想多穿衣服；寒冬腊月，却想裸露身体。之所以会这样，是因为阳气衰弱就畏寒，阴血不足就会发热。五月正值盛夏，阳气趋表，胃中虚寒，里阳微弱，不能胜阴寒，故胃中虚冷，想多穿衣服；十一月正值冬令，阳气内潜，阴气内弱，不能胜内热，故胃中烦热，意欲裸体减衣。此外，病人尺部脉迟涩，又提示了营血不足。

[原文]

脉浮而大，心下反硬，有热属脏[①]者，攻之[②]不令发汗，属腑[③]者，不令溲数，溲数则大便硬。汗多则热愈，汗少则便难，脉迟尚未可攻。

[注释]

①属脏：病邪在里的意思。指出“属脏”就意味着病邪深入于里，并不是五脏真有病变。

②攻之：指治疗，不可一概认为攻下。“太阳篇”里有“攻表宜桂枝汤”。

③属腑：病邪在表，与属脏相对。

[白话解]

脉象浮而大，反映病邪在表，如果心下部反而硬满，是邪热较重，内结于里，出现了内有结实的症状。治疗时不可使用发汗方法，而应攻下；若心下硬满，没有里证，只有表证的，当先解表，治疗不可以用利小便的方法，否则会耗损津液导致大便干硬。汗多，则邪气有出路而热愈；汗少，则邪热不去，又伤津液，也会导致大便困难。便难可用下法治疗，但是如见到迟脉，则不可攻下，因为迟表示正气不足，无法承受攻下之法。

[原文]

脉浮而洪，身汗如油，喘而不休，水浆不下，形体不仁，乍静乍乱，此为命绝也。又未知何脏先受其灾，若汗出发润，喘不休者，此为肺先绝也。阳反独留，形体如烟熏，直视摇头者，此为心绝也。唇吻反青，四肢漐习[①]者，此为肝绝也。环口黧黑，柔汗发黄者，此为脾绝也。溲便遗失，狂言、目反直视者，此为肾绝也。又未知何藏阴阳前绝，若阳气前绝，阴气后竭者，其人死，身色必青；阴气前绝，阳气后竭者，其人死，身色必赤，腋下温，心下热也。

[注释]

①四肢漐习：四肢震颤摇动不休。

[白话解]

脉浮而洪，表示正气胜过邪气；身上汗出如油，喘息不止，是正气已脱的征象，水汤不能下咽是胃气将绝的征象，身体不仁是荣卫俱尽的征象，安静躁烦交替出现是正邪相争的表现，相争时烦躁，邪胜正时安静。以上均为危象，出现则代表人命将绝。可从症状判断哪一脏的脏气先绝，出汗、头发湿润，喘息不停的是肺气先绝；阳热独盛，肤色如烟熏，两目直视伴有摇头的，是心气先绝；口唇青紫，四肢震颤、摇动不休的，是肝气绝；如果口周肤色黑而晦暗，冷汗淋漓，皮肤发黄的，是脾气绝；大小便失禁，胡言乱语、目睛直视的，这是肾气绝。可以根据死后的表现判断脏阴绝阳绝的先后，如果阳气先绝，阴气后绝的，人死后身体颜色泛青，是阴气还未离开人体；阴气先绝，阳气后绝的，人死后身体泛红，腋下及心窝仍热，是阳气还未离开人体。

[原文]

寸口脉浮大，而医反下之，此为大逆。浮则无血，大则为寒，寒气相搏，则为肠鸣。医乃不知，而反饮冷水，令汗大出，水得寒气，冷必相搏，其人即噎[①]。

[注释]

①噎：咽喉部有气逆噎塞之感。

[白话解]

寸口脉浮大的，是病邪在表，应当发汗，如果反而攻下，就会伤及正气并引邪气内陷，这是很大的误治。脉浮是气分病而无血分病，攻下后会令津血亡失，脉大是中寒而阳气虚浮于外，寒邪趁里虚内侵，寒与气相搏就出现了肠鸣。医生不明此理，认为有热而用令病人饮冷水的方法发汗，结果水寒之气相互搏结，使中焦气机凝滞不畅，导致出现气逆噎塞之感。

[原文]

趺阳脉浮，浮则为虚，浮虚相搏，故令气噎，言胃气虚竭也。脉滑则为哕[①]，此为医咎，责虚取实[②]，守空[③]迫血，脉浮，鼻中燥者，必衄也。

[注释]

①哕（yuě）：有声无物曰哕。指呃逆。

②责虚取实：把虚证当作实证治疗。

③守空：荣在内为守，“守空”即内守的荣血空虚之意。

[白话解]

趺阳脉浮，是胃气虚而上逆，会出现气逆噎塞的症状。趺阳脉滑，胃虚寒饮内停之象，寒饮上逆，就会出现呃逆。这均是医生误治的过失，他们误用治实证的方法治疗虚证，对于荣血空虚之症，反而使用攻逐实邪法来劫迫阴血，脉浮而鼻中干燥的病人，由于荣血空虚，阴不守阳，必致鼻窍出血。

[原文]

诸脉浮数，当发热而洒淅恶寒。若有痛处，饮食如常者，蓄积有脓也。

[白话解]

凡是脉象浮数，应当有发热和如被冷水淋身般的恶寒，这是伤寒病。如果是发热恶寒，疼痛偏于一处，而且饮食如常，这便不是伤寒，而是气血壅滞不通，蓄积痈脓的征象。

[原文]

脉浮而迟，面热赤而战惕[①]者，六七日当汗出而解，反发热者，差迟[②]。迟为无阳，不能作汗，其身必痒也。

[注释]

①战惕：震颤发抖。

②差迟：病愈的日期延迟。

[白话解]

脉象浮而迟，颜面发热潮红，同时全身伴有发冷颤抖的，六七日时当汗出而愈，因这个时间是正复邪衰的时期。如果没有出汗，反而发热的，那么，病愈的日期就会延迟。这是因为，病人脉象迟，是里阳不足，不能蒸化津液作汗外出，肌表之邪不能解除，所以发热无汗同时必伴皮肤瘙痒，而病程就必定延长了。

[原文]

寸口脉阴阳俱紧者，法当清邪[①]中于上焦，浊邪[②]中于下焦。清邪中上，名曰洁也；浊邪中下，名曰浑也。阴中于邪，必内栗[③]也。表气微虚，里气不守，故使邪中于阴也。阳中于邪，必发热头痛，项强颈挛，腰痛胫酸，所为阳中雾露之气。故曰清邪中上，浊邪中下。阴气为栗，足膝逆冷，便溺妄出。表气微虚，里气微急，三焦相溷[④]，内外不通。上焦怫郁，脏气相熏，口烂食龂[⑤]也。中焦不治，胃气上冲，脾气不转，胃中为浊，荣卫不通，血凝不流。若卫气前通者，小便赤黄，与热相搏，因热作使，游于经络，出入脏腑，热气所过，则为痈脓。若阴气前通者，阳气厥微，阴无所使，客气内入，嚏而出之，声嗢[⑥]音噎咽塞。寒厥相追，为热所拥，血凝自下，状如豚肝。阴阳俱厥，脾气孤弱，五液注下。下焦不盍一作阖，清便下重，令便数难，齐筑湫痛[7]，命将难全。

［注释］

①清邪：指雾露之邪。

②浊邪：指水湿之邪。

③内栗：内心感到寒栗。

④溷：混乱不清。

⑤食龂：牙龈糜烂。

⑥声嗢：发声不利。

⑦齐筑湫痛：齐，同脐。筑，捣也。指脐腹部痛如杵捣。

［白话解］

寸口脉三部都呈紧脉，寸脉紧，当是雾露等清邪侵害上焦，尺脉紧，当是水湿等浊邪侵害下焦。由于雾露之邪清轻，伤人多在上焦，故名叫洁；水湿之邪沉浊，伤人多在下焦，故名叫浑。上焦属于太阳，下焦属于少阴。雾露之邪伤及太阳经，就会发热头痛，颈项部僵硬拘挛，腰痛腿酸。水湿之邪伤及下焦少阴经，阴气内盛就会感到内心寒冷、发抖、足膝厥冷、二便失禁。这是表气虚微，里气不能固守，外邪趁里气虚弱，就中伤于阴，阴本虚弱，与邪气相遇，而使气机微弱急迫。无论病邪伤及上焦还是下焦，均可造成三焦气机混乱，内外不得顺畅。如果上焦邪气郁滞不通，内热熏灼于上，就会出现口腔、牙龈糜烂。如果中焦失调，胃气上逆，脾气不运，胃中水谷不能被消化而产生浊气，荣卫源于脾胃运化的水谷，其生化转输受到破坏，荣卫不能通调，血脉也随之不通。此时如果卫气先得通畅，内郁的邪热随卫气外泄，小便就会黄赤，热邪所经之处，或脏腑，或经络，都会使气血壅滞化生痈脓。如果营阴先得通畅，在外之阳衰微，在内营阴无所役使，卫外失固，外邪乘虚内入，里气与邪气相争，就会出现打喷嚏、声音浑浊难出、咽部堵塞的症状。寒是外邪，厥是内邪，内外之邪相互搏结产生积热，使血液凝滞不流，血被热迫故大便下血色如猪肝。如果上焦阳气、下焦阴气都衰败，不能相互顺接，就使得脾气衰竭不能化生气血，导致五脏皆虚，五脏津液流注二阴尽泄于下。下关不固，因而大便频数并有下坠感，脐腹部痛如杵捣，这时生命将难以保全。

[原文]

脉阴阳俱紧者，口中气出，唇口干燥，踡卧[①]足冷，鼻中涕出，舌上胎滑[②]，勿妄治也。到七日以来，其人微发热，手足温者，此为欲解；或到八日以上，反大发热者，此为难治。设使恶寒者，必欲呕也；腹内痛者，必欲利也。

[注释]

①踡卧：眠卧时身体踡屈不伸。

②胎滑：苔滑，舌上有腻滑的白苔。

[白话解]

脉寸部和尺部都呈紧象，同时出现用口呼吸、口唇干燥、身体踡屈而卧、足冷、鼻塞流涕、舌苔滑等症，是表里都有寒邪，有阳气恢复的表现而寒邪并未散尽，在此阴阳未分寒热难明之时，切勿随意乱投药物，以防阴阳一方偏盛。到了七日以上，若出现微发热而手足转温和的，即正复邪退、疾病向愈的佳兆；若过了七日未见好转，到八日以上，反而出现高热的，为阴极生热，邪胜于正，这时就比较难治。如果出现恶寒的，是上焦寒气盛，寒气犯胃，定会导致呕吐；腹内疼痛的，是下焦寒气盛，定会导致腹泻。

[原文]

脉阴阳俱紧，至于吐利，其脉独不解；紧去人安，此为欲解。若脉迟，至六七日不欲食，此为晚发[1]，水停故也，为未解；食自可者，为欲解。病六七日，手足三部脉皆至，大烦而口噤[2]不能言，其人躁扰者，必欲解也。若脉和，其人大烦，目重睑内际黄者，此欲解也。

[注释]

①晚发：继发之病。

②口噤：嘴不能张开。

[白话解]

脉寸关尺三部皆紧，这是寒邪内盛之象，发展到呕吐、腹泻后，如果紧脉未去，是邪气仍盛，病情不会见好；如果紧脉消失，脉象缓和，是邪气退去，病情转愈的佳兆。如果脉迟，到了六七天的时候不想吃饭，这出现在上吐下泻后，是脾气虚弱的表现，脾虚不能运化就会导致水饮内停；食欲转好的，是脾胃调和，将要病愈的佳兆。病至六七天后，如果病人手足三部脉（寸口、人迎、太溪）均有，是正气转盛，此时正邪相争便会出现身烦躁扰、口噤难言的表现，是疾病转愈的佳兆。如果脉象调和如常，病人心烦异常、两目内眦呈亮黄色，是正气调和，病将痊愈的表现。

[原文]

脉浮而数，浮为风，数为虚，风为热，虚为寒，风虚相搏，则洒淅恶寒也。

[白话解]

脉象浮而数，浮为风伤卫气，数为卫阳不足，卫气属阳，风邪与卫气相搏就会发热，卫阳不足，不可温煦肌表，就会怕冷。卫阳不足，又感受风邪，身体就会发热并异常的怕冷。

[原文]

脉浮而滑，浮为阳，滑为实，阳实相搏，其脉数疾，卫气失度[①]，浮滑之脉数疾，发热汗出者，此为不治。

[注释]

①卫气失度：卫气循行失常。

[白话解]

脉象浮而滑，浮为病在阳，滑为邪气实，阳分邪实太过，脉象就会数急，这是卫气失去了正常循行规律，以致浮滑的脉变为数急，若发热汗出后不能解除的，是阳热独亢，阴液亡脱，这样的病情预后不良。

[原文]

伤寒，咳逆上气，其脉散[①]者死，谓其形损故也。

[注释]

①脉散：举之浮散，按之即无，来去不明而散漫无根，所以叫作散脉。

[白话解]

伤寒病，咳喘气逆，若见脉形散乱无根、形肉已损、大骨陷下的，是元气将散、脏气将绝的征象，预后不良。

平脉法第二

[题解]

本篇主要讲述脉的正常形态及不同疾病的脉象特征。

[原文]

问曰：脉有三部，阴阳相乘，荣卫血气，在人体躬，呼吸出入，上下于中，因息游布①，津液流通，随时动作，效象形容②。春弦秋浮，冬沉夏洪，察色观脉，大小不同，一时之间，变无经常。尺寸参差，或短或长，上下乖错，或存或亡。病辄改易，进退低昂③，心迷意惑，动失纪纲。愿为具陈，令得分明。师曰：子之所问，道之根源。脉有三部，尺寸及关，荣卫流行，不失衡铨④，肾沉心洪，肺浮肝弦，此自经常，不失铢分。出入升降，漏刻⑤周旋，水下百刻，一周循环。当复寸口，虚实见焉。变化相乘，阴阳相干。风则浮虚，寒则牢坚，沉潜水滀⑥，支饮急弦。动则为痛，数则热烦，设有不应，知变所缘。三部不同，病各异端，大过可怪，不及亦然。邪不空见，终必有奸⑦，审察表里，三焦别焉。知其所舍，消息诊看，料度腑脏，独见若神。为子条记，传与贤人。

[注释]

①因息游布：借助气息的活动，荣卫、津液等得到游行和输布。

②效象形容：仿效物象描述脉的形态，使人易于掌握。

③进退低昂：指脉的往来有快慢高低的差别。

④不失衡铨（quán，音同全）：衡铨，即量轻重的器具，这里喻作正常法度，指荣卫运行的度数如衡铨度轻重一样准确无误。

⑤漏刻：是古代计时的水器，百刻为一昼夜，约合现代的二十四小时。

⑥沉潜水滀：滀，音蓄，水聚曰滀。沉脉按至筋骨而潜于下，主水液停聚的病证。

⑦终必有奸：指邪气不是虚无缥缈，究其根源，一定有异常的表现。

[白话解]

提问：诊脉有寸、关、尺三个部位，阴阳之间相互影响，脉象与营卫气血及肺气密切相关。人体内的营卫气血随肺气的呼吸出入而循环上下、敷布周身，因此脉象也随时变动，呈现出多种状态。人与天地相应，四时气候的变化对脉象也有相应影响。春天脉弦，秋天脉浮，冬天脉沉，夏天脉洪，但人的气色及身体状态不同，脉象也有大小的区别，即使在同一个时间内也往往不一致。尺部和寸部脉象可长短不齐，或见短脉，或见长脉；上部和下部的脉象可以不一，有的指下分明，有的则寻按不见。病时脉象则会发生变化，快慢高低不一。以上这些都容易使人心迷意惑，难以找到要领，还请老师就此具体陈述一下，以便学生能够理解掌握。老师回答说：你问的这些正是医学中的根本问题。脉有三部，即寸部、关部和尺部。营卫气血流行如常，不失法度，所以肾脉沉，心脉洪，肺脉浮，肝脉弦，这是各脏的正常脉象，不会有丝毫的偏差。营卫气血随呼吸的出入和阴阳的升降，像漏刻一样周而复始，循环周身。漏刻中水下百刻为一昼夜，而脉行一周交会于寸口，因此人体的虚实可以在寸口部诊察出来。随着病情的变化和阴阳的偏盛偏衰，脉象也有不同的变化。例如感受风邪之后脉象浮虚，感受寒邪之后脉象牢坚，水饮停蓄则脉象沉潜，支饮为害则脉象急弦，动脉主痛，数脉主烦热。若脉证不符，须明确病变的根源以作取舍。寸关尺三部的脉象不同，疾病也各有差异，太过固然是病态，不及的也是病态。邪气并不是空无所见的，究其根源肯定有异常的表现。审察病在表还是在里，分辨其在上焦、中焦还是下焦，明确病变部位，斟酌四诊得到的病情，再结合脏腑的特点，就能有独到、高超的辨证能力。为此分条记述如下，以传给那些有知识、有道德的人。

[原文]

师曰：呼吸者，脉之头也。初持脉，来[1]疾去[1]迟，此出疾入迟，名曰内虚外实也。初持脉，来迟去疾，此出[1]迟入[1]疾，名曰内实外虚也。

[注释]

①来、去、出、入：气之呼出者为来为出，气之吸入者为去为入。

[白话解]

老师说：人的呼吸是计算脉搏的标准。初按时脉来得快去得慢，这是呼气时脉快而吸气时脉慢，称之为内虚外实。初按时脉来得慢去得快，这是呼气时脉慢而吸气时脉快，称之为内实外虚。

[原文]

问曰：上工望而知之，中工问而知之，下工[1]脉而知之，愿闻其说。师曰：病家人请云，病人苦发热，身体疼，病人自卧，师到诊其脉，沉而迟者，知其差也。何以知之？若表有病者，脉当浮大，今脉反沉迟，故知愈也。假令病人云腹内卒痛[2]，病人自坐，师到脉之，浮而大者，知其差也。何以知之？若里有病者，脉当沉而细，今脉浮大，故知愈也。

［注释］

①上工、中工、下工：在此指医生的水平有上、中、下三等之分。

②卒痛：骤然出现疼痛。

［白话解］

提问：高明的医生通过察言观色就能知道病情，技术中等的医生问诊之后才能知道病情，普通的医生则要等到诊脉之后才能知道病情。这是什么原因呢？还请老师赐教。回答说：如果病人家属来请医生时说：病人发热厉害，身体疼痛，但能安然入睡。医生到病人家后诊得病人脉象沉迟，就知道此病将要痊愈。为何得出这样的结论呢？患者发热、身体疼痛，如果表邪仍盛，脉应浮大，现在脉反见沉迟，是正复邪衰的表现，因此可知疾病将要痊愈。如果病人腹部突然疼痛，却能安然自坐，医生到病家时诊得其脉浮大，也可知道疾病将愈。这又是根据什么知道的呢？如果是里证腹痛，脉应为沉细，但如今脉象浮大，是里气已和的表现，所以也可知道其病将愈。

［原文］

师曰：病家人来请云，病人发热烦极。明日师到，病人向壁卧，此热已去也。设令脉不和，处言[1]已愈。设令向壁卧，闻师到，不惊起而盻视[2]，若三言三止，脉之咽唾者，此诈病也。设令脉自和，处言此病大重，当须服吐下药，针灸数十百处乃愈。

［注释］

①处言：处，音楚，决断之意。处言，即断言。

②盻（xì，音同细）视：怒视。

［白话解］

老师说：病人家属来请医生出诊时说，病人发热很高，非常躁烦。第二天医生到了病人家，看到病人面向墙壁躺着，这是热退的表现，即使脉象未和，也可以判断此病即将痊愈。如果病人面朝墙壁躺着，听说医生来到却不忙着起身，反而怒视医生，数次问他病情都搪塞过去，支吾不详，医生诊脉时不停吞咽唾沫，这是装病的表现。如果脉象也是正常的，可故意断言此病非常严重，必须服用大吐大下的药物，并要针灸数十乃至数百处之多，才能痊愈。

［原文］

师持脉，病人欠[1]者，无病也。脉之呻[2]者，病也。言迟[3]者，风也。摇头言者，里痛也。行迟者，表强也。坐而伏者，短气也。坐而下一脚者，腰痛也。里实护腹，如怀卵物者，心痛也。

［注释］

①欠：呵欠。

②呻：呻吟，病人因痛苦发出的哼声。

③言迟：说话迟慢。

[白话解]

医生诊脉时，打呵欠的病人，大多没什么病。医生诊脉时，病人呻吟不止，这是有病的表现。如果说话迟钝不灵活，这是风病；说话之前先摇头，这是里有疼痛的表现；行动迟缓，这是邪气侵表导致筋脉强急的表现；俯伏而坐，这是中气不足导致呼吸短促的表现；坐着而要伸下一只脚，这是腰痛的表现；用手按护着上腹部，像怀抱鸡蛋一样不肯放手，这是脘腹疼痛的表现。

[原文]

师曰：伏气[①]之病，以意候之。今月之内，欲有伏气，假令旧有伏气，当须脉之。若脉微弱者，当喉中痛，似伤，非喉痹[②]也。病人云：实咽中痛。虽尔，今复欲下利。

[注释]

①伏气：病邪伏藏于体内，当时不发病，过时发病。

②痹：咽喉肿痛。

[白话解]

老师说：邪气伏而发病（有一定的规律因此）可以推理判断。当月将发生伏气病，如果以往有邪气内伏，应当注意脉象的变化。如果脉象微弱，当伴有喉中疼痛，似乎受伤一样，但不同于喉痹证。病人说确实咽中痛，虽然如此，此刻又要腹泻。

[原文]

问曰：人恐怖[①]者，其脉何状？师曰：脉形如循丝累累[②]然，其面白脱色也。

[注释]

①恐怖：恐惧惊怕。

②累累：连贯成珠貌；又作羸惫之貌，这里用来形容脉的细小无力。

［白话解］

提问：人在恐惧惊怕的时候，脉象如何？回答说：脉象如同按在丝线上那样细小无力，同时面色苍白。

［原文］

问曰：人不饮，其脉何类？师曰：脉自涩，唇口干燥也。

［白话解］

提问：人在津液亏虚的时候，脉象如何？回答说：脉象涩而不流利，并且唇口干燥。

［原文］

问曰：人愧者，其脉何类？师曰：脉浮而面色乍白乍赤[1]。

［注释］

①乍白乍赤：乍，忽然之间。乍白乍红即忽白忽红。

［白话解］

提问：人在羞愧的时候，脉象如何？回答说：脉象浮，并且面色忽白忽红。

［原文］

问曰：《经》说脉有三菽[1]、六菽重者，何谓也？师曰：脉人以指按之，如三菽之重者，肺气也；如六菽之重者，心气也；如九菽之重者，脾气也；如十二菽之重者，肝气也；按之至骨者，肾气也菽者，小豆也。假令下利，寸口、关上、尺中悉不见脉，然尺中时一小见，脉再举头②一云按投者，肾气也。若见损脉③来至，为难治肾为脾所胜，脾胜不应时。

[注释]

①三菽（shū，音同叔）：菽，豆的总称。“三菽”、“六菽”等是说手指用力的轻重。

②脉再举头：脉随呼吸而再至。

③损脉：脉随呼吸仅一至，名为损脉。

[白话解]

提问：《难经》上说，脉象有三菽重、六菽重，这是什么意思呢？老师回答说：诊病时，医生以手切脉的时候，用三粒豆那样的重量轻按下去而切得的为肺脉，用六粒豆那样的重量而切得的为心脉，用九粒豆那样的重量而切得的为脾脉，用十二粒豆那样的重量重按而切得的为肝脉，按至骨而切得的为肾脉。如果患者腹泻，寸关尺三部的脉象都按不到，但是尺部脉偶尔轻微一现，随着呼吸再动而应指外鼓有的版本写作按投，这是肾气尚未竭绝的表现；如果出现损脉则难以治疗肾被脾克而脾克肾的时间与脾所主时间不相应。

[原文]

问曰：脉有相乘①，有纵有横，有逆有顺，何谓也？师曰：水行乘火，金行乘木，名曰纵②；火行乘水，木行乘金，名曰横③；水行乘金，火行乘木，名曰逆④；金行乘水，木行乘火，名曰顺⑤也。

[注释]

①乘：克贼也。

②纵：放纵其势，无所忌惮而乘其所胜。

③横：其气横逆，反乘其不胜。

④逆：子行乘母，以下犯上。

⑤顺：母行乘子，以尊临卑。

[白话解]

提问：脉有互相乘侮，有纵克，有横克，有逆克，有顺克，这是什么意思呢？老师回答说：如水克火，金克木，克其所胜，放纵自如，所以叫作纵。火克水，木克金，反克己所不胜，横行无忌，所以叫作横。水克金，火克木，子行克母，悖逆无道，所以叫作逆。金克水，木克火，母行乘子，名正言顺，所以叫作顺。

[原文]

问曰：脉有残贼①，何谓也？师曰：脉有弦、紧、浮、滑、沉、涩，此六脉名曰残贼，能为诸脉作病也。

[注释]

①脉有残贼：残贼，伤残贼害。脉有残贼，指邪气伤害人体所致的病脉。

[白话解]

提问：脉有残贼，这是什么意思？回答说：脉象中有弦、紧、浮、滑、沉、涩，这六种脉象是邪气伤人所致的病脉，是各经脉受到邪气的侵害而致的病变。

[原文]

问曰：脉有灾怪，何谓也？师曰：假令人病，脉得太阳，与形证相应，因为作汤。比还送汤，如食顷，病人乃大吐，若下利，腹中痛。师曰：我前来不见此证，今乃变异，是名灾怪①。又问曰：何缘作此吐利？答曰：或有旧时服药，今乃发作，故为灾怪耳。

[注释]

①灾怪：脉证与药相符，服药后反而病情加剧的情况。

[白话解]

提问：脉有灾怪，这是什么意思？回答说：如果一个病人的脉象与证候都符合太阳病，因此施以治疗太阳病的汤药。回家服药后大约过了一顿饭的时间，病人出现了大吐，或腹泻腹痛等证。我先前来诊病时并没有这些症状，现在忽然发生这样不合常理的变化，称之为灾怪。又接着问道：是什么原因导致呕吐腹泻发生的呢？老师回答说：或许病人在前些时候服过别的药，到现在发生了作用，所以出现了灾怪。

[原文]

问曰：东方肝脉，其形何似？师曰：肝者，木也，名厥阴，其脉微弦，濡弱而长，是肝脉也。肝病自得濡弱者愈也。假令得纯弦脉者，死。何以知之？以其脉如弦直，此是肝脏伤，故知死也。

[白话解]

提问道：东方肝脉是什么样的？老师回答说：肝在五行中属木，在六气中为厥阴，其脉微弦濡弱而长，这是肝的平脉。如果肝病而有濡弱之脉则易于痊愈。如果纯为弦脉则预后不良。从何得知的呢？因为脉象弦直，这是肝脏损伤的表现，所以判断其预后不良。

[原文]

南方心脉，其形何以？师曰：心者，火也，名少阴，其脉洪大而长，是心脉也。心病自得洪大者，愈也。假令脉来微去大，故名反，病在里也。脉来头小本大[①]，故名覆，病在表也。上微头小[②]者，则汗出。下微本大[③]者，则为关格不通，不得尿。头无汗者可治，有汗者死。

［注释］

①头小本大：寸为头，尺为本；“头小本大”即寸脉小，尺脉大。

②上微头小：上微指脉浮而微，头小指前来之脉则小。上微头小即寸脉微小。

③下微本大：下微指脉沉而微，本大指已去之脉为大。下微本大即尺脉微大。

［白话解］

南方心脉是什么样的？老师回答说：心在五行中属火，在六气中为少阴，所以其脉洪大而长，这是心的平脉。如果心病而有洪大的脉则易于痊愈。如果脉来微去大，这是反常的现象，名为反，为病在里；若寸脉小，尺脉大，邪从里向表，名为覆，为病在表；如果寸脉微小，则容易出汗；尺脉微大，则为关格不通，小便困难，头部无汗的病人尚可医治，若有头汗则较难治疗。

［原文］

西方肺脉，其形何似？师曰：肺者，金也，名太阴，其脉毛浮也。肺病自得此脉，若得缓迟者，皆愈。若得数者则剧。何以知之？数者，南方火，火克西方金，法当痈肿，为难治也。

［白话解］

西方肺脉是什么样的？老师回答说：肺在五行中属金，在六气中为太阴，其脉如毛之浮，是肺的平脉。若肺病而见此脉，或见缓迟的，是疾病将愈。若有数脉出现，则疾病即将增剧。从何得知的呢？脉数，主南方火邪盛，火能克金，应当会形成痈肿，是难治之证。

[原文]

问曰：二月得毛浮脉，何以处言至秋当死？师曰：二月之时，脉当濡弱，反得毛浮者，故知至秋死。二月肝用事[①]，肝属木，脉应濡弱，反得毛浮脉者，是肺脉也。肺属金，金来克木，故知至秋死。他皆仿此。

[注释]

①二月肝用事：用事，即当权执政。五脏分属于四季，早春二月，肝木得令，其气应旺，故应于事。

[白话解]

提问：二月得毛浮的脉象，为何断言说到了秋天当死？回答说：二月时脉当为濡弱，如今却如毛浮，所以推断到了秋天当死。二月是肝当令的时候，肝属木，脉当濡弱，现在反而为毛浮的肺脉，肺于五行中属金，金能克木，所以推断其到秋天金旺的时候就会死亡。其余各季的脉象变化也可以依照这个道理来类推。

[原文]

师曰：脉肥人责[①]浮，瘦人责沉。肥人当沉，今反浮，瘦人当浮，今反沉，故责之。

[注释]

①责：求也。

[白话解]

老师说：肥人（肌肉丰厚，经脉不易显露，其脉当沉），如果脉浮，应当寻求致浮的原因；瘦人（肌肉浅薄，经脉易于显露，其脉当浮），如果脉沉，应当寻求致沉的原因。因为肥人的脉象应当为沉，而今为浮；瘦人的脉象应当为浮，而今为沉，这都是反常的脉象，所以应该查找原因。

[原文]

师曰：寸脉下不至关为阳绝，尺脉上不至关为阴绝，此皆不治，决死也。若计其余命生死之期，期以月节克之[①]也。

[注释]

①以月节克之：指月令季节和疾病相克的时期。

[白话解]

老师说：寸脉不下行至关部为阳绝，尺脉不上行至关部为阴绝，这都是不治之候，可以断定其预后凶险。如果要预计生死之期，可以按照月令季节和疾病相克的时间来推算。

[原文]

师曰：脉病人不病，名曰行尸[①]，以无王气[②]，卒眩仆、不识人者，短命则死。人病脉不病，名曰内虚，以无谷神[③]，虽困无苦。

[注释]

①行尸：指其生气已绝，虽像常人一样行动，但虽生犹死。

②王气：王，音旺，指脏腑生长之旺气。

③谷神：水谷的精气。

[白话解]

老师说：脉有病象而形体尚无变化，称之为行尸，是脏腑生气已绝的表现，往往会突然昏倒不省人事，不能尽其天年而暴死。如果形体有病象而脉象正常，称之为内虚，是缺乏水谷之气所致，虽然自觉为病所困，但不会有太严重的病变。

[原文]

问曰：翕奄沉①，名曰滑，何谓也？师曰：沉为纯阴，翕为正阳，阴阳和合，故令脉滑，关尺自平。阳明脉微沉，食饮自可。少阴脉微滑，滑者，紧之浮名也，此为阴实，其人必股内汗出，阴下湿也。

[注释]

①翕（xī，音同西）奄沉：翕，合也，奄，忽也。脉来盛大，忽聚而沉，如转珠之状，柔软而流利。

[白话解]

提问：脉来盛大，忽聚而沉为滑脉，该如何理解？回答说：沉为少阴纯阴，翕为阳明正阳，浮沉起伏并见是阴阳和合的表现，因此形成了圆转流利的滑脉，而关尺部自平。阳明脉微沉则饮食还能正常；少阴脉微滑，滑是指紧而升浮，这是少阴邪实的表现，患者会有大腿内侧出汗、阴部潮湿的症状。

[原文]

问曰：曾为人所难，紧脉从何而来？师曰：假令亡汗，若吐，以肺里寒，故令脉紧也。假令咳者，坐饮冷水，故令脉紧也。假令下利，以胃虚冷，故令脉紧也。

[白话解]

提问：我曾经被别人提出的问题所难，紧脉是因何产生的？回答说：如果发汗太过，或者催吐，由于肺脏虚寒，可致紧脉。如果咳嗽的病人因为喝冷水而导致寒饮内停，也能产生紧脉。如果虚寒腹泻，因为胃中虚寒，同样可以导致紧脉。

[原文]

寸口，卫气盛，名曰高[①]。荣气盛，名曰章[②]。高章相搏，名曰纲[③]。卫气弱，名曰惵[④]。荣气弱，名曰卑[⑤]。惵卑相搏，名曰损[⑥]。卫气和，名曰缓[⑦]。荣气和，名曰迟[⑧]。缓迟相搏，名曰沉[⑨]。

[注释]

①高：指脉气浮盛。

②章：章，同彰，即彰著，有余之义。此处指脉形充实。

③纲：同刚，强也。此处指经脉满急强盛。

④惵（dié，音同碟）：恐惧怯弱。

⑤卑：低下的意思。

⑥损：减少，此处指气血减损。

⑦缓：舒也，此处指脉形徐缓柔和。

⑧迟：徐也，此处指脉形从容舒迟。

⑨沉：沉实而不虚浮，此处指元气密固。

[白话解]

诊寸口脉，卫气盛实名为高；荣气盛实名为章；高和章相互合聚名为纲；卫气虚弱名为惵；荣气虚弱名为卑；惵和卑相互合聚名为损；卫气和名为缓；荣气和名为迟；缓与迟相互合聚名为沉。

[原文]

寸口脉缓而迟，缓则阳气长，其色鲜，其颜光，其声商[①]，毛发长。迟则阴气盛，骨髓生，血满，肌肉紧薄鲜硬。阴阳相抱，荣卫俱行，刚柔相得，名曰强也。

[注释]

①商：为宫、商、角、徵、羽，五音之一，其声清越。

[白话解]

寸口脉缓而迟，缓脉为卫气调和，卫气充盛于外，其人皮色鲜明，面有光泽，声音清越，毛发生长旺盛。迟脉为荣气调和之象，营血盛于内，其人骨髓生长，血脉充盛，肌肉紧张结实。阴阳和合，荣卫流通，刚柔相济，才可称为身体强健。

[原文]

趺阳脉滑而紧，滑者胃气实，紧者脾气强。持实击强，痛还自伤，以手把刃，坐作疮也。

[白话解]

趺阳脉滑而紧，滑脉提示饮食在胃而水谷之气实，紧脉提示食滞不化而脾气强，胃实与脾强互相搏击，导致自相残害，就好比自己手握刀刃造成了创伤。

[原文]

寸口脉浮而大，浮为虚，大为实，在尺为关，在寸为格。关则不得小便，格则吐逆。

[白话解]

寸口的脉象浮而大，浮为正虚的表现，大为邪实的表现。浮大脉见于尺部（是正虚于下，下焦邪闭的表现，正虚气化无力）则小便不通，名为关；浮大脉见于寸部（是正虚于上，上焦邪壅的表现，正虚气逆不降）则呕吐上逆，名为格。

[原文]

趺阳脉伏而涩，伏则吐逆，水谷不化，涩则食不得入，名曰关格。

[白话解]

趺阳脉伏而涩（多为邪闭气结的表现），伏则呕吐上逆，不能消化水谷，涩则饮食不能入口，这也叫作关格。

[原文]

脉浮而大，浮为风虚，大为气强，风气相搏，必成隐疹，身体为痒。痒者，名泄风[①]，久久为痂癞[②]。

[注释]

①泄风：指风邪外泄。

②痂癞（jiālài，音同家赖）：皮肤溃烂结痂。

[白话解]

脉象浮而大，浮为卫虚而致感受风邪，大为邪气强盛。风邪与卫气相互搏结，轻则邪犯肌表而成瘾疹，身体瘙痒，名为泄风；重则风邪入于经脉，日久而成痂癞。

[原文]

寸口脉弱而迟，弱者卫气微，迟者荣中寒。荣为血，血寒则发热。卫为气，气微者心内饥，饥而虚满，不能食也。

[白话解]

寸口脉弱而迟，弱为卫气虚，迟为荣中寒，荣为血，（卫虚则不固）血受寒邪侵袭，相争于外则表现为发热。卫为阳气，阳气衰微往往自觉饥饿，然而虽感到饥饿，但因阳微气滞而致胃脘痞满，所以不能饮食。

[原文]

趺阳脉大而紧者，当即下利，为难治。

[白话解]

趺阳脉大而紧（脉大为虚，脉紧为寒，虚寒下陷）应该有腹泻的症状，较难治愈。

[原文]

寸口脉弱而缓，弱者阳气不足，缓者胃气有余，噫而吞酸，食卒不下，气填于膈上也一作下。

[白话解]

寸口脉弱而缓，弱为胃阳不足，缓为胃气有余（胃中有尚未消化的水谷），则会出现噫气吞酸，饮食不下，气滞塞壅于膈上有的版本写作下的症状。

[原文]

趺阳脉紧而浮，浮为气，紧为寒，浮为腹满，紧为绞痛，浮紧相搏，肠鸣而转，转即气动，膈气乃下。少阴脉不出，其阴肿大而虚也。

[白话解]

趺阳脉浮而紧，浮为胃气虚，紧为脾中寒，胃虚则腹部胀满，脾寒则腹中绞痛。虚寒相合，则会出现肠鸣转气的症状，气机一转则胸膈壅滞之气得以下泄。如果少阴脉隐匿不现，则是虚寒之气结于下焦的表现，会导致外阴部肿大疼痛。

[原文]

寸口脉微而涩，微者卫气不行，涩者荣气不逮，荣卫不能相将，三焦无所仰[①]，身体痹不仁[②]。荣气不足，则烦疼口难言。卫气虚者，则恶寒数欠。三焦不归其部，上焦不归者，噫而酢吞[③]；中焦不归者，不能消谷引食；下焦不归者，则遗溲。

[注释]

①三焦无所仰：仰，恃也，指三焦失去依靠。

②不仁：失去感觉，不知痛痒。

③噫而酢吞：酢通醋，噫而酢吞即噫气吞酸。

[白话解]

寸口脉微而涩，微为卫气衰而不行，涩为荣气弱而不及，荣卫不相协作，运行受阻，三焦失去依靠，则身体失去感觉，不知痛痒。荣气不足，则身体烦疼，难以言语；卫气虚弱，则身冷恶寒，呵欠不止。三焦不能各司其职，（上焦主受纳）上焦失职，则噫气而吞酸；（中焦主腐熟）中焦失职，则消化无力；（下焦主分清泌浊）下焦失职，则二便失禁。

[原文]

趺阳脉沉而数，沉为实，数消谷，紧者病难治。

[白话解]

趺阳脉沉而数，沉为里实，数为热象，而热能消磨水谷（较易治愈），如果脉不为沉数而为沉紧，（紧为寒象）则较为难治。

[原文]

寸口脉微而涩，微者卫气衰，涩者荣气不足。卫气衰，面色黄，荣气不足，面色青。荣为根，卫为叶，荣卫俱微，则根叶枯槁，而寒栗咳逆，唾腥吐涎沫也。

[白话解]

寸口脉微而且涩（反映肺之荣卫气血不足），微为卫气衰弱，涩为荣血不足；卫气衰弱，则面色萎黄，荣血不足，则面色青。荣好比根本，卫好比枝叶，荣卫俱衰，则根叶皆枯，因此出现形寒战栗，咳嗽气逆，痰唾腥臭和吐涎沫的症状。

[原文]

趺阳脉浮而芤，浮者卫气虚，芤者荣气伤，其身体瘦，肌肉甲错①。浮芤相搏，宗气②微衰，四属③断绝。

[注释]

①肌肉甲错：皮肤干燥皲裂如蛇皮或鳞甲之状。

②宗气：水谷精微，外达四肢，上聚于胸，以贯心脉之气，名为宗气。

③四属：四肢，也有认为是皮、肉、脂、髓。

[白话解]

趺阳脉浮而芤，浮主卫气虚，芤主荣气伤，（营卫之气衰微，不能充养形体）所以肌肉消瘦，皮肤粗糙甚至干燥皲裂成鳞甲状。浮芤相搏，宗气衰微，则四肢百骸得不到滋养。

[原文]

寸口脉微而缓，微者卫气疏，疏则其肤空；缓者胃气实，实则谷消而水化也。谷入于胃，脉道乃行，水入于经，其血乃成。荣盛则其肤必疏，三焦绝经，名曰血崩。

[白话解]

寸口脉微而缓，微则卫气虚衰不能固护，导致腠理空虚；缓则胃气有余，饮食消化如常。水谷入胃得到消化（以化生气血），才有脉道的运行。津液输送到经脉，才能形成荣血。如果荣盛卫虚，荣卫不和，则卫虚不固，腠理疏松；三焦为气之道路，气弱不能摄血，三焦功能失常，则会发生下血如崩。

[原文]

趺阳脉微而紧，紧则为寒，微则为虚，微紧相搏，则为短气。

[白话解]

趺阳脉微而紧（反映中焦虚寒），紧为里寒，微为气虚。微紧相合（中焦虚寒，清气不升，肺气无所资），故出现短气。

[原文]

少阴脉弱而涩，弱者微烦，涩者厥逆[①]。

[注释]

①厥逆：四肢厥冷不温。

[白话解]

少阴脉弱且涩（反映肾精阳气两虚），弱则（阴虚阳动，表现为）心中微烦，涩则（气血不相顺接，表现为）手足逆冷。

[原文]

趺阳脉不出，脾不上下[①]，身冷肤硬。

[注释]

①脾不上下：指脾气虚衰，运化无力，不能升清降浊。

[白话解]

趺阳脉隐匿不出主脾阳衰微，脾虚不运（脾胃为荣卫生化之源，脾虚则荣卫之气不能周流全身），故身体冷而皮肤硬。

[原文]

少阴脉不至，肾气微，少精血，奔气促迫，上入胸膈，宗气反聚，血结心下。阳气退下，热归阴股，与阴相动，令身不仁，此为尸厥[①]，当刺期门、巨阙宗气者，三焦归气也，有名无形，气之神使也，下荣玉茎，故宗筋聚缩之也。

[注释]

①尸厥：肢体厥冷，没有知觉，状若死尸，名曰尸厥。

[白话解]

诊脉时切不到少阴脉，提示患者肾气微弱，精血不足（肾阴虚竭，无力潜阳），阳气上奔，促迫胸膈，导致宗气被阻，聚而不行，从而导致血结于心下。阳气下陷则阴部和大腿内侧发热，与阴气相搏结，导致肢体失去知觉，这样就形成了尸厥，应当针刺期门、巨阙等穴进行急救。宗气是三焦之气的会聚，有名称而没有形质，是气的功能的体现，能够向下滋养阴茎，所以阴茎能够聚敛宗气。

[原文]

寸口脉微，尺脉紧，其人虚损多汗，知阴常在，绝不见阳也。

[白话解]

寸部脉微（主阳气虚），尺部脉紧（主阴气盛），病人虚弱多汗，这是阴邪偏盛而阳气虚衰所导致的。

[原文]

寸口诸微亡阳，诸濡亡血，诸弱发热，诸紧为寒，诸乘寒者，则为厥，郁冒不仁[1]，以胃无谷气，脾涩不通，口急不能言，战而栗也。

[注释]

①郁冒不仁：昏迷失去知觉。

[白话解]

寸口脉微为阳虚，脉濡为血虚，脉弱多有发热，脉紧为寒邪；阳虚血少的人受到寒邪的侵袭会发生厥逆，表现为突然昏迷而失去知觉。这是因为胃阳素虚，谷气不充（不能上输于脾），脾运滞涩不畅，因而口急不能言语，身冷战栗。

[原文]

问曰：濡弱何以反适十一头[1]？师曰：五脏六腑相乘，故令十一。

[注释]

①十一头：十一种。

[白话解]

提问：濡弱的脉象为何适宜于十一脏呢？回答说：濡弱脉为胃气调和的表现，五脏六腑相互克制（但都依赖胃气的滋养），所以濡弱脉适宜于十一脏。

[原文]

问曰：何以知乘腑？何以知乘脏？师曰：诸阳浮数为乘腑，诸阴迟涩为乘脏也。

[白话解]

提问：怎样才能知道病入于腑和病入于脏？回答说：凡是阳脉如浮或数，则为病入于腑；凡是阴脉如迟或涩，则为病入于脏。

卷二

伤寒例第三

[题解]

根据文中“今搜采仲景旧论，录其证候诊脉声色，对病真方有神验者，拟防世急也”数语来看，本篇应当是王叔和所撰。基于其内容与《伤寒论》的理论体系不同，后世医家大多持否定态度，然而《伤寒例》并非毫无是处，其中首次提出了时气病的概念与伏寒重感理论以及许多病种名称，对后世温病学说的发展起到了很大影响。

[原文]

四时[①]八节[②]、二十四气[③]、七十二候[④]决病法：

立春正月节斗指艮，雨水正月中指寅

惊蛰二月节指甲，春分二月中指卯

清明三月节指乙，谷雨三月中指辰

立夏四月节指巽，小满四月中指巳

芒种五月节指丙，夏至五月中指午

小暑六月节指丁，大暑六月中指未

立秋七月节指坤，处暑七月中指申

白露八月节指庚，秋分八月中指酉

寒露九月节指辛，霜降九月中指戌

立冬十月节指乾，小雪十月中指亥

大雪十一月节指壬，冬至十一月中指子

小寒十二月节指癸，大寒十二月中指丑

二十四气，节有十二，中气有十二，五日为一候，气亦同，合有七十二候，决病生死，此须洞解之也。

［注释］

①四时：即春夏秋冬四个季节。

②八节：即四立、二分、二至。所谓四立，是指立春、立夏、立秋、立冬。二分，是指春分、秋分。二至，是指夏至、冬至。

③二十四气：包括以四立为主的十二节气，与以二分、二至为主的十二中气，一气为十五日。节气在斗历上的方位，以天干中的甲乙丙丁庚辛壬癸与艮巽坤乾四卦命名，分主东、南、西、北、东北、东南、西南、西北。中气在斗历上的方位以十二地支命名，方位与节气相同。

④七十二候：是二十四节气的进一步划分，一气分为三候，一候为五日，表明同一气中有着程度不等的三种变化。

［白话解］

四时八节、二十四气、七十二候推断疾病的方法如下：

立春正月节斗指艮，雨水正月中指寅

惊蛰二月节指甲，春分二月中指卯

清明三月节指乙，谷雨三月中指辰

立夏四月节指巽，小满四月中指巳

芒种五月节指丙，夏至五月中指午

小暑六月节指丁，大暑六月中指未

立秋七月节指坤，处暑七月中指申

白露八月节指庚，秋分八月中指酉

寒露九月节指辛，霜降九月中指戌

立冬十月节指乾，小雪十月中指亥

大雪十一月节指壬，冬至十一月中指子

小寒十二月节指癸，大寒十二月中指丑

二十四气中，节气有十二个，中气有十二个，一候有五日，共有七十二候，要想判断疾病的预后，必须深入了解斗历之法。

[原文]

《阴阳大论》[①]云：春气温和，夏气暑热，秋气清凉，冬气冰冽，此则四时正气[②]之序也。冬时严寒，万类深藏，君子[③]固密，则不伤于寒，触冒[④]之者，乃名伤寒耳。其伤于四时之气，皆能为病，以伤寒为毒[⑤]者，以其最成杀厉之气也。

[注释]

①《阴阳大论》：古代医学典籍之一，今亡佚。

②四时正气：指一年四季正常的气候。

③君子：指能注重保养身体的人。

④触冒：感触冒犯之意。

⑤毒：即厉害、严重的意思。

[白话解]

《阴阳大论》中说：春季气候温和，夏季气候炎热，秋季气候清凉，冬季气候严寒，这是一年四季正常的气候次序。冬季天气严寒，万物都会用各种方法将自己深深地藏起来，注意养生的人会把自己武装得牢固严密，这样就不会被寒气所伤，如果感触冒犯到了阴寒之气，就叫作伤寒。被四时之气所伤，都能导致疾病，之所以伤寒最厉害，是因为阴寒之气最为肃杀毒厉。

[原文]

中而即病者，名曰伤寒。不即病者，寒毒藏于肌肤，至春变为温病，至夏变为暑病。暑病者，热极重于温也。是以辛苦之人，春夏多温热病者，皆由冬时触寒所致，非时行之气也。

[白话解]

被寒气所中，当时就发病的，叫作伤寒。没有立即发病，而是伏藏于肌肤之中，到了春天会变作温病，到了夏天会变作暑病。暑病之热邪比温邪更重。所以辛苦劳作之人，春夏季节多得温热病，都是因为冬天感触严寒发展而来的，并不是当季的反常气候所致。

[原文]

凡时行者，春时应暖，而复大寒；夏时应热，而反大凉；秋时应凉，而反大热；冬时应寒，而反大温。此非其时而有其气，是以一岁之中，长幼之病多相似者，此则时行之气也。

[白话解]

凡是时行病，春天应该暖和，却又非常寒冷；夏天应该炎热，反而异常凉爽；秋天应该凉爽，反而异常炎热；冬天应该寒冷，反而异常温暖。这些都是反常的气候，所以一年之中，如果无论老少患病的证候都相同，往往是当时的反常气候所致。

[原文]

夫欲候知四时正气为病，及时行疫气之法，皆当按斗历①占②之。

[注释]

①斗历："斗"是星宿中的北斗，"历"是历法。古人根据斗柄所指的方向而测知季节的变化，故称为"斗历"。

②占：推测、判断的意思。

[白话解]

想要了解究竟是感受了四时的主气而发病，还是由于反常气候而发病，可根据斗历的定向来推断。

[原文]

九月霜降节后宜渐寒，向冬大寒，至正月雨水节后宜解也。所以谓之雨水者，以冰雪解而为雨水故也。至惊蛰二月节后，气渐和暖，向夏大热，至秋便凉。从霜降以后至春分以前，凡有触冒霜露，体中寒即病者，谓之伤寒也。九月十月，寒气尚微，为病则轻；十一月十二月，寒冽已严，为病则重；正月二月，寒渐将解，为病亦轻。此以冬时不调，适有伤寒之人，即为病也。其冬有非节之暖者，名曰冬温。冬温之毒，与伤寒大异。冬温复有先后，更相重沓[1]，亦有轻重，为治不同，证如后章。

[注释]

①重沓：即重复。

[白话解]

九月霜降节过后，天气应该逐渐变冷，过渡到冬天应当更加寒冷，到了来年正月雨水节后，应该有所缓和。之所以称作雨水，是因为冰雪融解化为雨水的缘故。到了惊蛰二月节后，天气逐渐暖和，过渡到夏天会转向炎热，到了秋天便会转凉。从霜降到春分之间的这段日子里，凡是有感触冒犯寒霜雾露，身体当即受寒发病的，称作伤寒。九月、十月的时候，寒凉之气尚且轻微，致病就轻浅。到了十一月、十二月的时候，严寒之气凛冽，致病就深重。正月、二月的时候，严寒的天气逐渐缓解，致病的程度相对也较轻。这都是因为冬天没有好好调养，恰巧感受寒邪就会发病。冬天的时候，如果出现此季节不应该出现的温暖气候而发病，称作冬温。冬温发病与伤寒非常不同。冬温的病情也是随着发病时间的先后而有轻重的不同，因此具体治法也就有所不同，病证如后面篇章所示。

[原文]

从立春节后，其中无暴大寒，又不冰雪，而有人壮热为病者，此属春时阳气发于冬时伏寒，变为温病。

[白话解]

从立春这个节气往后，气候逐渐转暖，一般不会突然寒冷，也不会再出现冰雪天气，如果此时有人发生高热的疾病，这是因为去年冬季感受寒邪，没有即时发病，寒邪伏藏体内，到了次年春季，阳气升发之际，激发伏藏的寒邪而发展成为温病。

[原文]

从春分以后至秋分节前，天有暴寒者，皆为时行寒疫也。三月四月，或有暴寒，其时阳气尚弱，为寒所折[1]，病热犹轻；五月六月，阳气已盛，为寒所折，病热则重；七月八月，阳气已衰，为寒所折，病热亦微。其病与温及暑病相似，但治有殊耳。

[注释]

①为寒所折：折，伤害的意思。为寒所折，即指被寒邪所伤害。

[白话解]

从春分之后到秋分之前的这段时期，如果天气突然变得寒冷，都是属于寒性时行病。三、四月时，如果突然寒冷，此时阳气稍弱，所以患热病较轻。五、六月时，阳气已经逐渐盛壮，如果此时被寒邪所伤害，则患热病就会深重。七、八月时，阳气已经有所衰减，如果此时被寒邪所伤害，则患热病也会相应较轻微。上述热病与温病、暑病有相似之处，但治法不同。

[原文]

十五日得一气，于四时之中，一时有六气，四六名为二十四气也。然气候亦有应至仍不至，或有未应至而至者，或有至而太过者，皆成病气也。但天地动静，阴阳鼓击①者，各正一气耳。是以彼春之暖，为夏之暑②；彼秋之忿，为冬之怒③。是故冬至之后，一阳爻升，一阴爻降④也；夏至之后，一阳气下，一阴气上⑤也。斯则冬夏二至，阴阳合也；春秋二分，阴阳离也。阴阳交易⑥，人变病焉。此君子春夏养阳⑦，秋冬养阴⑧，顺天地之刚柔也。小人触冒，必婴暴疹⑨。须知毒烈之气，留在何经，而发何病，详而取之。是以春伤于风，夏必飧泄⑩；夏伤于暑，秋必病疟；秋伤于湿，冬必咳嗽；冬伤于寒，春必病温。此必然之道，可不审明之？

[注释]

①阴阳鼓击：阴气与阳气相互发动，互相发展的意思。

②彼春之暖，为夏之暑：指由春至夏，阳气逐渐壮盛，天气相应地由暖和过渡到炎热。

③彼秋之忿，为冬之怒：指由秋至冬，阴气逐渐深重，天气

相应地由肃降过渡到严寒，就好像由忿发展到怒一样。

④一阳爻升，一阴爻降：爻是八卦中的单位符号，八卦阴阳升降之理，能够表明节令气候的变化规律。例如十月为坤卦，六爻都属阴，阴极必生阳，于是到了十一月冬至节后，一阳爻升，一阴爻降，形成复卦。继续阳爻升而阴爻降，到了四月小满节后，恢复为乾卦。

⑤一阳气下，一阴气上：是指一阳爻降，一阴爻升。小满节后，六爻都属阳，阳极必生阴，于是到了五月夏至节后，一阴气上，一阳气下，在卦象上形成一阴初生的垢卦。继续阴爻升而阳爻降，到了十月小雪节后，又恢复成六爻都属阴的坤卦。表明阴气和阳气的消长变化，以冬至和夏至为其转折点。

⑥阴阳交易：指阴阳之气错杂变化而失于正常。

⑦春夏养阳：指春夏之时，阳气向上、向外发散，人体内部的阳气处于相对不足的状态，所以饮食居处须注意保护内中阳气，不可使阳气过于耗散。

⑧秋冬养阴：指秋冬之时，阳气向内收敛、伏藏，人体内部的阳气处于相对壮盛的状态，所以饮食居处须注意益阴以配阳，防止阳气郁积而发展成为亢热。

⑨婴暴疹：婴，触也，得也，获得、遭遇的意思。疹，意同病。本句指得急性疾病。

⑩飧泄：指脾胃虚弱所引起的泄泻，临床表现有泻下清稀，并有不消化的食物残渣，肠鸣腹痛，脉弦缓等。

[白话解]

十五日为一个节气，在四季当中，一季有六个节气，四六共为二十四个节气。然而气候也会有该出现却未出现，或者不该出现却出现，或者出现了却太过的情况，都可产生病气。但是天主动，地主静，阴阳之气相互鼓动，二十四气各成一气。所以由春至夏，阳气逐渐壮盛，天气相应地由暖和过渡到炎热；由秋至冬，阴气逐渐深重，天气相应地由肃降过渡到严寒，就好像由忿发展到怒一样。所以冬至以后，阳爻升而阴爻降；夏至以后，阳气向下而阴气向上。这样一来就是，冬至、夏至的时候，阴阳之气趋于相合的状态，春分、秋分的时候，阴阳之气开始逐渐分离，如果阴阳之气错杂变化而失于正常，则人就会因此而生病。善于养生的人就会在春夏季节之时注意调养身体内部相对不足的阳气，在秋冬时节调阴以抑制体内相对壮盛的阳气，总是顺应天地自然的变化规律。不懂养生的人往往不加注意，一旦违反养生之道，必然会突然得病，应该要知道峻烈有害的病邪，滞留在哪条经脉，就会得相应的疾病，必须谨慎、仔细地看待。所以春天感受了风邪，蓄积到夏天就可能会发生泄泻；夏天被暑邪所伤，到了秋天就可能会发生疟疾；秋天感受了湿邪，迁延到冬天就可能会引发咳嗽；冬天被寒邪所伤，来年春天就可能会发展成为温病，这些都是自然规律，难道不应该详加考虑吗？

[原文]

伤寒之病，逐日浅深，以施方治。今世人伤寒，或始不早治，或治不对病，或日数久淹①，困乃告医②。医人又不依次第而治之，则不中病，皆宜临时消息制方，无不效也。今搜采仲景旧论，录其证候诊脉声色对病真方有神验者，拟防世急也。

[注释]

①日数久淹：指病情缠绵，拖延了很多时日。

②困乃告医：指到了病势垂危的时候，才请医生诊治。

［白话解］

患伤寒病后，病邪由表入里，病势由浅入深，应及早根据病情的轻重决定治法和处方从而进行治疗。当今世人得了伤寒病，有的在发病初期不及早治疗，有的虽然有所治疗，但并不对症，有的病情缠绵，拖延了很长时间，等到了病情严重时请医生诊治。而医生又不能够依据病情的发展进程而进行有针对性的治疗，就无法切中病机。医生都应该在面对病情时斟酌处方用药，那么就不会没有疗效。现搜集张仲景在过去的论说，记录其望闻问切把握证候的经验及效果神验的方剂，以此来防备治疗世间的疾病。

［原文］

又土地温凉，高下不同，物性刚柔，飡居[1]亦异。是故黄帝兴四方之问[2]，岐伯举四治之能[3]，以训后贤，开其未悟者。临病之工，宜须两审也。

［注释］

①飡（cān，音同餐）居：飡与餐通。飡居，指饮食居处。

②四方之问：在《素问·异法方宜论》里，黄帝、岐伯就东西南北中五方风俗习惯的不同而展开讨论，本节仅论及四方，但精神是一致的。

③四治之能：指砭石、毒药、微针、灸焫等四种治疗方法的功能。

［白话解］

并且，不同地方的地势高下不一，气候也有温凉寒热的差别，生长在此处的物种各自的品性也有刚柔的区别，人们的饮食居处习惯亦有差异，所以黄帝才会向岐伯提出四方风俗习惯的问题，岐伯因此列举了砭石、毒药、微针、灸焫等四种治疗方法的功能，以此来指导后人，使其有所启迪，医家在临证之时，应该注意考虑饮食居处的差别。

[原文]

凡伤于寒，则为病热，热虽甚，不死。若两感于寒[1]而病者，必死。

[注释]

①两感于寒：指阳经与阴经同时感受寒邪。

[白话解]

感受寒邪之后会发热，但这种发热是机体抗邪的反应，所以热势虽然很盛，但不会死亡。如果两感于寒，阳经与阴经同时受病，则表明不仅邪盛，机体还有正气虚的一面，所以预后比较危恶。

[原文]

尺寸俱浮者，太阳受病也，当一二日发。以其脉上连风府[1]，故头项痛，腰脊强。

[注释]

①其脉上连风府：其脉，指足太阳经脉。风府是督脉的穴位，位于颈后正中枕骨下陷处。足太阳经脉循行此处，与风府相连。

[白话解]

切脉时如果尺部和寸部都现浮象，说明足太阳经受邪，一两天内理应会发病。因为足太阳经脉在上与风府穴相连，所以会伴有头痛、颈后痛，腰背脊柱强直不舒的症状。

[原文]

尺寸俱长者，阳明受病也，当二三日发。以其脉夹鼻络于目[1]，故身热目疼，鼻干不得卧。

[注释]

①其脉夹鼻络于目：其脉，指足阳明经脉。足阳明经脉起于鼻旁，始于目下的承泣穴（在目下七分）。

[白话解]

如果尺部与寸部脉较长，说明足阳明经受邪，理应两三天内发病。因为足阳明经脉起于鼻旁，与目有所连络，所以会伴有身体发热，目睛疼痛，鼻腔干涩不得平卧的症状。

[原文]

尺寸俱弦者，少阳受病也，当三四日发。以其脉循胁络于耳[1]，故胸胁痛而耳聋。

[注释]

①其脉循胁络于耳：其脉，指足少阳经脉。足少阳经脉从耳后进入耳内，出走耳前，循行于胁部。

[白话解]

如果尺部与寸部都是弦脉，说明足少阳经受邪，理应三四天内发病。因为足少阳经脉从耳后进入耳内，出走耳前，循行于胁部，所以会伴有胸胁部疼痛和耳聋的症状。

[原文]

此三经皆受病，未入于腑者，可汗而已。

[白话解]

如果只是这三条阳经经脉受邪，说明邪气还没有内传到脏腑，此时可以用发汗的方法驱邪外出。

[原文]

尺寸俱沉细者，太阴受病也，当四五日发。以其脉布胃中，络于嗌[1]，故腹满而嗌干。

[注释]

①嗌（yì，音同益）：泛指咽喉部。

[白话解]

如果尺部与寸部脉都沉而细，说明足太阴经受邪，理应四五天内发病。因为足太阴经脉循行到胃部，与咽喉部有所连络，所以会伴有腹部胀满和咽喉干燥的症状。

[原文]

尺寸俱沉者，少阴受病也，当五六日发。以其脉贯肾，络于肺，系舌本[1]，故口燥舌干而渴。

[注释]

①舌本：即舌的根部。

[白话解]

如果尺部与寸部都是沉脉，说明足少阴经受邪，理应五六天内发病。因为足少阴经脉循行到肾部，与舌根有所连系，所以会伴有口干舌燥和口渴的症状。

[原文]

尺寸俱微缓者，厥阴受病也，当六七日发。以其脉循阴器[1]，络于肝，故烦满而囊缩[2]。

[注释]

①其脉循阴器：其脉，指足厥阴经脉。阴器，指外生殖器。

本句指足厥阴经脉环绕阴部，入属肝脏。

②囊缩：指阴囊上缩。

［白话解］

如果尺部与寸部脉都微缓，说明足厥阴经受邪，理应六七天内发病。因为足厥阴经脉循行到阴部，与肝脏有所连络，所以会伴有心烦腹满和阴囊挛缩的症状。

［原文］

此三经皆受病，已入于腑，可下而已。

［白话解］

这三条阴经经脉受邪，说明邪气已经传入腑，可以用攻下之法治疗。

［原文］

若两感于寒者，一日太阳受之，即与少阴俱病，则头痛，口干，烦满而渴；二日阳明受之，即与太阴俱病，则腹满身热，不欲食，谵语；三日少阳受之，即与厥阴俱病，则耳聋囊缩而厥，水浆不入，不知人者，六日死。若三阴三阳、五脏六腑皆受病，则荣卫不行，脏腑不通，则死矣。

［白话解］

如果阳经与阴经同时感受寒邪，第一天的时候太阳经受邪，与少阴经同时发病，出现头痛，口干，心烦腹满，口渴的症状；第二天的时候阳明经受邪，与太阴经同时发病，出现腹部胀满，身体发热，不欲饮食，语言错乱的症状；第三天的时候少阳经受邪，与厥阴经同时发病，出现耳聋，阴器挛缩，手足逆冷的症状，如果不能吃饭、喝水，又不能识别人的话，大约到了第六天就会有生命危险。如果三阴三阳、五脏六腑都感受了病邪，那么荣气与卫气就不能正常流通，脏腑之气也不会顺畅，预后就不好。

[原文]

其不两感于寒，更不传经[1]，不加异气[2]者，至七日，太阳病衰，头痛少愈也；八日，阳明病衰，身热少歇也；九日，少阳病衰，耳聋微闻也；十日，太阴病衰，腹减如故，则思饮食；十一日，少阴病衰，渴止舌干已而嚏也；十二日，厥阴病衰，囊纵[3]，少腹微下，大气[4]皆去，病人精神爽慧也。

[注释]

①传经：由这一经病演变为另一经病，名为传经。

②异气：指另一种致病的邪气。

③囊纵：指阴囊由挛缩的状态恢复到正常弛缓的状态。

④大气：这里指大热的邪气。

[白话解]

如果阳经与阴经没有同时感受寒邪，又没有演变成其他经病，也没有夹杂其他的病邪的话，到了大约第七天的时候，太阳经的病邪就会衰弱，病人的头痛症状也会有所缓解；大约第八天的时候，阳明经的病邪衰弱，身体的热势也会随之减轻；大约第九天的时候，少阳经的病邪衰弱，耳聋的症状就会有所减轻，病人能够稍微听到声音；大约第十天的时候，太阴经的病邪衰弱，腹部胀满会减轻如常，病人会想吃东西；大约第十一天的时候，少阴经的病邪衰弱，病人将不再感到口渴舌干，会打出喷嚏；大约第十二天的时候，厥阴经的病邪衰弱，阴囊弛纵，少腹部不再拘急，邪气已去，则病人的精神好转，感到神清气爽。

[原文]

若过十三日以上不间[1]，寸尺陷[2]者，大危。

[注释]

①不间：间，间断。指病势未衰而继续发展。

②寸尺陷：指三部脉沉伏，好像下陷一般。

[白话解]

如果过了十三天后病势继续发展，丝毫没有衰减的趋势，并且三部脉沉伏在内，好像下陷一般，则预后凶险。

[原文]

若更感异气，变为它病者，当依后坏病[1]证而治之。若脉阴阳俱盛[2]，重感于寒者，变成温疟[3]。阳脉浮滑，阴脉濡弱者，更遇于风，变为风温。阳脉洪数，阴脉实大者，更遇温热，变为温毒[4]，温毒为病最重也。阳脉濡弱，阴脉弦紧者，更遇温气，变为温疫。以此冬伤于寒，发为温病，脉之变证，方治如说。

[注释]

①坏病：《伤寒论》中的坏病是指因治疗不当而导致证候发生变化，难以正名的一类复杂证候，不可能有专病专方，因而提出了“观其脉证，知犯何逆，随证治之”的治疗原则，也就是根据具体的病情变化来具体施治。

②脉阴阳俱盛：阴指尺部，阳指寸部，盛是紧盛的意思，本句指尺寸脉均紧而有力。

③温疟：根据《素问·疟论》来讲，温疟是先热后寒的一种疟疾。

④温毒：诸温夹毒，秽浊太甚的一种温病。

[白话解]

如果进一步感受了其他的邪气，演变成其他疾病，应当根据后来发展成的坏病的治疗原则（“观其脉证，知犯何逆，随证治之”）来进行治疗。如果尺寸脉均紧而有力，重新又感受寒邪，则病情发展成了先热后寒的温疟。如果寸部脉浮滑，尺部脉濡弱，再感受风邪，则病情发展成了风温。如果寸部脉洪数，尺部脉实大，再遇上温热之邪，则发展成为温毒，温毒这种病最为严重。如果寸部脉濡弱，尺部脉弦紧，再遇上温邪，则会发展成为温疫。像这样冬天感受了寒邪，后演变成温病，脉象与证候均发生了诸多变化，治疗方法也应该相应地有所调整。

[原文]

凡人有疾，不时即治，隐忍冀差①，以成痼疾②。小儿女子，益以滋甚③。时气不和④，便当早言，寻其邪由⑤，及在腠理⑥，以时治之，罕有不愈者。患人忍之，数日乃说，邪气入脏，则难可制。此为家有患，备虑之要。

[注释]

①隐忍冀差：对疾病隐瞒忍耐，希望能自己痊愈。

②痼疾：积久不易治愈的疾病。

③滋甚：更加严重。

④时气不和：指感受时令不正之气而身体有不适感。

⑤寻其邪由：寻找病邪的缘由。

⑥腠理：肌肉皮肤间的纹理，形容病邪尚浅。

[白话解]

凡是得了病，而又不及时诊治，对疾病隐瞒忍耐，希望能自己痊愈，久而久之，就会发展到深固难愈的地步，小孩和女子将会更加严重。感受了时令不正之气而身体不适时，就应当及早言语，积极地寻找得病的原因，当病邪尚在肌肤腠理的时候，就应该及时治疗，只要治疗得当，就很少有不能痊愈的。如果患者只是一味地忍耐，过了好多天才说出来，到了那时，邪气已经深入到了脏腑之中，病情就难控制了。这是家中有病人时必须要谨慎且详细考虑的情况。

[原文]

凡作汤药，不可避晨夜，觉病须臾，即宜便治，不等早晚，则易愈矣。如或差迟，病即传变，虽欲除治，必难为力。

[白话解]

凡是熬制汤药，就顾不得早晚，感觉到不舒服时，就应该及时治疗，不拘泥于时辰，病情就容易好转。如果稍稍有所耽误，疾病就会迅速传变，到了那个时候，即使想要治疗，也会力不从心。

[原文]

服药不如方法，纵意违师，不须治之。

[白话解]

如果服用药物不遵守恰当的方法，恣意而为，不顾医嘱，那么就没有治疗的必要了。

[原文]

凡伤寒之病，多从风寒得之，始表中风寒，入里则不消矣。未有温覆[1]而当不消散者，不在证治。拟欲攻之，犹当先解表，乃可下之。若表已解而内不消，非大满，犹生寒热，则病不除。若表已解而内不消，大满大实，坚有燥屎，自可除下之，虽四五日，不能为祸也。若不宜下而便攻之，内虚热入，协热遂利[2]，烦躁诸变，不可胜数，轻者困笃[3]，重者必死矣。

[注释]

①温覆：以衣被覆盖身体，使周身温暖而得汗。

②协热遂利：协，挟同之意。因误下邪陷，挟同表热传里而发展成为下利，所以说协热遂利。

③困笃：指病势严重。

[白话解]

伤寒病，多是由于感受了风寒之邪发展而成的，刚开始的时候只是体表感受了风寒，如果病邪传到体内就不容易消解了。服药期间，如果衣被温覆得当，表邪没有不消散的，也就不会再出现别的证候，不须再作其他治疗。如果因为出现里实证的表现而想要采取攻下的方法，应首先考虑是否还有表证必须等到表证解除之后才可用下法。如果表证已经解除，而里证尚未消散，但腹满的程度又不算严重，而且还伴随有寒热往来，此时即使用攻下的方法，病情也不会消除。如果表证已解而里实证比较严重，不仅表现为腹部满闷实硬，还出现燥屎难下的症状，可以放心攻下，即使攻下四五日也不会有所妨碍。如果不应用下法而妄用攻下，必然会导致内中空虚，热邪乘虚而入，发生协热下利、烦躁等难以计数的变证，轻的使病情加重，重的必然会演变为死证了。

[原文]

夫阳盛阴虚[1]，汗之则死，下之则愈；阳虚阴盛[2]，汗之则愈，下之则死。夫如是，则神丹[3]安可以误发？甘遂[4]

何可以妄攻？虚盛之治，相背千里，吉凶之机，应若影响，岂容易哉！况桂枝[⑤]下咽，阳盛即毙，承气[⑥]入胃，阴盛以亡。死生之要，在乎须臾，视身之尽[⑦]，不暇计日。此阴阳虚实之交错，其候至微，发汗吐下之相反，其祸至速，而医术浅狭，懵然[⑧]不知病源，为治乃误，使病者殒没[⑨]，自谓其分，至令冤魂塞于冥路，死尸盈于旷野，仁者鉴此，岂不痛欤！

[注释]

①阳盛阴虚：指邪热内炽，阴液被灼的证候。

②阳虚阴盛：指寒邪在外，表阳被遏的证候。

③神丹：当时的一种发汗剂。

④甘遂：为峻下逐水的药品。

⑤桂枝：指桂枝汤。

⑥承气：指承气汤。

⑦视身之尽：眼看着病人死亡。

⑧懵然：指糊涂不明。

⑨殒没：即死亡。

[白话解]

遇到邪热内炽，阴液被灼的证候时，如果用发汗的方法治疗，将会导致病人死亡，用下法则会治愈；遇到寒邪在外，表阳被遏的证候时，用发汗的方法治疗将会痊愈，而如果用攻下的方法治疗，将会导致病人死亡。这样来说，那么像神丹这样的发汗峻剂怎么可以用错时机，像甘遂那样的峻下逐水之剂又怎么能够任意作攻下之用？病情有虚实之分，治法相应地也会有虚实之分，这两者相差千里，事关病情的吉凶，对其结果有很大的影响，这难道是容易的吗？况且对于热邪较盛的人来说，服用桂枝汤就是以热助热，甚会误治而死；同样地，对于体内阴寒之邪较盛的人来说，服用承气汤，也会导致死亡。事关生死，往往在顷刻之间，眼看着病人死亡，往往都来不及计算时日。这些都是阴阳虚实交相错杂的现象，其中的证候非常微妙，如果将发汗、催吐、攻下的方法用错了地方，很快就会酿成灾祸。如果医术浅薄，糊糊涂涂地看不到疾病的根本来源，用错了治疗方法，导致病人死亡，自以为尽到了职责，殊不知却使病人死得冤枉，有德之士看到这种现象，岂不是会感到痛惜吗？

[原文]

凡两感病俱作，治有先后。发表攻里，本自不同，而执迷用意[①]者，乃云神丹甘遂合而饮之，且解其表，又除其里，言巧似是，其理实违。夫智者之举错[②]也，常审以慎，愚者之动作也，必果而速，安危之变，岂可诡哉！世上之士，但务彼翕习[③]之荣，而莫见此倾危[④]之败，惟明者居然能护其本，近取诸身，夫何远之有焉！

[注释]

①执迷用意：指固执错误，主观臆断的人。

②举错：错同措，举措即动作。

③翕习：富贵荣盛之貌。

④倾危：倾覆之危。

[白话解]

凡是阴经与阳经同时感受了邪气，治疗时的方法有先后之分（需先治表后治里）。发表与攻里本是不同的方法，但固执错误的人却说神丹与甘遂同时服用的话，既可以解除表邪，又可以除去里邪，这种想法听起来颇是巧妙，但实际上违反了治病的原理。

有智慧的人做起事来一般都比较谨慎，能够审查病势的先后缓急，而平庸的人做事一般都迅速武断。这是有关生命安危变化的事情，怎么能够随便？世界上的人，一般都只竭力追求富贵荣华之事，却注意不到生命将要倾颓衰败的迹象，只有明白其中道理的人才能在日常起居中注意保护根本，（像这样能够）从近处的自身做起，又有什么深远的事情（可以难倒他）呢？

[原文]

凡发汗温暖汤药，其方虽言日三服，若病剧不解，当促其间①，可半日中尽三服。若与病相阻，即便有所觉。重病者，一日一夜，当晬时②观之。如服一剂，病证犹在，故当复作本汤服之。至有不肯汗出，服三剂乃解。若汗不出者，死病也。

[注释]

①当促其间：即缩短服药的间隔时间。

②晬时：指一昼夜。

[白话解]

凡是用发汗法，应该服用温暖的汤药，处方上虽然说明是每日服用三次，但是如果病情严重，按上述方法服用后症状并不缓解的话，应当缩短每次服药的间隔时间，本来应该一天服完三次的，现在可改为半天服完。如果药不对证，服药后就会出现不适感。病情严重的，无论白天还是夜晚都应该注意加强护理。如果服用完一剂后，病症仍然未减，可以再给予原药服用。至于不轻易出汗的，须连服三剂才能汗出而愈。如果始终不能汗出，那就是死证了。

[原文]

凡得时气病，至五六日，而渴欲饮水，饮不能多，不当与也。何者？以腹中热尚少，不能消之，便更与人作病也。至七八日，大渴欲饮水者，犹当依证而与之，与之常令不足，勿极意[①]也，言能饮一斗，与五升。若饮而腹满，小便不利，若喘若哕[②]，不可与之也。忽然大汗出，是为自愈也。

[注释]

①极意：过度的意思，指完全满足病人的欲望。

②哕（yuě）：即呃逆。

[白话解]

凡是得了时气病，到了大约五六天的时候，口渴想喝水，又不能喝太多的水，那就不应当给他水喝。为什么呢？因为病人腹中阳热不足，不能将水消解，会增加其他的疾病。到了大约七八天的时候，病人大渴，非常想喝水，还是应该根据具体病情酌量饮服，不要使病人满足，比如说病人能喝一斗的量，就只给予他五升的量。如果饮水后出现腹中胀满，小便不通利，或气喘，或呃逆的症状的话，就不能再给水了。如果病人突然大汗出，这是病将自愈的征象。

[原文]

凡得病，反能饮水，此为欲愈之病。其不晓病者，但闻病饮水自愈，小渴[①]者，乃强与饮之，因其成祸，不可复数也。

[注释]

①小渴：轻度的口渴。

[白话解]

凡得病后，反而能喝水的，这是阳气恢复，疾病将要痊愈的征象。那些不了解病理的人，只听说病人能喝水就会自愈，一旦病人轻微口渴，就强迫病人大量饮水，因而酿成灾祸，这种情况并不少见。

[原文]

凡得病，厥[1]脉动数[2]，服汤药更[3]迟，脉浮大减小，初躁后静，此皆愈证也。

[注释]

①厥：作“其”字解。

②脉动数：脉象数且圆滑有力。

③更（gēng，音同庚）：改变的意思。

[白话解]

凡是得病后，脉象数且圆滑有力，服药以后转变成迟脉；或者脉象由原来的浮大转变为现在的小脉，起初烦躁不安，后来安静，这些都是疾病将愈的佳兆。

[原文]

凡治温病，可刺五十九穴[1]。

[注释]

①五十九穴：又称为“五十九刺”，穴名见于《素问·刺热论》与《灵枢·热病》，其中头部有二十五穴，胸部与四肢有三十四穴。

[白话解]

凡是治疗温病，可以针刺五十九穴来清泄邪热。

[原文]

又身之穴，三百六十有五，其三十穴，灸之有害，七

十九穴，刺之为灾，并中髓[1]也。

[注释]

①中髓：损伤骨髓。

[白话解]

人身的穴位，共有三百六十五个，其中有三十个穴位忌用灸法，七十九个穴位忌用针刺，如果误用将会导致灾害，并且可能会损伤骨髓。

[原文]

脉四损，三日死，平人四息，病人脉一至，名曰四损；脉五损，一日死，平人五息，病人脉一至，名曰五损；脉六损，一时死，平人六息，病人脉一至，名曰六损。

[白话解]

脉见四损的，三天之内将死，正常人呼吸四次，病人的脉搏跳动一下的，叫作四损；脉见五损的，一天之内将死，正常人呼吸五次，病人的脉搏跳动一下的，叫作五损；脉见六损的，一个时辰之内将死，正常人呼吸六次，病人的脉搏跳动一下的，叫作六损。

[原文]

脉盛身寒，得之伤寒；脉虚身热，得之伤暑。

[白话解]

脉象有力而身体冰凉的，是因为感受了寒邪；脉象虚弱而身体发热的，是因为感受了暑邪。

[原文]

脉阴阳俱盛，大汗出，不解者，死。

[白话解]

尺部与寸部脉都盛实有力，但病人大汗出，病情并不缓解的，为死候。

[原文]

脉阴阳俱虚，热不止者，死。

[白话解]

尺部和寸部脉都虚弱无力，但病人发热不止的，为死候。

[原文]

脉至乍数乍疏者死；脉至如转索者，其日死。

[白话解]

脉搏的跳动忽而快，忽而慢，预后不好；脉搏跳动劲急如紧绷的绳索一样的，当天就会死亡。

[原文]

谵言妄语，身微热，脉浮大，手足温者生；逆冷，脉沉细者，不过一日死矣。

[白话解]

胡言乱语，身体微微发热，如果脉象浮大，手足温暖的，预后较好；如果手足逆冷，脉象沉细的，不出一天就会死亡。

[原文]

此以前是伤寒热病证候也。

[白话解]

以上所说是伤寒热病的证候。

辨痉湿暍脉证第四

［题解］

痉湿暍本属杂病范畴，《伤寒论》中列入此篇，一则表明《伤寒论》仍不失伤寒杂病合论的根本思想，同时也说明痉湿暍与伤寒相似，起到辨证的作用。

［原文］

伤寒所致太阳病痉[1]湿暍[2]，此三种宜应别论，以为与伤寒相似，故此见之。

［注释］

①痉（jìng，音同净）：一种脊背强直的病证。

②暍（yè，音同叶）：即伤暑。

［白话解］

感受寒邪导致太阳病，痉湿暍这三种病邪，应该另当别论，因为与伤寒有相似之处，所以在这里先介绍一下。

［原文］

太阳病，发热无汗，反恶寒者，名曰刚痉。

［白话解］

太阳病，发热无汗，反而怕冷的，叫作刚痉。

［原文］

太阳病，发热汗出，而不恶寒，名曰柔痉。

［白话解］

太阳病，发热，汗出，不怕冷的，叫作柔痉。

[原文]

太阳病，发热，脉沉而细者，名曰痉。

[白话解]

太阳病，发热，脉象沉细的，叫作痉病。

[原文]

太阳病，发汗太多，因致痉。

[白话解]

太阳病，发汗过多，会引起痉病。

[原文]

病身热足寒，颈项强急，恶寒，时头热，面赤，目脉赤，独头面摇，卒[1]口噤，背反张者，痉病也。

[注释]

①卒：突然的意思。

[白话解]

病人身上发热，脚部发凉，颈项强硬拘急，怕冷，有时头部烘热，面部及双目红赤，只是头面摇动，突然口噤不开，不能言语，背部强直，甚至呈角弓反张状，这是痉病。

[原文]

太阳病，关节疼痛而烦，脉沉而细一作缓者，此名湿痹一云中湿。湿痹之候，其人小便不利，大便反快，但当利其小便。

[白话解]

太阳病，关节疼痛，心烦，脉象沉细有的版本写作缓，这叫作湿痹有的版本写作中湿。湿痹这种病，病人的小便不通利，大便反而畅快，治疗时应当采用渗利小便的方法。

[原文]

湿家[①]之为病，一身尽疼，发热，身色如似熏黄[②]。

[注释]

①湿家：指久患湿病的人。

②熏黄：形容色黄如烟熏。

[白话解]

久患湿病的人，全身疼痛，发热，皮肤颜色黄而晦暗，好像烟熏一样。

[原文]

湿家，其人但头汗出，背强，欲得被覆向火。若下之早则哕，胸满，小便不利，舌上如胎[①]者，以丹田[②]有热，胸中有寒，渴欲得水，而不能饮，则口燥烦也。

[注释]

①舌上如胎：胎同苔，舌上好像有苔生长。

②丹田：原是道教修炼精气神时用的术语，有上中下三丹田，上丹田为督脉印堂之处，中丹田为胸中膻中穴处，下丹田为任脉关元穴，脐下三寸之处。此处应指下丹田。

[白话解]

久患湿病的病人，只是头部出汗，而脊背部强硬，想要盖上被子或是烤火。如果过早用泻下药，会出现呃逆，胸中胀满，小便不利，舌面上好像有苔生成一样，这是下腹部有热，胸部有寒的缘故，口渴想喝水却不能喝水，就是口中干燥而心烦。

[原文]

湿家下之，额上汗出，微喘，小便利一云不利者死，若下利不止者亦死。

[白话解]

久患湿病的病人，如果误用下法，导致额头上出汗，微微气喘。此时小便多的有的版本写作不利是死候；如果腹泻不止，也是死候。

[原文]

提问曰：风湿相搏，一身尽疼痛，法当汗出而解。值天阴雨不止，医云此可发汗，汗之病不愈者，何也？答曰：发其汗，汗大出者，但风气去，湿气在，是故不愈也。若治风湿者，发其汗，但微微似欲汗出者，风湿俱去也。

[白话解]

提问：风邪与湿邪互相搏结，以至于全身疼痛，按理应当用发汗的方法使病邪从汗解。恰好遇到天气阴雨连绵，医生说此病可以用发汗法治疗，但用了发汗的方法却没有痊愈，这是什么原因呢？回答：用发汗法，汗出得很多，结果只是风邪得以祛除，而湿邪仍然留在体内，所以不能痊愈。如果想要使风邪与湿邪一并消除，用发汗法的时候，只需要使病人觉得微微地像要汗出，那么风邪与湿邪就都可以随汗而消解了。

[原文]

湿家病，身上疼痛，发热面黄而喘，头痛鼻塞而烦，其脉大，自能饮食，腹中和无病，病在头中寒湿，故鼻塞，内药鼻中则愈。

[白话解]

久患湿病的人，浑身疼痛，发热，面色发黄，气喘，头痛鼻塞，心烦。如果脉象大，则病人饮食如常，这表明腹内平和无病。此病是由于头部感受了寒湿之邪，所以会出现鼻塞的症状，可以将药物塞入鼻中，疾病就会痊愈。

[原文]

病者一身尽疼，发热日晡所[1]剧者，此名风湿。此病伤于汗出当风，或久伤取冷[2]所致也。

[注释]

①日晡所：指大约下午3～7时（即申酉时）。

②久伤取冷：指长期贪凉而被寒冷所伤。

[白话解]

病人浑身疼痛，发热，在下午3～7时左右更加严重，这叫作风湿，这种病大多是汗出后吹风或者长期贪凉受冷而导致。

[原文]

太阳中热者，暍是也，其人汗出恶寒，身热而渴也。

[白话解]

太阳经感受了暑热之邪而引起的病证就是暑病，病人会出现汗出怕冷，身体发热并且口渴的症状。

[原文]

太阳中暍者，身热疼重，而脉微弱，此以夏月伤冷水，水行皮中所致也。

[白话解]

太阳经感受暑邪的病人，身体发热且疼痛重着，脉象微弱，这也是夏天被冷水所伤，水湿之邪侵入皮肤腠理所导致的。

[原文]

太阳中暍者，发热恶寒，身重而疼痛，其脉弦细芤迟，小便已，洒洒然毛耸，手足逆冷，小有劳，身即热，口开前板齿燥。若发汗则恶寒甚，加温针则发热甚，数下之则淋甚。

［白话解］

太阳经感受暑邪的病人，发热怕冷，身体沉重疼痛，脉象弦细而又中空迟缓，小便后身觉冷而汗毛耸之，手足逆冷，稍有劳累，身体就发热，口张开则前面的板齿就感到干燥。如果用发汗法治疗则怕冷的症状会更加严重；如果用温针，发热就会更加严重；如果多次用下法的话，小便就会更加淋漓不通畅。

辨太阳病脉证并治上第五

合一十六法，方一十四首

[题解]

本篇论述了太阳病的症状、脉象及治则治法。太阳，包括足太阳膀胱经和手太阳小肠经及其所属的膀胱、小肠两腑。太阳病是六经病的初期阶段，由外邪侵袭人体，正邪交争于肌表而引发，病性属阳，病位在表，又称表证。

[原文]

(1) 太阳之为病，脉浮，头项强痛①而恶寒。

[注释]

①头项强（jiàng，音同降）痛：强，拘紧，不柔和，不舒服。项，脖子的后部。头项强痛即头痛、项部拘紧不舒服。

[白话解]

太阳病的典型症状是脉象浮、头痛、后脖子发紧不舒服，以及怕冷。

[原文]

(2) 太阳病，发热，汗出，恶风，脉缓①者，名为中风②。

[注释]

①脉缓：脉象松弛宽缓，与紧脉相对而言，不是迟缓的意思。

②中风：中（zhòng，音同众），感受、受到。中风是指感受以风邪为主的风寒邪气所引起的一种表证，与突然晕倒、口眼歪斜的中风病不同。

[白话解]

得了太阳病，表现为发热、出汗、怕风、脉象松缓的，这样的病证叫做中风。

[原文]

(3) 太阳病，或已发热，或未发热，必恶寒，体痛，呕逆，脉阴阳俱紧①者，名为伤寒②。

[注释]

①阴阳俱紧：寸脉为阳，尺脉为阴，阴阳俱紧是指寸关尺三部脉都出现紧脉。

②伤寒：伤寒一词有广义和狭义两个概念。广义的伤寒是指所有因感受外邪而引发的外感病，以及由这些外感病失治误治而引发的变证等，比如《伤寒论》书名中的伤寒就属于广义伤寒。狭义伤寒是指感受寒邪而引发的太阳表证。此处的“伤寒”属于狭义伤寒。

[白话解]

得了太阳病，无论是不是出现了发热的症状，一定会有怕冷、身体疼痛、想要呕吐、寸关尺三部脉都表现为浮而紧的症状，这样的病证叫做伤寒。

[原文]

(4) 伤寒①一日，太阳受之，脉若静②者，为不传；颇欲吐，若躁烦，脉数急者，为传也。

［注释］

①伤寒：这里的伤寒属于广义伤寒，也就是外感病的代称。

②脉若静：指脉象没有明显改变，与脉数急相对而言。

［白话解］

外感病刚得的时候，邪气主要侵犯太阳经，这个时候如果症状和脉象都是典型的外感病的症状和脉象，没有发生变化的话，病情就不会往下一经发展；如果频繁地想要呕吐，并且出现了烦躁不安，脉象快而急的表现，就提示病情就要往少阳经或者阳明经发展了。

［原文］

（5）伤寒二三日，阳明、少阳证不见者，为不传也。

［白话解］

外感病过了几天，没有出现阳明病或者少阳病的表现，就说明病情没有往严重发展。

［原文］

（6）太阳病，发热而渴，不恶寒者为温病①。若发汗已，身灼热者，名风温②。风温为病，脉阴阳俱浮，自汗出，身重，多眠睡，鼻息必鼾，语言难出。若被下③者，小便不利，直视失溲④。若被火⑤者，微发黄色，剧则如惊痫⑥，时瘛疭⑦，若火熏之。一逆尚引日，再逆促命期。

［注释］

①温病：属广义伤寒，为感受温热邪气引发的外感病。

②风温：属于温病的一种，是风邪与温热邪气相合，共同侵袭人体而导致的疾病。

③下：为用峻猛的苦寒攻下药泻下通便的治法。

④失溲：大小便失禁。

⑤被火：火，指艾灸、熏、熨、温针等温热性的物理疗法，这种疗法在东汉末年很流行，主要用来发汗退烧，但由于物理疗法不容易控制，很容易把汗发大了，反而损伤人体的阳气和阴液形成误治，因此仲景又称这些疗法为火邪。被火，指误用温热性的物理疗法来治疗。

⑥惊痫：无意识的惊惕、抽搐。

⑦瘛疭（chì zòng，音同赤纵）：手足抽搐。

[白话解]

得了太阳病，表现为发热，口渴，不怕冷的，叫作温病。如果外感病用了发汗的方法之后，身体的发热情况更加严重，以至于烫手了，这样的外感病叫作风温。风温的典型症状是：寸关尺三部脉都是浮脉、汗出比较多、身体沉重、总想睡觉、呼吸声比较粗重，说话困难。如果误用苦寒攻下的方法，损伤阴液，就会出现小便少而排尿不畅、眼珠转动不灵活和大小便失禁的症状。如果误用了温热性的物理疗法，加重了病人体内的热邪，轻则出现皮肤的轻微发黄，像是被烟熏过的一样；重则会出现阵发性的抽搐，像发小儿惊风那样。误治一次可能还有治好的机会，多次误治就有生命危险了。

[原文]

(7) 病有发热恶寒者，发于阳也；无热恶寒者，发于阴也。发于阳，七日愈；发于阴，六日愈。以阳数七，阴数六故也。

[白话解]

外感病，如果症状表现为发热、怕冷，这个病是处在阳经的阶段；如果症状表现为没有发热，而怕冷，这个病是传变到了阴经的阶段。处于阳经（或太阳经）阶段的疾病，大概七日能够痊愈；处于阴经阶段的疾病，大概六日可以痊愈。这是因为七属于阳数，六属于阴数。

[原文]

(8) 太阳病，头痛至七日以上自愈者，以行其经尽[①]故也。若欲作再经[②]者，针足阳明，使经不传则愈。

[注释]

①行其经尽：经，指太阳经。停留于太阳经中的邪气逐渐减弱，病情减轻，将要痊愈，就不会再往其他经传变了。

②欲作再经：将要往下一经传变。

[白话解]

得了太阳病，头痛了七天以上病人自己就好了，是因为太阳经中的邪气已经逐渐减弱的缘故。如果病邪有向阳明经传变的趋势，就针刺足阳明胃经的穴位，增强阳明经的经气，使邪气不能往阳明经走，病就会痊愈了。

[原文]

(9) 太阳病欲解时，从巳至未[①]上。

[注释]

①从巳至未：巳，上午9点至11点。未，下午1点到3点。从巳至未，即上午9点到下午3点。

[白话解]

太阳病可能得到缓解的时间是上午9点到下午3点（上午9点到下午3点是自然界阳气最旺盛的时候，有利于帮助人体的阳气驱逐病邪）。

[原文]

(10) 风家①，表解而不了了②者，十二日愈。

[注释]

①风家：容易感受风邪的人。这里指太阳病患者。

②不了了：病没有痊愈，身体仍有不适的症状，比如打喷嚏、流鼻涕等。

[白话解]

得了太阳病的人，表邪已经祛除掉了，但还遗留下一些轻微症状，再过十几天（等人体的正气恢复了），这些轻微症状就能够消失了。

[原文]

(11) 病人身大热，反欲得衣者，热在皮肤，寒在骨髓也；身大寒，反不欲近衣者，寒在皮肤，热在骨髓也。

[白话解]

病人身体发热严重，反而想多穿衣服，这种在外的热象是假象，而在内的寒象是真象；如果病人身体怕冷很严重，反而不想多穿衣服，这种在外的寒象是假象，在内的热象是真象。

[原文]

(12) 太阳中风，阳浮而阴弱①，阳浮者，热自发，阴弱者，汗自出，啬啬②恶寒，淅淅③恶风，翕翕④发热，鼻鸣干呕者，桂枝汤主之。

桂枝汤方

桂枝三两，去皮　芍药三两　甘草二两，炙　生姜三两，切　大枣十二枚，擘

上五味，㕮咀⑤三味，以水七升，微火煮取三升，去滓。

适寒温，服一升。服已须臾，啜[6]热稀粥一升余，以助药力。温覆令一时许，遍身漐漐[7]微似有汗者益佳，不可令如水流漓，病必不除。若一服汗出病差，停后服，不必尽剂。若不汗，更服依前法。又不汗，服后小促其间[8]，半日许，令三服尽。若病重者，一日一夜服，周时[9]观之。服一剂尽，病证犹在者，更作服。若汗不出，乃服至二三剂。禁生冷、黏滑、肉面、五辛[10]、酒酪、臭恶等物。

[注释]

①阳浮而阴弱：这句话是以脉象提示病机。阴、阳指脉象的沉取与浮取。脉象轻取为浮脉，就是阳浮，表示卫气浮盛于外；沉取为弱脉，表示营阴不足于内。

②啬啬（sè，音同色）：畏缩怕冷的样子。

③淅淅（xī，音同西）：像是水淋在身上，寒冷难耐。

④翕翕（xī，音同西）：如羽毛覆盖般温和。形容发热温和。

⑤㕮咀（fǔjǔ，音同腐举）：本义为咬碎，此指切碎。

⑥啜：喝。

⑦漐漐（zhé，音同折）：微微出汗，身体潮湿。

⑧小促其间：稍微缩短服药的间隔时间。

⑨周时：一昼夜，24 小时。

⑩五辛：《本草纲目》以小蒜、大蒜、韭、芸薹、胡荽为五辛。此泛指有香窜刺激性气味的食物。

[白话解]

得了太阳中风证，脉象浮取是浮脉，沉取则迟缓无力。卫气浮盛于外，营阴不足于内，浮取出现浮脉说明卫气浮盛于外，会出现身体发热，沉取迟缓无力说明营阴不足于内，会出汗，病人有些怕冷，发热的感觉像羽毛覆盖身上一样温和，呼吸时声音比较粗重，想要干呕，这样的病人应该用桂枝汤来治疗。

桂枝汤方

桂枝三两，去皮　芍药三两　甘草二两，炙　生姜三两，切　大枣十二枚，掰开

这五味药，把桂枝、芍药、甘草三味药切碎，加入七升的水，用小火煮到还剩三升时，滤掉药渣，放凉到合适的温度服用一升。喝完药过一会儿，再喝一碗热粥，来帮助药物发汗的力量。盖棉被两个小时左右，当全身微微汗出，到皮肤轻微湿润的程度就是最好的效果，千万不能让汗出到像水一样在身上流，这样的话这个病肯定治不好。如果吃了一次药，汗就出来了，病就好了，剩下的药就不吃了，不用把药都吃完。如果吃了一次药没有出汗，就按照前面的方法继续吃药。如果吃了两次药还不出汗，再吃药的时候就要稍微缩短两次服药之间的时间间隔，大概半天的时间吃三次药。如果病情严重的，需要昼夜连续吃药，24 小时严密观察吃药后的反应。服完一剂（分三次吃的）药，还有发热、怕冷症状的，继续吃药。如果还不出汗，可以吃到第二剂、第三剂。服药期间禁止吃生冷的、黏滑的、油腻的、辛辣的、酒和奶酪之类的、变质的等难消化或有刺激性的食物。

［方解］

桂枝汤是治疗太阳中风证的首选方剂，又因为其配伍巧妙，功用广泛，可以通过化裁而治疗各种疾病，因此被后世医家誉为仲景“群方之魁”。方中桂枝辛温解肌发汗，散卫分之邪，芍药酸苦微寒，敛阴和营，补营分之虚，这两味药相互配伍一散一收，一阴一阳，有调和营卫的功效；生姜辛温，能够辅助桂枝散卫分之邪；大枣酸甘，能够辅助芍药补营分之虚，又具有调补脾胃的作用；炙甘草甘平，配伍桂枝、生姜能够辛甘化阳，配伍芍

药、大枣能够酸甘化阴，更能够协助生姜、大枣调补脾胃，帮助气血生化。整个方剂配伍精当，有解肌祛风，调和营卫的功效，还能起到阴阳双补的作用。

[原文]

(13) 太阳病，头痛发热，汗出恶风，桂枝汤主之。

[白话解]

得了太阳病，如果出现头痛，发热，出汗，怕风的症状，应该用桂枝汤来治疗。

[原文]

(14) 太阳病，项背强几几[1]，反汗出恶风者，桂枝加葛根汤主之。

桂枝加葛根汤方

葛根四两　麻黄三两，去节　芍药二两　生姜三两，切　甘草二两，炙　大枣十二枚，擘　桂枝二两，去皮

上七味，以水一斗，先煮麻黄、葛根，减二升，去上沫，内诸药，煮取三升，去滓。温服一升，覆取微似汗，不须啜粥，余如桂枝法将息及禁忌。

臣亿等谨按，仲景本论，太阳中风自汗用桂枝，伤寒无汗用麻黄，今证云汗出恶风，而方中有麻黄，恐非本意也。第三卷有葛根汤证，云无汗、恶风，正与此方同，是合用麻黄也。此云桂枝加葛根汤，恐是桂枝中但加葛根耳。

[注释]

①几几：同紧紧，拘急不柔和的样子。

[白话解]

得了太阳病，如果出现后脖子和后背拘急僵紧不舒服，以及汗出、怕风的症状，应该用桂枝加葛根汤来治疗。

桂枝加葛根汤方

葛根四两　麻黄三两，去节　芍药二两　生姜三两，切　甘草二两，炙　大枣十二枚，掰开　桂枝二两，去皮

这七味药，用一斗水，先煮麻黄、葛根，煮到水剩下二升的时候，撇去水上漂着的浮沫，再加入其他药物，煮到还剩三升水的时候，滤掉药渣。每次温服一升，盖被使身上微微出汗，不用喝粥，其他服药、调养和饮食禁忌的方法参照桂枝汤。

［方解］

桂枝加葛根汤按照宋代林亿等的考证，应该是没有麻黄的，也就是桂枝汤加葛根。方中用桂枝汤解肌祛风，调和营卫；葛根可以辅助桂枝汤来解肌发表，又能够升达脾胃的阳气，引导津液上行来润养筋脉，缓解筋脉拘急，是治疗颈项强急的要药。全方配合，能够实现解肌祛风，调和营卫，升津舒经的功效。

［原文］

（15）太阳病，下之后，其气上冲者，可与桂枝汤，方用前法。若不上冲者，不得与之。

［白话解］

得了太阳病，使用了攻下的方法后，感觉有气从腹部向上冲逆的，可以用桂枝汤治疗，桂枝汤方与服用的方法和前面记载的一样。如果没有气上冲的感觉，就不可以用桂枝汤治疗。

［原文］

（16）太阳病三日，已发汗，若吐、若下、若温针①，仍不解者，此为坏病②，桂枝不中③与之也。观其脉证，知犯何逆，随证治之。桂枝本为解肌，若其人脉浮紧，发热汗不出者，不可与之也。常须识此，勿令误也。

[注释]

①温针：在针灸针的尾部放入燃烧的艾叶，使针体温热，针刺人体，是古代一种强迫发汗的方法。

②坏病：变证。由于用错了治疗方法而使病情发生反常变化，症状复杂，不在六经病范畴内。

③不中（zhōng，音同忠）：不可以。

[白话解]

得了太阳病没几天，已经用发汗的方法治疗过了，如果又用了催吐、泻下或温针的方法，病还没有好，这是之前错误的治疗使病情变化了，这个时候就不可以吃桂枝汤了。需要重新采用望、闻、问、切的方法对病人的症状和脉象进行综合分析，明确当下的病性病位，邪正关系，诊断病证，再根据辨证的结果进行治疗。桂枝汤原本是用来解肌和营治疗太阳中风证的，如果病人脉象浮紧，发热却没有汗的，就不可以用桂枝汤。一定要牢记这一点，不要治错了。

[原文]

（17）若酒客[①]病，不可与桂枝汤，得之则呕，以酒客不喜甘故也。

[注释]

①酒客：经常饮酒的人。

[白话解]

经常饮酒的人，得了太阳中风证，不可以服桂枝汤，服后就会出现呕吐的症状，这是因为经常饮酒的人体内多有湿热，桂枝汤是甘温的性味，服后会更加助生湿热。

[原文]

(18) 喘家[1]，作桂枝汤加厚朴杏子，佳。

[注释]

①喘家：经常患咳喘的人。

[白话解]

经常咳嗽气喘的人如果得了太阳中风证，引起了咳喘的发作，在桂枝汤的基础上加上厚朴和杏子会有很好的效果。

[方解]

桂枝加厚朴杏子汤是桂枝汤加厚朴、杏仁而成。桂枝汤调和营卫，解肌祛风；厚朴苦温，下气消痰，降逆平喘；杏仁苦温，宣降肺气，止咳平喘，厚朴和杏仁都专理肺气。本方表里同治，适用于太阳中风兼有肺气上逆的病人。

[原文]

(19) 凡服桂枝汤吐者，其后必吐脓血也。

[白话解]

体内里热炽盛的人，凡是吃了桂枝汤引起了呕吐的，之后极有可能会出现吐脓血的情况。

[原文]

(20) 太阳病，发汗，遂漏[1]不止，其人恶风，小便难，四肢微急，难以屈伸者，桂枝加附子汤主之。

桂枝加附子汤方

桂枝三两，去皮　芍药三两　甘草三两，炙　生姜三两，切　大枣十二枚，擘　附子一枚，炮，去皮，破八片

上六味，以水七升，煮取三升，去滓。温服一升。本云，

桂枝汤今加附子。将息如前法。

[注释]

①漏：持续不断的小量汗出。

[白话解]

得了太阳病，用了发汗的方法，却发汗太过以致出现了汗出不断，病人怕风、小便困难且排尿量少、四肢有一点儿拘急疼痛的感觉，并且活动困难，出现这样症状的病人，应该用桂枝汤加附子汤来治疗。

桂枝加附子汤方

桂枝三两，去皮　芍药三两　甘草三两，炙　生姜三两，切开　大枣十二枚，掰开　附子一枚，炮，去皮，打破成八片

这六味药，用七升水，煮到剩下三升，滤去药渣。每次温服一升。原来的版本上记载：这个方子就是在桂枝汤基础上加入附子。调养的方法和服桂枝汤一样。

[方解]

桂枝加附子汤是桂枝汤加一枚炮附子，并将甘草的量从三两增加到四两而成的。桂枝汤解肌祛风，调和营卫；附子温经复阳，《素问·生气通天论》中记载："阳者，卫外而为固也（阳气，能够守卫肌表使气血不会外泄）"，阳气得以恢复，则汗就不外泄；加重炙甘草的用量是为了辅助桂枝汤滋生阴阳。全方有温阳解表止汗的功效。

[原文]

(21) 太阳病，下之后，脉促胸满者，桂枝去芍药汤主之。

桂枝去芍药汤

桂枝三两，去皮　甘草二两，炙　生姜三两，切　大枣十二枚，擘

上四味，以水七升，煮取三升，去滓。温服一升。本云，桂枝汤今去芍药。将息如前法。

[白话解]

得了太阳病，误用泻下的方法治疗之后，病人出现了脉象急促，胸闷表现的，应该用桂枝去芍药汤来治疗。

桂枝去芍药汤方

桂枝三两，去皮　甘草二两，炙　生姜三两，切开　大枣十二枚，掰开

这四味药，用七升水，煮到剩下三升，滤去药渣。每次温服一升。原来的版本记载：这个方子是在桂枝汤的基础上去掉芍药。调养的方法和服桂枝汤一样。

[方解]

桂枝去芍药汤是桂枝汤去芍药而成。这个方证中，由于太阳中风证仍在，所以用桂枝汤解肌祛风，但因为又出现了胸满等兼证，芍药阴柔，可能会阻碍阳气的通行畅达，所以去掉了芍药，使全方具有解肌祛风，宣通阳气的功效。

[原文]

(22) 若微寒[①]者，桂枝去芍药加附子汤主之。

桂枝去芍药加附子汤方

桂枝三两，去皮　甘草二两，炙　生姜三两，切　大枣十二枚，擘　附子一枚，炮，去皮，破八片

上五味，以水七升，煮取三升，去滓。温服一升。本云，桂枝汤今去芍药加附子。将息如前法。

[注释]

①微寒：脉象微弱，并且怕冷。

[白话解]

得了太阳病，误用泻下的方法治疗之后，病人除了出现脉象急促，胸闷的症状之外，还同时伴有脉象微弱，并且怕冷的感觉更加明显，就应该用桂枝去芍药加附子汤来治疗。

桂枝去芍药加附子汤方

桂枝三两，去皮　甘草二两，炙　生姜三两，切开　大枣十二枚，掰开　附子一枚，炮，去皮，打破成八片

这五味药，用七升水，煮到剩下三升，滤去药渣。每次温服一升。原来的版本记载：这个方子是在桂枝汤的基础上去掉芍药加上附子。调养的方法和吃桂枝汤一样。

[方解]

桂枝去芍药加附子汤是桂枝汤去掉芍药，加上附子而成。因为在桂枝去芍药汤证的基础上又出现了脉微怕冷等阳虚的表现，因此又加入附子来温补阳气。全方有解肌祛风，温经复阳的功效。

[原文]

(23) 太阳病，得之八九日，如疟状[①]，发热恶寒，热多寒少，其人不呕，清便欲自可[②]，一日二三度发。脉微缓者，为欲愈也。脉微而恶寒者，此阴阳俱虚，不可更发汗、更下、更吐也。面色反有热色者，未欲解也，以其不能得小汗出，身必痒，宜桂枝麻黄各半汤。

桂枝麻黄各半汤方

桂枝一两十六铢，去皮　芍药　生姜切　甘草炙　麻黄各一两，去节　大枣四枚，擘　杏仁二十四枚，汤浸，去皮尖及两仁者

上七味，以水五升，先煮麻黄一二沸，去上沫，内诸药，

煮取一升八合，去滓。温服六合。本云，桂枝汤三合，麻黄汤三合，并为六合，顿服。将息如上法。

臣亿等谨按，桂枝汤方，桂枝、芍药、生姜各三两，甘草二两，大枣十二枚。麻黄汤方，麻黄三两，桂枝二两，甘草一两，杏仁七十个。今以算法约之，二汤各取三分之一，即得桂枝一两十六铢，芍药、生姜、甘草各一两，大枣四枚，杏仁二十三个零三分枚之一，收之得二十四个，合方。详此方乃三分之一，非各半也，宜云合半汤。

[注释]

①如疟状：像是发疟疾一样，出现一阵发热一阵发冷的症状。

②清便欲自可：大小便正常。

[白话解]

太阳病，已经得了一段时间了，出现一阵发热一阵发冷的症状，发热的时间比发冷的时间长，这样的情况一日发作两三次，像发疟疾一样，病人不呕吐，大小便正常，如果脉象趋于和缓，就是将要痊愈的表现。如果脉象微弱，而且怕冷严重，这是在表在里的阳气都比较虚弱的状态，就不能再用发汗、泻下或者催吐的方法来治疗了。如果病人的面色反而微微发红的，这是病还没好，因为身上没能有微微的出汗，身上一定会发痒，这个时候可以尝试用桂枝麻黄各半汤来治疗。

桂枝麻黄各半汤方

桂枝一两十六铢（汉代二十四铢为一两），去皮　芍药　生姜切开　甘草炙　麻黄各一两，去节　大枣四枚，掰开　杏仁二十四枚，用水浸过，去掉皮和尖以及两仁者

这七味药，用五升水，先煮麻黄，煮到沸腾一两滚之后，撇去水上漂着的浮沫，再加入其他药物，煮到剩下一升八合，滤去药渣。每次温服六合。原来的版本记载：桂枝汤三合，麻黄汤三合，混合成六合，一次服完。调养的方法和吃桂枝汤一样。

林亿等人的按语写道：桂枝汤的组成，桂枝、芍药、生姜都用了三两，甘草二两，大枣十二枚。麻黄汤的组成，麻黄三两，桂枝二两，甘草一两，杏仁七十个。现在按照仲景所说的方法来计算，两个方子分别取三分之一的药量，就是桂枝一两十六铢，芍药、生姜、甘草分别是一两，大枣四枚，杏仁二十三个零三分之一枚，大概是二十四个，组成一个方子。考察这个方子的药量是每个方子的三分之一，而不是二分之一，应该叫作合半汤。

［方解］

本方为桂枝汤、麻黄汤各取1/3量合方或混合两方煎液各三合而成。桂枝汤祛风解肌，调和营卫，麻黄汤解表发汗，小剂量使用，意在小发其汗以宣达阳气。

［原文］

（24）太阳病，初服桂枝汤，反烦不解者，先刺风池、风府，却与桂枝汤则愈。

［白话解］

得了太阳病，在第一次服用桂枝汤之后，病情不但没有好转，反而发热更严重了，这可能是病重药轻导致的，可以先针刺风池穴和风府穴，再服桂枝汤就可以痊愈了。

［原文］

（25）服桂枝汤，大汗出，脉洪大者，与桂枝汤，如前法。若形似疟，一日再发者，汗出必解，宜桂枝二麻黄一汤。

桂枝二麻黄一汤方

桂枝一两十七铢，去皮　芍药一两六铢　麻黄十六铢，去节　生姜一两六铢，切　杏仁十六个，去皮尖　甘草一两二铢，炙　大枣五枚，擘

上七味，以水五升，先煮麻黄一二沸，去上沫，内诸药，煮取二升，去滓。温服一升，日再服。本云，桂枝汤二分，麻

黄汤一分，合为二升，分再服。今合为一方，将息如前法。

臣亿等谨按，桂枝汤方，桂枝、芍药、生姜各三两，甘草二两，大枣十二枚。麻黄汤方，麻黄三两，桂枝二两，甘草一两，杏仁七十个。今以算法约之，桂枝汤取十二分之五，即得桂枝、芍药、生姜各一两六铢，甘草二十铢，大枣五枚。麻黄汤取九分之二，即得麻黄十六铢，桂枝十铢三分铢之二，收之得十一铢，甘草五铢三分铢之一，收之得六铢，杏仁十五个九分枚之四，收之得十六个。二汤所取相合，即共得桂枝一两十七铢，麻黄十六铢，生姜、芍药各一两六铢，甘草一两二铢，大枣五枚，杏仁十六个，合方。

［白话解］

吃了桂枝汤，却没有按照桂枝汤的调养方法来做，出现了大汗出、脉象洪大的症状，如果这个时候仍然有发热、怕冷等表证，就可以按照桂枝汤服用的方法依然用桂枝汤来治疗。如果出现发热怕冷交替发作，就像发疟疾一样，一日发作两次的，把汗发出来就能痊愈了，可以尝试用桂枝二麻黄一汤来治疗。

桂枝二麻黄一汤方

桂枝一两十七铢，去皮　芍药一两六铢　麻黄十六铢，去节　生姜一两六铢，切开　杏仁十六个，去掉皮和尖　甘草一两二铢，炙　大枣五枚，掰开

这七味药，用五升水，先煮麻黄，煮到沸腾一两滚之后，撇去水上漂着的浮沫，再加入其他药物，煮到剩下二升，滤去药渣。每次温服一升，一天服两次。原来的版本记载：把两份桂枝汤和一份麻黄汤，混合成为二升，分成两次吃。现在是把桂枝汤和麻黄汤合成一个方子，调养的方法和服桂枝汤一样。

林亿等写的按语说：桂枝汤的组成是，桂枝、芍药、生姜各三两，甘草二两，大枣十二个。麻黄汤的组成是，麻黄三两，桂枝二两，甘草一两，杏仁七十个。现在按照仲景所说的方法来计算，按桂枝汤药量的十二分之五计算，就是桂枝、芍药、生姜各一两六铢，甘草二十铢，大枣五个。按麻黄汤药量的九分之二计算，就是麻黄十六铢，桂枝十铢三分铢之二，大概是十一铢，甘草五铢三分铢之一，大概是六铢，杏仁十五个九分枚之四，大概是十六个。这两个方子合在一起，就一共有桂枝一两十七

铢，麻黄十六铢，生姜、芍药各一两六铢，甘草一两二铢，大枣五个，杏仁十六个。合成一个方子。

[方解]

桂枝二麻黄一汤为桂枝汤剂量的5/12，麻黄汤剂量的2/9相合而成，因比例近2∶1，故名。增桂枝汤用量而减麻黄汤用量，比桂枝麻黄各半汤发汗之力更小，对本证大邪已去，微有余邪的情况更为适宜。

[原文]

(26) 服桂枝汤，大汗出后，大烦渴不解，脉洪大者，白虎加人参汤主之。

白虎加人参汤方

知母六两　石膏一斤，碎，绵裹　甘草炙，二两　粳米六合　人参三两

上五味，以水一斗，煮米熟汤成，去滓。温服一升，日三服。

[白话解]

得了太阳中风证，吃了桂枝汤之后，出了很多汗，然后出现特别心烦，喝很多水仍不解渴，脉象洪大的症状，这是用桂枝汤误发大汗后，损伤了胃中的阴液，应该用白虎加人参汤来治疗。

白虎加人参汤方

知母六两　石膏一斤，打碎，用绵布把石膏裹起来　甘草炙，二两　粳米六合　人参三两

这五味药，加一斗水，把粳米煮熟了，药也就煮好了，滤去药渣。温服一升，一天服三次。

[方解]

白虎加人参汤为白虎汤加人参组成。方以白虎汤辛寒清热，加人参益气生津，适用于阳明热盛而津气已伤的情况。

[原文]

(27) 太阳病，发热恶寒，热多寒少，脉微弱者，此无阳[1]也，不可发汗，宜桂枝二越婢一汤。

桂枝二越婢一汤方

桂枝去皮　芍药　麻黄　甘草各十八铢，炙　大枣四枚，擘　生姜一两二铢，切　石膏二十四铢，碎，绵裹

上七味，以水五升，煮麻黄一二沸，去上沫，内诸药，煮取二升，去滓。温服一升。本云，当裁为越婢汤、桂枝汤合之，饮一升。今合为一方，桂枝汤二分，越婢汤一分。

臣亿等谨按，桂枝汤方，桂枝、芍药、生姜各三两，甘草二两，大枣十二枚。越婢汤方，麻黄二两，生姜三两，甘草二两，石膏半斤，大枣十五枚。今以算法约之，桂枝汤取四分之一，即得桂枝、芍药、生姜各十八铢，甘草十二铢，大枣三枚。越婢汤取八分之一，即得麻黄十八铢，生姜九铢，甘草六铢，石膏二十四铢，大枣一枚八分之七，弃之。二汤所取相合，即共得桂枝、芍药、甘草、麻黄各十八铢，生姜一两三铢，石膏二十四铢，大枣四枚，合方。旧云，桂枝三，今取四分之一，即当云桂枝二也。越婢汤方，见仲景杂方中，《外台秘要》一云起脾汤。

[注释]

①无阳：阳气虚弱。

[白话解]

得了太阳病，出现发热、怕冷，发热的程度比怕冷的程度严重，脉象微弱，说明病人本身的阳气已经不足了，不能再用发汗的方法治疗了，可以尝试用桂枝二越婢一汤来治疗。

桂枝二越婢一汤方

桂枝去皮　芍药　麻黄　甘草各十八铢，炙　大枣四枚，掰　生姜一两二铢，切开　石膏二十四铢，打碎，用绵布包裹起来

这七味药，用五升水，先煮麻黄，煮到沸腾一两滚之后，撇去水上漂着的浮沫，再加入其他药物，煮到剩下二升，滤去药

渣。温服一升，一天服两次。原来的版本记载，这个方子应该是越婢汤和桂枝汤煮好了之后混合而成，每次服用一升。现在是把越婢汤和桂枝汤两张方子合成一张方子，桂枝汤的药量占了二份，越婢汤的药量占了一份。

林亿等写按语说：桂枝汤这张方子是桂枝、芍药、生姜各三两，甘草二两，大枣十二枚。越婢汤这张方子是麻黄二两，生姜三两，甘草二两，石膏半斤，大枣十五枚。现在按照仲景所说的算法来计算，桂枝汤按药量的四分之一计算，也就是桂枝、芍药、生姜各十八铢，甘草十二铢，大枣三枚。越婢汤按药量的八分之一计算，也就是麻黄十八铢，生姜九铢，甘草六铢，石膏二十四铢，大枣一枚八分之七，把不足一枚的量去掉。两张方子的药量相加，一共得到桂枝、芍药、甘草、麻黄分别十八铢，生姜一两三铢，石膏二十四铢，大枣四枚，就组成了桂枝二越婢一汤。过去的记载说，取桂枝汤三分之一，现在要取四分之一，也就是叫做桂枝二的原因。越婢汤的组成，在仲景的杂疗方中有记载，《外台秘要》中又叫做起脾汤。

[方解]

桂枝二越婢一汤以桂枝汤剂量的1/4，越婢汤剂量的1/8组合而成，比例近似2：1故名。桂枝汤解表散寒，越婢汤载于《金匮要略》，由麻黄、石膏、杏仁、大枣、炙甘草组成，有发越郁热之功。两方合用而有微汗解表，兼清郁热之效。

[原文]

(28) 服桂枝汤，或下之，仍头项强痛，翕翕发热，无汗，心下满微痛，小便不利者，桂枝去桂加茯苓白术汤主之。

桂枝去桂加茯苓白术汤方

芍药三两　甘草二两，炙　生姜切　白术　茯苓各三两　大枣十二枚，擘

上六味，以水八升，煮取三升，去滓。温服一升，小便利则愈。本云，桂枝汤今去桂枝，加茯苓、白术。

[白话解]

得了太阳病，吃了桂枝汤，或使用了攻下的方法后，仍然有头痛、后脖子拘紧不舒服，微微发热，像有羽毛覆盖着似的，不出汗，胃脘部胀满微痛，小便不顺畅等症状的病人，应该用桂枝去桂加茯苓白术汤来治疗。

桂枝去桂加茯苓白术汤方

芍药三两　甘草二两，炙　生姜切开　白术　茯苓各三两　大枣十二枚，掰开

这六味药，加入八升水，煮到还剩三升，滤去药渣。温服一升，如果小便通畅了，病就好了。原来的版本记载：这个方子是在桂枝汤的基础上去掉桂枝，加入茯苓和白术。

[方解]

本方为桂枝汤去桂枝加茯苓白术组成。茯苓、白术健脾行水，通利小便以去水气；芍药，散结而通利小便；生姜、炙甘草、大枣和中健脾，佐助茯苓、白术。本证水气结于胃脘，宜引水气从下而出，重在利水，桂枝辛散，作用向外故去之。

[原文]

(29) 伤寒脉浮，自汗出，小便数，心烦，微恶寒，脚挛急[①]，反与桂枝欲攻其表，此误也；得之便厥[②]，咽中干，烦躁，吐逆者，作甘草干姜汤与之，以复其阳；若厥愈足温者，更作芍药甘草汤与之，其脚即伸；若胃气不和，谵语[③]者，少与调胃承气汤；若重发汗，复加烧针者，四逆汤主之。方十六。

甘草干姜汤方

甘草四两，炙　干姜二两

上二味，以水三升，煮取一升五合，去滓。分温再服。

芍药甘草汤方

白芍药　甘草各四两，炙

上二味，以水三升，煮取一升五合，去滓。分温再服。

调胃承气汤方

大黄四两，去皮，清酒[4]洗　甘草二两，炙　芒硝半升

上三味，以水三升，煮取一升，去滓，内芒硝，更上火微煮令沸。少少温服之。

四逆汤方

甘草二两，炙　干姜一两半　附子一枚，生用，去皮，破八片

上三味，以水三升，煮取一升二合，去滓。分温再服。强人可大附子一枚、干姜三两。

[注释]

①脚挛急：小腿肚拘急不舒服，即小腿抽筋。

②厥：指手足冷。

③谵语：神志不清，胡言乱语。

④清酒：米酒。

[白话解]

得了外感病，脉象是浮的，出汗，小便次数多，心烦，有点儿怕冷，小腿抽筋，这些症状应该是太阳中风兼有阴虚的证候，之前的大夫却只用桂枝汤来治疗表证，这是错误的，吃了桂枝汤之后便会出现手足冷，嗓子干，烦躁，呕吐的症状，这是误治导致了阴阳两虚。这时候应该用甘草干姜汤来恢复病人的阳气。如果吃了甘草干姜汤之后，手足温暖了，再改用芍药甘草汤来滋养

阴液，病人小腿的拘紧就可以舒展开来。如果误用发汗的方法损伤了胃阴，胃气失和而出现神志不清，胡言乱语的症状，可以服一点儿调胃承气汤。如果又用了其他的药物来发汗，还使用了烧针的方法强行发汗，阳气就会随着汗而外泄消散，这个时候就应该用四逆汤来治疗了。

甘草干姜汤方

甘草四两，炙　干姜二两

这二味药，用三升水，煮到剩下一升五合的时候，滤去药渣。分两次温服。

芍药甘草汤方

芍药　甘草各四两，炙

这二味药，用三升水，煮到剩下一升五合的时候，滤去药渣。分两次温服。

调胃承气汤方

大黄四两，去皮，用清酒洗过　甘草二两，炙　芒硝半升

这三味药，先煮大黄和甘草，用三升水，煮到剩下一升的时候，滤去药渣，再加入芒硝，再稍微煮一会儿，煮到沸腾就行了。每次温着喝一点儿，病好了就不要再吃了。

四逆汤方

甘草二两，炙　干姜一两半　附子一枚，生用，去皮，打破成八片

这三味药，用三升水，煮到剩下一升二合的时候，滤去药渣。分两次温服。给强壮的人可以增加药量，用大的附子一枚、干姜三两。

[方解]

甘草干姜汤由炙甘草、干姜组成，干姜温中阳，炙甘草益中气，辛甘可以化阳；炙甘草倍于干姜，以甘为主，防辛散太过再

伤津液。全方重在恢复脾胃阳气，脾主肌肉四肢，脾阳得复则厥愈足温。

芍药甘草汤由炙甘草、芍药组成，芍药酸苦，养血敛阴；炙甘草甘温，和中缓急；两药相合，酸甘化阴，复阴液以滋养筋脉，有滋阴舒筋，缓急止痛之效，适用于阴虚筋脉失养所致的筋脉拘挛。

[原文]

（30）问曰：证象阳旦[①]，按法治之而增剧，厥逆，咽中干，两胫拘急而谵语。师曰：言夜半手足当温，两脚当伸。后如师言，何以知此？答曰：寸口脉浮而大，浮为风，大为虚。风则生微热，虚则两胫挛。病形象桂枝，因加附子参其间，增桂令汗出。附子温经，亡阳故也。厥逆，咽中干，烦躁，阳明内结，谵语烦乱，更饮甘草干姜汤，夜半阳气还，两足当热；胫尚微拘急，重与芍药甘草汤，尔乃胫伸；以承气汤微溏，则止其谵语，故知病可愈。

[注释]

①阳旦：指阳旦汤证，阳旦汤即为桂枝汤。

[白话解]

提问：病人的症状表现像是应该用桂枝汤的证候，按照桂枝汤的服用方法来治疗，病情反而加剧了，出现了手脚冰凉，嗓子干，小腿抽筋，神志不清，说胡话的表现。老师曾经说过，这个病人半夜便会手脚温暖，小腿的筋也舒展了。结果真的和老师说的一样，老师是怎么知道会发生这样的情况呢？回答说：这个病人的寸口的脉象是浮大的，脉浮是因为感受了风邪，风性轻扬，所以脉象是浮的，脉大是因为这个病人本身又有阴液的亏虚，阴虚不能收敛阳气，阳气虚浮，所以脉象是大而沉取无力的。感受风邪会引起不太严重的发热，阴液亏虚会引起小腿抽筋。病人的症状表现像是桂枝汤证，于是之前的医生就在桂枝汤中加入了附子，还增加了桂枝的用量来加强温经发汗的力量，附子温经的力量是很强的，这样用就会把汗发太多了，严重的损伤了人体的津液和阳气，因此导致手足冰凉，嗓子干，烦躁，大便干燥，停留在肠道中，神志不清，胡言乱语的变证。这个时候再服用甘草干姜汤，夜半子时一天的阳气开始逐渐升发，人体的阳气也得以恢复，于是在半夜的时候手足就感到暖和了；但是小腿还有轻微的抽筋的感觉，就再用芍药甘草汤补充人体的阴液，于是小腿也就舒展了；用调胃承气汤攻下燥屎之后，会有轻度拉肚子的表现，这时候说胡话的症状就会消失了，所以我知道这个病是可以治好的。

卷三

辨太阳病脉证并治中第六

合六十六法，方三十九首，并见太阳阳明合病法。

[原文]

(31) 太阳病，项背强几几，无汗恶风，葛根汤主之。

葛根汤方

葛根四两　麻黄三两，去节　桂枝二两，去皮　生姜三两，切　甘草二两，炙　芍药二两　大枣十二枚，擘

上七味，以水一斗，先煮麻黄、葛根，减二升，去白沫，内诸药，煮取三升，去滓。温服一升，覆取微似汗，余如桂枝法将息及禁忌。诸汤皆仿此。

[白话解]

得了太阳病，后脖子和背部僵紧不舒服，不出汗，怕风的病人，应该用葛根汤来治疗。

葛根汤方

葛根四两　麻黄三两，去节　桂枝二两，去皮　生姜三两，切　甘草二两，炙　芍药二两　大枣十二枚，掰开

这七味药，用一斗水，先煮麻黄、葛根，煮到水减少二升的时候，撇去水上漂着的白沫，再加入其他药物，再煮到剩下三升，滤去药渣。温服一升，盖被保温，使身体微微出汗，调养方法和饮食禁忌和服桂枝汤一样。其他各个汤剂的养护方法也都仿

照桂枝汤。

［方解］

葛根汤中以葛根为君，既可解肌退热，又可升阳舒筋。因为是表实证，故用麻黄、桂枝发汗解表。生姜、甘草、大枣助脾胃化源，有顾护正气防止发汗伤正之用。诸药共行发汗解表，生津舒筋之效。

［原文］

(32) 太阳与阳明合病①者，必自下利，葛根汤主之。

［注释］

①合病：二经或三经同时受邪发病

［白话解］

太阳经与阳明经同时感受外邪而得病，除了会出现发热恶寒等太阳表证之外，又出现了腹泻的症状，这样的病人应该用葛根汤来治疗。

［原文］

(33) 太阳与阳明合病，不下利，但呕者，葛根加半夏汤主之。

葛根加半夏汤方

葛根四两　麻黄三两，去节　甘草二两，炙　芍药二两　桂枝二两，去皮　生姜二两，切　半夏半升，洗　大枣十二枚，擘

上八味，以水一斗，先煮葛根、麻黄，减二升，去白沫，内诸药，煮取三升，去滓。温服一升，覆取微似汗。

［白话解］

太阳经与阳明经同时感受外邪而得病，除了有太阳病表证的症状表现之外，病人并不腹泻，但出现了呕吐症状，这个时候应

该用葛根加半夏汤来治疗。

葛根加半夏汤方

葛根四两　麻黄三两，去节　甘草二两，炙　芍药二两　桂枝二两，去皮　生姜二两，切开　半夏半升，洗干净　大枣十二枚，掰开

这八味药，用一斗水，先煮麻黄、葛根，煮到水减少二升时候，撇去水上漂着的白沫，再加入其他药物，煮到剩下三升的时候，滤去药渣。温服一升，盖被保温，使身体微微出汗。

[方解]

葛根加半夏汤为葛根汤加半夏组成，葛根汤发汗解表，对应太阳经证，半夏与生姜相配，为小半夏汤，和胃降逆，对应阳明经证。全方有发汗解表，降逆止呕之效。

[原文]

(34) 太阳病，桂枝证，医反下之，利遂不止，脉促者，表未解也，喘而汗出者，葛根黄芩黄连汤主之。

葛根黄芩黄连汤方

葛根半斤　甘草二两，炙　黄芩三两　黄连三两

上四味，以水八升，先煮葛根，减二升，内诸药，煮取二升，去滓。分温再服。

[白话解]

本来得了太阳中风证，应该用桂枝汤治疗，之前的医生却用了攻下的方法，结果使病人腹泻不止，脉跳得快而急促，这是表邪没有全部入里，表证还在，又出现了里热证的缘故，如果出现气喘、出汗的情况，应该用葛根黄芩黄连汤来治疗。

葛根黄芩黄连汤方

葛根半斤　甘草二两，炙　黄芩三两　黄连三两

这四味药，用八升水，先煮葛根，煮到水减少二升的时候，

再加入其他药物，煮到剩下二升的时候，滤去药渣。分两次温服。

[方解]

葛根黄芩黄连汤方表里双解，方中葛根解肌发表，升阳止利；黄芩、黄连清泄里热，热除则利自止；甘草和胃而调和诸药。这些药物配合使用可清热止利兼以解表。

[原文]

(35) 太阳病，头痛发热，身疼腰痛，骨节疼痛，恶风无汗而喘者，麻黄汤主之。

麻黄汤方

麻黄三两，去节　桂枝二两，去皮　甘草一两，炙　杏仁七十个，去皮尖

上四味，以水九升，先煮麻黄，减二升，去上沫，内诸药，煮取二升半，去滓。温服八合，覆取微似汗，不须啜粥，余如桂枝法将息。

[白话解]

得了太阳病，病人出现头痛、发热、身体疼痛、腰痛、关节疼痛、怕风、无汗、气喘的症状，应选用麻黄汤来治疗。

麻黄汤方

麻黄三两，去节　桂枝二两，去皮　甘草一两，炙　杏仁七十个，去掉皮和尖

这四味药，用九升水，先煮麻黄，煮到水减少二升时，撇去水上漂着的浮沫，再加入其他药物，煮到剩下二升半的时候，滤去药渣。温服八合，盖被保温，使身体微微出汗，不需要喝粥帮助发汗，其他调养的方法和服桂枝汤一样。

[方解]

麻黄汤为治疗太阳伤寒之主方。麻黄为君，为发散风寒第一

要药，又可宣肺平喘；桂枝为臣，助麻黄发汗解表；杏仁为佐，宣降肺气，助麻黄平喘，肺气得通则解表之力亦增；炙甘草为使，顾护中焦汗源，调和诸药。全方共奏发汗解表，宣肺平喘之功。

[原文]

(36) 太阳与阳明合病，喘而胸满者，不可下，宜麻黄汤。

[白话解]

太阳经与阳明经同时感受外邪而得病，太阳表证比阳明表证更明显，出现咳喘、胸中满闷的症状，这个时候不能够用攻下的方法来治疗，可以尝试用麻黄汤。

[原文]

(37) 太阳病，十日以去，脉浮细而嗜卧者，外已解也。设胸满胁痛者，与小柴胡汤。脉但浮者，与麻黄汤。

小柴胡汤方

柴胡半斤　黄芩　人参　甘草炙　生姜各三两，切　大枣十二枚，擘　半夏半升，洗

上七味，以水一斗二升，煮取六升，去滓，再煎取三升。温服一升，日三服。

[白话解]

得太阳病已有十多天，病人的脉象由浮紧脉转为浮细脉，并且精神不好，总想睡觉，这说明表证已经没有了。如果出现胸中胀满憋闷、胸两侧的胁肋部疼痛的症状，可以用小柴胡汤来治疗。如果脉象仅仅表现为浮脉，而没有细的表现，说明表证仍在，可以用麻黄汤来治疗。

小柴胡汤方

柴胡半斤　黄芩　人参　甘草炙　生姜各三两，切开　大枣十二枚，掰开　半夏半升，用水洗

这七味药，用一斗二升水，煮到剩下六升时，滤去药渣，再继续煮到还剩下三升。温服一升，一日服三次。

［方解］

见第96条。

［原文］

（38）太阳中风[①]，脉浮紧，发热恶寒，身疼痛，不汗出而烦躁者，大青龙汤主之。若脉微弱，汗出恶风者，不可服之，服之则厥逆，筋惕肉瞤[②]，此为逆也。

大青龙汤方

麻黄六两，去节　桂枝二两，去皮　甘草二两，炙　杏仁四十枚，去皮尖　生姜三两，切　大枣十枚，擘　石膏如鸡子大，碎

上七味，以水九升，先煮麻黄，减二升，去上沫，内诸药，煮取三升，去滓。温服一升，取微似汗。汗出多者，温粉[③]扑之。一服汗者，停后服。若复服，汗多亡阳遂虚，恶风烦躁，不得眠也。

［注释］

①太阳中风：这里是太阳伤寒证的意思。

②筋惕（tì，音同替）肉瞤（shùn，音同顺）：筋肉不自主的跳动。

③温粉：扑在身上，能够起止汗的作用。具体成分《伤寒论》中没有明确记载，后世普遍认为可能是米粉。

［白话解］

得了太阳伤寒证，出现了浮紧的脉象，病人发热，怕冷，身

体疼痛，没有汗，烦躁，应选用大青龙汤来治疗。如果脉象是微弱的，并且有出汗和怕风的表现，说明表气虚弱，就不能用大青龙汤治疗了，否则会因为大青龙汤的发汗作用损伤阳气而导致手脚冰凉，损伤阴液而导致筋肉不自主跳动的情况，这些都是误治所引起的病情转变。

大青龙汤方

麻黄六两，去节　桂枝二两，去皮　甘草二两，炙　杏仁四十枚，去掉皮和尖　生姜三两，切开　大枣十枚，掰开　石膏像鸡蛋的大小，打碎

这七味药，用九升水，先煮麻黄，煮到水减少二升的时候，撇去水上漂着的浮沫，再加入其他药物，再煮到还剩三升的时候，滤去药渣。温服一升，使身体微微出汗。如果出汗太多的病人，可以在身上扑上温粉来止汗。如果吃了一次药就出汗了，剩下的药就不用再吃了。如果把剩下的药再吃掉的话，就会因为出汗太多而损伤阳气，导致阳气亏虚，出现怕风、烦躁、睡不着觉的情况。

[方解]

大青龙汤由麻黄汤倍麻黄减杏仁剂量加石膏、生姜、大枣组成。方中重用麻黄六两，故为发汗之峻剂。桂枝、生姜助麻黄发汗解表，祛散风寒；石膏辛寒，解在里之郁热；炙甘草、大枣、生姜共同健脾和中，顾护脾胃汗源，无此三药则易有过汗亡阳之危。药后当汗出表解，因此方是峻剂，故中病即须停药。全方共达外散风寒，内清郁热，表里双解之功。

[原文]

(39) 伤寒，脉浮缓，身不疼、但重，乍有轻时[①]，无少阴证者，大青龙汤发之。

[注释]

①乍有轻时：身体发沉的感觉偶尔能有所缓解。

[白话解]

得了太阳伤寒证，出现脉象浮缓，身体不疼，但是身体发沉，偶尔能有所缓解，但没有精神萎靡、手脚冰凉等少阴证表现的病人，可以用大青龙汤发汗来治疗。

[原文]

(40) 伤寒表不解，心下有水气，干呕，发热而咳，或渴，或利，或噎[①]，或小便不利、少腹满，或喘者，小青龙汤主之。

小青龙汤方

麻黄去节　芍药　细辛　干姜　甘草炙　桂枝各三两，去皮　五味子半升　半夏半升，洗

上八味，以水一斗，先煮麻黄，减二升，去上沫，内诸药，煮取三升，去滓。温服一升。若渴，去半夏，加栝楼根三两；若微利，去麻黄，加荛花（如一鸡子，熬[②]令赤色）；若噎者，去麻黄，加附子一枚（炮）；若小便不利、少腹满者，去麻黄，加茯苓四两；若喘，去麻黄，加杏仁半升（去皮尖）。且荛花不治利，麻黄主喘，今此语反之，疑非仲景意。

臣亿等谨按，小青龙汤，大要治水。又按《本草》，荛花下十二水，水若去，利则止也。又按《千金》，形肿者应内麻黄，乃内杏仁者，以麻黄发其阳故也。以此证之，岂非仲景意也。

[注释]

①噎（yē，音同也取一声）：嗓子里塞着东西的感觉。

②熬：不加水，干炒。

[白话解]

得了太阳伤寒证，表证还没有完全消除，胃中又有水饮停留，出现干呕、发热、咳嗽的症状，还可能出现口渴、拉肚子、小便不通畅或量少、小肚子胀满不舒服，以及气喘等某一或某些症状的病人，应选用小青龙汤来治疗。

小青龙汤方

麻黄去节　芍药　细辛　干姜　甘草炙　桂枝各三两，去皮　五味子半升　半夏半升，用水洗

这八味药，用一斗水，先煮麻黄，煮到水减少二升的时候，撇去水上漂着的浮沫，再加入其他药物，再煮到剩下三升的时候，滤去药渣。温服一升。如果患者本身有口渴的症状，可以在原方中去掉半夏，再加入三两栝楼根（即天花粉）；如果患者有点儿轻微腹泻，就去掉麻黄，再加入炒成红色的鸡蛋大小的一团荛花；如果患者嗓子觉得有点儿堵，就去掉麻黄，再加入一枚炮附子；如果患者排尿的时候不太顺畅、小肚子胀满不舒服，就去掉麻黄，再加入四两茯苓；如果患者有气喘的症状，就去掉麻黄，再加入半升去掉皮尖的杏仁。但是荛花原本不是用来治疗腹泻的，而麻黄又多是用来治疗咳喘的，这里记载的用药规律和这两味药的功效相反，可能并不是张仲景写的。

林亿等写按语道：小青龙汤，是用来治疗水饮病证的主要方剂，按照《神农本草经》的记载，荛花能够通利各种水邪，如果病人体内的水邪祛除了，腹泻就能够止住了。又按照《千金要方》的记载，治疗皮肤有水肿的患者应该在方子中加入麻黄，而加入杏仁的情况，是因为麻黄会过多的发越人体的阳气。从这些记载来看，这段方后加减法中记载的荛花和麻黄的运用难道不是仲景的用法吗？

[方解]

小青龙汤中麻黄为君，发汗解表，又有平喘、利水之功，正合此证；桂枝通阳，增强麻黄发汗解表之力，与芍药相配调和营

卫；干姜、细辛大辛大热，温肺化饮；半夏散水下气；五味子酸敛，防麻、桂、姜、辛、夏温散太过，使全方有散有收。这些药物配合使用，外散风寒，内化水饮，为解表化饮之祖方。

[原文]

(41) 伤寒，心下有水气，咳而微喘，发热不渴。服汤已渴者，此寒去欲解也。小青龙汤主之。

[白话解]

得了太阳伤寒证，胃中又有水饮的停聚，出现咳嗽、气喘、发热但不口渴的症状，这样的患者应该用小青龙汤主治。吃了小青龙汤之后如出现了口渴的症状，这是胃中的寒饮已经祛除，病情将要痊愈的表现。

[原文]

(42) 太阳病，外证未解，脉浮弱者，当以汗解，宜桂枝汤。

桂枝汤方

桂枝去皮　芍药　生姜各三两，切　甘草二两，炙　大枣十二枚，擘

上五味，以水七升，煮取三升，去滓，温服一升。须臾啜热稀粥一升，助药力，取微汗。

[白话解]

得了太阳病，表证的症状还没有消失，仍有发热、怕冷等表现，脉象浮弱的患者，应该用发汗的方法来治疗，可尝试用桂枝汤治疗。

[原文]

(43) 太阳病，下之微喘者，表未解故也，桂枝加厚朴杏子汤主之。

桂枝加厚朴杏子汤方

桂枝三两，去皮　甘草二两，炙　生姜三两，切　芍药三两　大枣十二枚，擘　厚朴二两，炙，去皮　杏仁五十枚，去皮尖

上七味，以水七升，微火煮取三升，去滓。温服一升，覆取微似汗。

[白话解]

得了太阳病，却误用了攻下的方法治疗，出现了轻微的气喘，这是在表的邪气还没有完全祛除的缘故，应选用桂枝加厚朴杏子汤来治疗。

桂枝加厚朴杏子汤方

桂枝三两，去皮　甘草二两，炙　生姜三两，切开　芍药三两　大枣十二枚，掰开　厚朴二两，炙，去皮　杏仁五十枚，去掉皮和尖

这七味药，加入七升水，用小火煮到还剩下三升的时候，滤去药渣。温服一升，盖被保温，使身体微微出汗。

[方解]

桂枝加厚朴杏子汤即桂枝汤加厚朴杏子。本证太阳中风之表证仍在，故仍用桂枝汤解肌祛风，调和营卫；因误用下法，邪气入里犯肺，肺气失宣，故用厚朴、杏子宣降肺气以平喘。全方表里兼顾，既可解肌祛风，调和营卫，又可降气平喘。

[原文]

（44）太阳病，外证未解，不可下也，下之为逆，欲解外者，宜桂枝汤。

[白话解]

得了太阳病，表证的症状还没有消失的时候，是不可以用攻下的方法来治疗的，否则攻下容易导致表邪内陷而形成误治，要

治疗表证，可以用桂枝汤。

[原文]

(45) 太阳病，先发汗不解，而复下之，脉浮者不愈。浮为在外，而反下之，故令不愈；今脉浮，故在外。当须解外则愈，宜桂枝汤。

[白话解]

得了太阳病，先用了发汗的方法治疗，却没治好，又用了攻下的方法治疗。如果攻下之后，脉象仍是浮脉的，不会痊愈。浮脉说明病邪仍在表，却用了攻下的方法，所以表证无法解除。现在脉象是浮的，所以仍然有邪气在表，用发汗解表的方法来治疗就能痊愈了，可尝试用桂枝汤治疗。

[原文]

(46) 太阳病，脉浮紧，无汗发热，身疼痛，八九日不解，表证仍在，此当发其汗。服药已微除，其人发烦目瞑[①]，剧者必衄[②]，衄乃解。所以然者，阳气重故也。麻黄汤主之。

[注释]

①目瞑：视物不明，两眼昏花。

②衄（nǜ，音同女取四声）：鼻出血。

[白话解]

得了太阳病，脉象是浮紧的，不出汗，发热，身体疼痛，好几天了都没有缓解，表证的症状依然存在，这个时候应该用发汗的方法来治疗，应该用麻黄汤治疗。吃了麻黄汤之后，症状已经稍微缓解一些了，但病人又出现了烦躁、两眼昏花的症状，严重的还会流鼻血，出完鼻血之后病就好了。会出现这样的情况，是因为之前人体的阳气受到外邪的束缚，阳气郁闭的比较严重，而出血的时候，阳气的郁闭被打通了。

[原文]

(47) 太阳病，脉浮紧，发热，身无汗，自衄者，愈。

[白话解]

得了太阳病，脉象是浮紧的，病人出现发热、身上没有出汗，不时自发地流鼻血，在表的邪气会随着鼻血的流出而离开人体，病就可以痊愈了。

[原文]

(48) 二阳并病[①]，太阳初得病时，发其汗，汗先出不彻，因转属阳明，续自微汗出，不恶寒。若太阳病证不罢者，不可下，下之为逆，如此可小发汗。设面色缘缘正赤[②]者，阳气怫郁[③]在表，当解之熏之。若发汗不彻，不足言[④]，阳气怫郁不得越，当汗不汗，其人躁烦，不知痛处，乍在腹中，乍在四肢，按之不可得，其人短气，但坐[⑤]以汗出不彻故也，更发汗则愈。何以知汗出不彻？以脉涩故知也。

[注释]

①并病：一经的病证还没痊愈，又出现了另一经的症状。

②缘缘正赤：满面通红。

③阳气怫（fú，音同浮）郁：阳气被外邪所阻遏。

④不足言：不值一提。

⑤坐：归咎。

[白话解]

太阳病的症状还没好，又出现了阳明病的症状，这是因为在刚得太阳病的时候，用发汗的方法来治疗，但汗出的不够透彻，邪气没有完全祛除，邪气循经内传到了阳明经，就会有不断微微出汗而不怕冷的表现。如果太阳病的症状还在的话，就不可以用攻下的方法来治疗，如果用了攻下的方法就会发生误治，这种情况下可以用轻微发汗的方法来治疗。如果病人满面通红，这是阳气被邪气郁闭在肌表的表现，应该用发汗的方法来治疗。如果汗发的不够透彻，汗出得太少，阳气被外邪阻遏而不能发越，病人就会出现烦躁，一会儿觉得肚子疼，一会儿觉得胳膊腿疼，也说不出具体疼痛的地方，按哪儿又都觉得不疼，这都是因为汗没出透，再用发汗的方法就会痊愈了。怎么知道是汗没出透呢？因为脉象有涩象，所以能知道。

[原文]

(49) 脉浮数者，法当汗出而愈。若下之，身重、心悸者，不可发汗，当自汗出乃解。所以然者，尺中脉微，此里虚，须①表里实②，津液自和，便自汗出愈。

[注释]

①须：等到、等待。

②实：充实，指正气恢复。

[白话解]

病人脉象浮数的，按理应该用发汗的方法，汗发出来，病就痊愈了。如果误用了攻下的方法，出现了身体沉重、心悸的症状，就不能用发汗的方法了，要等到病人自己出了汗，病才能痊愈。之所以会出现这样的情况，是因为尺部脉微弱，说明这个病人在里正气亏虚，一定要等到表里的正气都恢复了，阴阳调和了，此时病人就会自己发出汗来，病也就痊愈了。

[原文]

(50) 脉浮紧者，法当身疼痛，宜以汗解之。假令尺中迟者，不可发汗。何以知然？以荣气不足，血少故也。

[白话解]

脉象浮紧的病人，按理应该会有身体疼痛的症状，可以用发汗的方法来治疗。假设这个患者尺部脉是迟脉，就不能用发汗的方法来治疗。为什么呢？因为尺脉迟说明这个患者自身的营血亏虚，汗血同源，发汗会更加损伤阴血。

[原文]

(51) 脉浮者，病在表，可发汗，宜麻黄汤。

[白话解]

脉象显浮象，说明邪气停留在肌表，伴有发热、怕冷、身体疼痛等症状的病人，可以用发汗的方法来治疗，可以尝试用麻黄汤。

[原文]

(52) 脉浮而数者，可发汗，宜麻黄汤。

[白话解]

脉象浮数的病人，伴有发热、怕冷、身体疼痛等症状的，可以用发汗的方法来治疗，可以尝试用麻黄汤。

[原文]

(53) 病常自汗出者，此为荣气和，荣气和者，外[①]不谐，以卫气不共荣气谐和故尔。以荣行脉中，卫行脉外。复发其汗，荣卫和则愈，宜桂枝汤。

[注释]

①外：指布于体表的卫气。

[白话解]

病人经常自发的出汗，这是营气正常的表现，虽然营气正常，但在外的卫气却出现了问题，卫气不能与营气相协调，所以会有自发的出汗。因为营气在脉内运行，卫气在脉外运行，卫气和营气相协调，人体才能健康。在有汗出的患者身上再用发汗的方法，使卫气和营气相协调，病就能够痊愈了。可以尝试用桂枝汤来治疗。

[原文]

(54) 病人脏无他病，时发热自汗出而不愈者，此卫气不和也，先其时发汗则愈，宜桂枝汤。

[白话解]

病人没有里证，但偶尔发热、出汗，而且一直不好，这是卫气失常的缘故。在发热、出汗的症状出现之前使用发汗的方法，使营卫谐和，病就好了。可尝试用桂枝汤来治疗。

[原文]

(55) 伤寒，脉浮紧，不发汗，因致衄者，麻黄汤主之。

[白话解]

太阳伤寒证，脉象浮紧，不出汗，也没有及时用发汗的方法来治疗，引起了流鼻血，流了鼻血之后表证还没有缓解的，还应该用发汗的方法来治疗，应该选用麻黄汤来治疗。

[原文]

(56) 伤寒，不大便六七日，头痛有热者，与承气汤。其小便清者，知不在里，仍在表也，当须发汗。若头痛者，必衄。宜桂枝汤。

[白话解]

得了外感病，好几天没有大便了，头痛、发热，如果小便量少而且颜色发黄，就说明病邪已入里了，可以用小承气汤来治疗；如果小便是正常的，就说明病邪没有入里，依然还是表证，应该用发汗的方法来治疗，可以尝试用桂枝汤。吃桂枝汤之后，如果出现头疼的表现，一定还会流鼻血，这是正常的现象。

[原文]

(57) 伤寒，发汗已解，半日许复烦，脉浮数者，可更发汗，宜桂枝汤。

[白话解]

得了太阳伤寒证，已经通过发汗的方法使表证痊愈了，大约过了半天的时间，又出现了发热、怕冷等症状，如果脉象是浮数的病人，可以再用发汗的方法来治疗，可以尝试使用桂枝汤。

[原文]

(58) 凡病，若发汗、若吐、若下，若亡血、亡津液，阴阳自和者，必自愈。

[白话解]

治疗一切疾病，如果发汗、催吐、攻下的方法应用得当，病邪是可以去除的；但如果应用不当，就有可能会损伤人体的津液、阴血（甚至阳气）。虽然正气受损但如果病人（通过饮食调补、休息疗养等方法）自身的阴阳可以通过自行调节达到新的平衡状态，那么病人自己就能够痊愈了。

[原文]

(59) 大下之后，复发汗，小便不利者，亡津液故也。勿治之，得小便利，必自愈。

[白话解]

对于得了外感病的病人，在使用了峻猛的苦寒攻下药之后，又使用了发汗的方法，如果出现了小便排出困难的症状，那是由于攻下和发汗都损伤了人体的津液。这种情况不需要治，只需要等待津液慢慢恢复，小便排出顺畅了，病就好了。

[原文]

(60) 下之后，复发汗，必振寒①，脉微细。所以然者，以内外俱虚故也。

[注释]

①振寒：因怕冷而身体颤抖。

[白话解]

对于得了外感病的病人，在使用了攻下的方法之后，又使用了发汗的方法，就一定会出现怕冷、身体颤抖、脉微细的表现。之所以会出现这样的表现，是因为误用攻下、发汗的方法使病人表里的阴阳气血都受到了损伤。

[原文]

(61) 下之后，复发汗，昼日烦躁不得眠，夜而安静，不呕，不渴，无表证，脉沉微，身无大热者，干姜附子汤主之。

干姜附子汤方

干姜一两　附子一枚，生用，去皮，切八片

上二味，以水三升，煮取一升，去滓。顿服。

[白话解]

对于得了外感病的病人，在误用了攻下的方法之后，又使用了发汗的方法，导致病人白天烦躁不安（白天阳尚可与阳争），不能平静的入睡，晚上却异常安静，不呕吐（提示没有少阳证），也不口渴（提示没有阳明里热证），也没有恶寒、发热的表证，

(这是病邪已经传入了在里的经脉)，病人脉象沉而微弱，身上没有明显的热象，这样的病人应该用干姜附子汤来治疗。

干姜附子汤方

干姜一两　附子一枚，生用，去皮，切开成八片

这两味药，加入三升水，煮到还剩下一升的时候，滤去药渣。一次服完。

[方解]

本证阳气暴伤，有亡阳趋向，急需回阳，以防进一步发展。方用干姜、生附子两味大辛大热之品，急救回阳，阳气得回，复其生化，则阴气自敛，诸证自退。本方回阳以救急，甘草甘缓，故不用。

[原文]

(62) 发汗后，身疼痛，脉沉迟者，桂枝加芍药生姜各一两人参三两新加汤主之。

桂枝加芍药生姜各一两人参三两新加汤方

桂枝三两，去皮　芍药四两　甘草二两，炙　人参三两　大枣十二枚，擘　生姜四两

上六味，以水一斗二升，煮取三升，去滓。温服一升。本云，桂枝汤今加芍药、生姜、人参。

[白话解]

得了太阳病，用了发汗的方法之后，出现了身体疼痛，脉象沉迟的病人，应该用桂枝加芍药生姜各一两人参三两新加汤来治疗。

桂枝加芍药生姜各一两人参三两新加汤方

桂枝三两，去皮　芍药四两　甘草二两，炙　人参三两　大枣十二枚，掰开

生姜四两

这六味药，加入一斗二升水，煮到还剩下三升的时候，滤去药渣。温服一升。原来的版本记载，这个方子是在桂枝汤的基础上加芍药、生姜、人参。

[方解]

桂枝加芍药生姜各一两人参三两新加汤为桂枝汤加芍药、生姜、人参。桂枝汤解肌祛风，调和营卫；增芍药之量，意在补发汗所伤之营，同时缓身体之痛；增生姜，加人参，意在扶助脾胃，助气血之生化。全方共奏调和营卫，益气养血之功。

[原文]

(63) 发汗后，不可更行桂枝汤，汗出而喘，无大热者，可与麻黄杏仁甘草石膏汤。

麻黄杏仁甘草石膏汤方

麻黄四两，去节　杏仁五十个，去皮尖　甘草二两，炙　石膏半斤，碎，绵裹

上四味，以水七升，煮麻黄，减二升，去上沫，内诸药，煮取二升，去滓。温服一升。本云，黄耳杯。

[白话解]

得了太阳中风证，发汗不当（热邪向内影响肺的宣发肃降），出现了出汗、气喘严重，体表发热不明显，不怕冷等表现的病人，就不能再用桂枝汤了，可以用麻黄杏仁甘草石膏汤来治疗。

麻黄杏仁甘草石膏汤方

麻黄四两，去节　杏仁五十个，去掉皮和尖　甘草二两，炙　石膏半斤，打碎，用绵布包裹起来

这四味药，加入七升水，先煮麻黄，煮到水减少二升的时候，撇去水上漂着的浮沫，再加入其他药物，煮到还剩下二升的

时候，滤去药渣。温服一升。原来的版本记载：这个方子每次服一黄耳杯的量（约一升）。

[方解]

麻黄杏仁甘草石膏汤中石膏辛寒，重用为君，清解肺热；麻黄得石膏制其辛温，则可宣肺止咳而不助热，同时石膏得麻黄又无凉遏之弊。杏仁宣降肺气，助麻黄平喘。炙甘草安中，顾护脾胃，防寒凉伤中。诸药配伍，清热宣肺平喘，疗效卓著，为疗肺热咳喘之主方。

[原文]

（64）发汗过多，其人叉手自冒心，心下悸，欲得按者，桂枝甘草汤主之。

桂枝甘草汤方

桂枝四两，去皮　甘草二两，炙

上二味，以水三升，煮取一升，去滓。顿服。

[白话解]

用了发汗的方法之后，出汗太多（损伤了心阳），致使病人出现两手交叉捂住胸口，心慌不宁，只有按压胸口才能有所缓解的症状，应该用桂枝甘草汤来治疗。

桂枝甘草汤方

桂枝四两，去皮　甘草二两，炙

这两味药，加入三升水，煮到还剩下一升的时候，滤去药渣。一次服完。

[方解]

桂枝甘草汤中桂枝辛温，入心通行阳气，炙甘草甘温，补中缓急。二药辛甘化阳，有温通心阳之功，心阳得助，则诸症自愈。

[原文]

(65) 发汗后，其人脐下悸者，欲作奔豚[①]，茯苓桂枝甘草大枣汤主之。

茯苓桂枝甘草大枣汤方

茯苓半斤　桂枝四两，去皮　甘草二两，炙　大枣十五枚，擘

上四味，以甘澜水一斗，先煮茯苓，减二升，内诸药，煮取三升，去滓。温服一升，日三服。作甘澜水法：取水二斗，置大盆内，以杓扬之，水上有珠子五六千颗相逐，取用之。

[注释]

①奔豚：病症名，病人自觉有气从少腹上冲心胸，如小猪在体内奔跑，故名。

[白话解]

用了发汗的方法之后，病人肚脐下有跳动的感觉，是要发作奔豚病的表现，这样的病人应该用茯苓桂枝甘草大枣汤来治疗。

茯苓桂枝甘草大枣汤方

茯苓半斤　桂枝四两，去皮　甘草二两，炙　大枣十五枚，掰开

这四味药，加入甘澜水一斗，先煮茯苓，煮到水减少了二升的时候，再加入其他药物，再煮到还剩下三升的时候，滤去药渣。温服一升，一天服三次。制作甘澜水的方法是：将二斗水放入大盆中，用勺子把水高高扬起，扬到水面上出现无数水珠滚来滚去的时候就可以拿来使用了。

[方解]

茯苓桂枝甘草大枣汤，现代常简称为苓桂草枣汤或者苓桂枣

甘汤。方中重用半斤茯苓为君药，茯苓在上焦能够宁心安神，在中焦能够健脾渗湿，在下焦能够泄其饮邪；同时重用大枣，与甘草相配，健脾补中，意图在于培土治水（脾属土，土能克水，培土制水就是通过补脾来消除水饮）；桂枝配伍甘草、大枣，辛甘化阳，心阳充盛，在上焦坐镇，下焦的阴寒邪气就不能够向上冲逆。本方从上、中、下三焦入手，共同调理，有通阳降逆，健脾利水的功效。

[原文]

(66) 发汗后，腹胀满者，厚朴生姜半夏甘草人参汤主之。

厚朴生姜半夏甘草人参汤方

厚朴半斤，炙，去皮　生姜半斤，切　半夏半升，洗　甘草二两　人参一两

上五味，以水一斗，煮取三升，去滓。温服一升，日三服。

[白话解]

（得了外感病）用了发汗的方法却用的不合适（发汗损伤了脾气，引起水湿痰浊的形成），出现了脘腹胀满症状的病人，应该用厚朴生姜半夏甘草人参汤来治疗。

厚朴生姜半夏甘草人参汤方

厚朴半斤，炙，去皮　生姜半斤，切开　半夏半升，用水洗　甘草二两　人参一两

这五味药，加入一斗水，煮到还剩三升的时候，滤去药渣。一次温服一升，一天服三次。

[方解]

厚朴生姜半夏甘草人参汤中，厚朴行气燥湿、宽中除满；生姜、半夏行气化痰；人参益气补中。这些药物配合在一起，主要

以行气除满为主，健脾益气为辅，能够行气而不耗伤人体的正气，补中而不滋腻影响脾胃的消化，适合用来治疗腹胀兼有脾虚的病人。

[原文]

（67）伤寒，若吐，若下后，心下逆满，气上冲胸，起则头眩，脉沉紧，发汗则动经，身为振振摇者，茯苓桂枝白术甘草汤主之。

茯苓桂枝白术甘草汤方

茯苓四两　桂枝三两，去皮　白术　甘草各二两，炙

上四味，以水六升，煮取三升，去滓。分温三服。

[白话解]

得了太阳伤寒证（不应该用催吐的方法和攻下的方法），如果错误的使用了催吐和攻下的方法之后（损伤了心、脾的阳气），导致病人出现了胃脘胀满，自觉有一股气流从胃中上冲到胸部（类似奔豚病的表现），站起身时会感觉到头目晕眩，脉象沉紧等症状，这个时候应该用茯苓桂枝白术甘草汤来治疗。如果错误的使用了发汗的方法，就会损伤经脉之气，使身体震颤摇晃，无法站稳。

茯苓桂枝白术甘草汤方

茯苓四两　桂枝三两，去皮　白术　甘草各二两，炙

这四味药，加入六升水，煮到还剩下三升的时候，滤去药渣。分三次温服。

[方解]

茯苓桂枝白术甘草汤，现代常简称苓桂术甘汤。方中茯苓健脾利湿，宁心安神；桂枝通阳，平冲降逆（针对气从胃中上冲到

胸部的症状)，配伍茯苓能够化气利水，水从小便而去就不会上冲，配伍甘草能够辛甘化阳，心阳旺盛，在下的水邪就不容易向上冲逆而影响心阳；白术健脾燥湿，配伍甘草能够培土制水。全方能够温阳健脾，平冲利水，体现了《金匮要略》中“病痰饮者，当以温药和之”（治疗患有痰饮病的病人，应该用不峻猛伤阴，也不滋腻敛邪的温性药来治疗）的原则。

[原文]

(68) 发汗，病不解，反恶寒者，虚故也，芍药甘草附子汤主之。

芍药甘草附子汤方

芍药　甘草各三两，炙　附子一枚，炮，去皮，破八片

上三味，以水五升，煮取一升五合，去滓。分温三服。疑非仲景方。

[白话解]

(得了太阳病) 用了发汗的方法之后，病情并没有缓解，反而怕冷更加严重了，这是由于 (发汗损伤了人体的阴液) 正气不足、阴阳两虚的缘故，这样的病人应该用芍药甘草附子汤来治疗。

芍药甘草附子汤方

芍药　甘草各三两，炙　附子一枚，炮，去皮，打破成八片

这三味药，加入五升水，煮到还剩下一升五合的时候，滤去药渣。分三次服用。

[方解]

芍药甘草附子汤是芍药甘草汤加附子。方中芍药甘草汤酸甘化阴，加附子补火助阳，附子配伍甘草又能辛甘化阳，全方能够

阴阳并补，适用于治疗阴阳两虚的患者。

[原文]

(69) 发汗，若下之，病仍不解，烦躁者，茯苓四逆汤主之。

茯苓四逆汤方

茯苓四两　人参一两　附子一枚，生用，去皮，破八片　甘草二两，炙　干姜一两半

上五味，以水五升，煮取三升，去滓。温服七合，日二服。

[白话解]

(得了太阳病)，用了发汗的方法，或者用了攻下的方法，病情却还没有缓解（反而导致病人阳气和阴液都受到损伤），增添了心烦不安、(脉细、肢冷等）症状的病人，应该用茯苓四逆汤来治疗。

茯苓四逆汤方

茯苓四两　人参一两　附子一枚，生用，去皮，打破成八片　甘草二两，炙　干姜一两半

这五味药，加入五升水，煮到还剩下三升的时候，滤去药渣。一次温服七合，一天服两次。

[方解]

茯苓四逆汤由四逆汤加人参、茯苓而成。方中生附子、干姜、炙甘草为四逆汤，将大辛大热的药物与甘温的药物一同使用，有回阳救逆的作用；重用茯苓，在健脾的同时更能够宁心安神；人参补养五脏元气，配伍茯苓能够共同起到安心神的作用。这些药物配合使用，就能够发挥回阳益阴，补气宁心的功效。

[原文]

(70) 发汗后，恶寒者，虚故也。不恶寒，但热者，实也，当和胃气，与调胃承气汤。

调胃承气汤

芒硝半升　甘草二两，炙　大黄四两，去皮，清酒洗

上三味，以水三升，煮取一升，去滓，内芒硝，更煮两沸。顿服。

[白话解]

(得了太阳病) 用了发汗的方法之后，出现了不发热但怕冷严重的症状，这是因为病人素来体质虚弱（发汗又损伤了阳气）。如果病人只发热不怕冷，这是因为病人体质阳气较盛（邪气入里随阳气而化热），应该调和胃气，服用调胃承气汤。

调胃承气汤

芒硝半升　甘草二两，炙　大黄四两，去皮，用清酒洗

这三味药，加入三升水，煮到还剩下一升的时候，滤去药渣，再加入芒硝，再煮到水沸腾一两次的时候就好了。一次服完。

[方解]

见第207条。

[原文]

(71) 太阳病，发汗后，大汗出，胃中干，烦躁不得眠，欲得饮水者，少少与饮之，令胃气和则愈。若脉浮，小便不利，微热消渴[①]者，五苓散主之。

五苓散方

猪苓十八铢，去皮　泽泻一两六铢　白术十八铢　茯苓十八铢

桂枝半两，去皮

上五味，捣为散。以白饮[2]和服方寸匕[3]，日三服。多饮暖水，汗出愈。如法将息。

［注释］

①消渴：不是杂病中的消渴病，而是指口渴想要喝水，并且喝了水也不解渴的症状，会出现在多种热性疾病中。

②白饮：米汤。

③方寸匕：古代量取药末的一种工具，像勺子的形状，顶端呈方形，周长一寸（约2.3厘米）。一方寸匕以药不落为度。

［白话解］

得了太阳病，用了发汗的方法，却导致出汗太多，损伤了津液，以致胃中干燥，烦躁得睡不着觉，如果病人想要喝水，可以少量多次地喝些水，（水能够滋润胃燥）使胃气调和，病就会痊愈了。如果出现了脉象浮，轻微发热等表证，并且伴有小便排出不顺畅，口渴想要喝水，喝了又不解渴等症状的病人，应该用五苓散来治疗。

五苓散方

猪苓十八铢，去皮　泽泻一两六铢　白术十八铢　茯苓十八铢　桂枝半两，去皮

这五味药，捣碎成粉末。每次用米汤冲服一方寸匕的量，一天服三次。服用了五苓散之后，要多喝温水（帮助发汗），出汗了就好了。调理的方法和服用桂枝汤一样。

［方解］

五苓散中茯苓、泽泻能够直接利水渗湿，茯苓、白术健脾以利水，桂枝助阳化气以利水，兼以解表。全方通过辅助膀胱的气化功能而达到利水的效果，膀胱的气化功能得以恢复正常，人体内的津液输布才能正常，在上部能够缓解消渴，在下部可以通利

小便。这些药物的配合使用，能够实现化气行水，兼以解表的功效。

[原文]

(72) 发汗已，脉浮数，烦渴者，五苓散主之。

[白话解]

(得了太阳病) 用了发汗的方法之后，出现了浮数的脉象(由于发汗之后表邪并没有完全消除，表邪随经影响到太阳之腑——膀胱)，心烦口渴（以及小便不利等）症状的病人，应该用五苓散来治疗。

[原文]

(73) 伤寒，汗出而渴者，五苓散主之；不渴者，茯苓甘草汤主之。

茯苓甘草汤方

茯苓二两　桂枝二两，去皮　甘草一两，炙　生姜三两，切

上四味，以水四升，煮取二升，去滓。分温三服。

[白话解]

得了外感病，(发热) 汗出，口渴（并伴有小便不利）的病人，应该用五苓散来治疗；如果口不渴（小便正常）的病人，应该用茯苓甘草汤来治疗。

茯苓甘草汤方

茯苓二两　桂枝二两，去皮　甘草一两，炙　生姜三两，切开

这四味药，加入四升水，煮到还剩下二升的时候，滤去药渣。分三次温服。

[方解]

茯苓甘草汤中茯苓健脾利水，桂枝化气利水，生姜温胃散

水，甘草补中并调和诸药。这些药物相互配伍，共同发挥温中化饮，通阳利水的作用。

[原文]

(74) 中风发热，六七日不解而烦，有表里证，渴欲饮水，水入则吐者，名曰水逆，五苓散主之。

[白话解]

得了太阳中风证，大概过了六七天还没有缓解，病人既有脉浮、发热等表证的症状，又有心烦、小便不利等里证的症状，如果病人口渴想喝水，喝了水却马上吐出来，这样的病证叫作水逆，应该用五苓散来治疗。

[原文]

(75) 未持脉时，病人手叉自冒心①，师因教试令咳而不咳者，此必两耳聋无闻也。所以然者，以重发汗，虚故如此。发汗后，饮水多必喘，以水灌②之亦喘。

[注释]

①手叉自冒心：冒就是按住，手叉自冒心就是两手交叉按在胸口部位。

②灌：以水浴身。

[白话解]

在还没有诊脉之前，病人双手交叉叠按在自己胸口上，医生让病人试着咳嗽两声，病人却没有反应，这是病人耳聋听不见的缘故。之所以会出现这样的情况，是因为反复使用了发汗的方法，损伤了病人心肾的阳气。发汗以后，如果水喝多了就会引起气喘的症状，如果用水洗澡也会导致气喘（这都是水寒影响到肺所致的）。

[原文]

(76) 发汗后，水药不得入口为逆，若更发汗，必吐下不止。发汗、吐下后，虚烦[1]不得眠，若剧者，必反覆颠倒，心中懊侬[2]，栀子豉汤主之；若少气者，栀子甘草豉汤主之；若呕者，栀子生姜豉汤主之。

栀子豉汤方

栀子十四个，擘　香豉四合，绵裹

上二味，以水四升，先煮栀子，得二升半，内豉，煮取一升半，去滓。分为二服，温进一服，得吐者，止后服。

栀子甘草汤豉方

栀子十四个，擘　甘草二两，炙　香豉四两，绵裹

上三味，以水四升，先煮栀子、甘草，取二升半，内豉，煮取一升半，去滓。分二服，温进一服，得吐者，止后服。

栀子生姜豉汤方

栀子十四个，擘　生姜五两　香豉四合，绵裹

上三味，以水四升，先煮栀子、生姜，取二升半，内豉，煮取一升半，去滓。分二服，温进一服，得吐者，止后服。

[注释]

①虚烦：虚，指无形之邪。虚烦，指心烦由无形邪热所致。

②懊侬（ào nǎo 音同奥脑）：烦闷无奈，莫可名状。

[白话解]

用了发汗的方法之后，出现了汤药刚喝进去就马上吐出来的症状，这是治疗不当而引发了变证，如果再用发汗的方法，病人

一定会不停地上吐下泻。（得了太阳表证）使用了发汗、催吐、泻下的方法之后，（无形的邪热侵扰人体）出现烦躁无法入睡的症状，严重的还会辗转反侧，心中有种说不出的烦躁憋闷，这样的病人应该用栀子豉汤来治疗。如果病人短气乏力，应该用栀子甘草豉汤来治疗；如果病人出现呕吐，应该用栀子生姜豉汤来治疗。

栀子豉汤方

栀子十四个，掰开　香豉四合，用绵布包裹起来

这二味药，加入四升水，先煮栀子，煮到水还剩下二升半的时候，再加入豆豉，再煮到还剩下一升半的时候，滤去药渣。分二次服用，先温服一次，如果出现呕吐的症状（就说明药物起作用了），剩下的药就不要再吃了。

栀子甘草汤豉方

栀子十四个，掰开　甘草二两，炙　香豉四两，用绵布包裹起来

这三味药，加入四升水，先煮栀子、甘草，煮到水还剩下二升半的时候，再加入豆豉，再煮到还剩下一升半的时候，滤去药渣。分二次服用，先温服一次，如果出现呕吐的症状，剩下的药就不要再吃了。

栀子生姜豉汤方

栀子十四个，掰开　生姜五两　香豉四合，用绵布包裹起来

这三味药，加入四升水，先煮栀子、生姜，煮到水还剩下二升半的时候，再加入豆豉，再煮到还剩下一升半的时候，滤去药渣。分二次服用，先温服一次，如果出现呕吐的症状，剩下的药就不要再吃了。

［方解］

栀子豉汤是治疗热扰胸膈证的典型方剂。方中栀子苦寒，能

够清热除烦，善清三焦之火，可以引无形邪热向下走；豆豉味辛，能够使郁闭在里的热邪透达外泄。这两味药相配伍，一清一宣，上下分消热邪。在栀子豉汤证的基础之上，如果因热邪耗气，而出现气不够用的病人，加甘草益气，就成了栀子甘草豉汤；如果热邪影响到了胃，出现胃气上逆而呕吐的病人，加生姜降逆止呕，就成了栀子生姜豉汤。

[原文]

(77) 发汗，若下之，而烦热、胸中窒者，栀子豉汤主之。

[白话解]

如果用了发汗或者泻下的方法之后，出现了烦躁、发热、胸中憋闷不畅快的症状的病人，应该用栀子豉汤来治疗。

[原文]

(78) 伤寒五六日，大下之后，身热不去，心中结痛者，未欲解也，栀子豉汤主之。四十。用上初方。

[白话解]

外感病，已经得了大约五六天的时间了，用了峻猛的药物泻下之后，病人身体仍然发热，心胸中像是有东西结聚在里面并且疼痛的，这是病情还没有好转的表现，这样的病人应该用栀子豉汤来治疗。

[原文]

(79) 伤寒下后，心烦腹满，卧起不安者，栀子厚朴汤主之。

栀子厚朴汤方

栀子十四个，擘　厚朴四两，炙，去皮　枳实四枚，水浸，炙令黄上三味，以水三升半，煮取一升半，去滓。分二服，温进一服，得吐者，止后服。

［白话解］

得了外感病，却使用了泻下的方法之后，出现了心烦、腹部胀满、坐卧不宁等症状的病人（这是由于热邪扰动胸膈、气机阻滞于腹部所造成的），应该用栀子厚朴汤来治疗。

栀子厚朴汤方

栀子十四个，掰开　厚朴四两，炙，去皮　枳实四枚，用水浸泡，炙成黄色

这三味药，加入三升半水，煮到还剩下一升半的时候，滤去药渣。分二次服用，先温服一次，如果出现呕吐的症状，剩下的药就不要再吃了。

［方解］

栀子厚朴汤中栀子清热除烦，厚朴、枳实行气消痞，这三味药配伍使用，能够共同起到清热除烦，宽中除满的作用。这个方子中不使用豆豉，是因为邪热已经从上焦进入到中焦，很难再从上部宣透出去了。

［原文］

(80) 伤寒，医以丸药①大下之，身热不去，微烦者，栀子干姜汤主之。

栀子干姜汤方

栀子十四个，擘　干姜二两

上二味，以水三升半，煮取一升半，去滓。分二服，温进一服，得吐者，止后服。

［注释］

①丸药：东汉末年流行的，具有峻猛泻下作用的丸剂成药。

[白话解]

得了外感病，之前的医生使用了具有峻猛泻下作用的成药来治疗，病人身体仍然发热，并且有微微心烦（还可伴有腹痛、便溏、食少等）的症状，这种病人应该用栀子干姜汤来治疗。

栀子干姜汤方

栀子十四个，掰开　干姜二两

这二味药，加入三升半水，煮到还剩下一升半的时候，滤去药渣。分二次服用，先温服一次，如果出现呕吐的症状，剩下的药就不要再吃了。

[方解]

栀子干姜汤中栀子苦寒，能够解郁热而除心烦；之前的医生误用了峻猛泻下的药物损伤了脾阳，干姜能够温脾散寒。这两药辛开苦泄，寒温并用，清上温中，适用于上有郁热，中有虚寒的病人。

[原文]

（81）凡用栀子汤，病人旧微溏者，不可与服之。

[白话解]

凡是使用以栀子为主药的方剂时，如果患者平时的大便经常是稀溏的，不适合单独使用。

[原文]

（82）太阳病发汗，汗出不解，其人仍发热，心下悸，头眩，身瞤动，振振欲擗地者，真武汤主之。

茯苓　芍药　生姜切，各三两　白术二两　附子一枚，炮，去皮，破八片

上五味，以水八升，煮取三升，去滓，温服七合，日三服。

[白话解]

太阳病发汗不得法，汗出但病情仍未解除，患者仍发热，又增添了心下悸动、头目眩晕、身体筋肉不自主的跳动、肢体颤动、站立不稳而有仆倒在地的倾向等症状时，应该用真武汤来治疗。

真武汤方

茯苓　芍药　生姜各三两切片　白术二两　附子一枚，炮制，去皮，破成八片

以上五味药，加八升水，煎煮到三升，去掉药渣，每次温服七合，每日服用三次。

[方解]

真武汤中附子为主药，温肾助阳，化气行水；白术健脾燥湿，茯苓健脾渗湿，生姜温中宣肺，辅以芍药敛阴，并有利小便之功。全方助阳利水。

[原文]

(83) 咽喉干燥者，不可发汗。

[白话解]

咽喉干燥的患者（多为阴液不足），不可使用辛温发汗法治疗。

[原文]

(84) 淋家①不可发汗，发汗必便血。

[注释]

①淋家：指久患淋病的人。淋，指小便淋漓不尽，尿频量少，尿时尿道作痛的病症。

[白话解]

久患淋病的患者（多为阴虚下焦有热），不可使用辛温发汗

法，若误用汗法，则可发生尿血的变证。

[原文]

(85) 疮家，虽身疼痛，不可发汗，汗出则痓。

[白话解]

久患疮疡的患者（多为气血两虚），虽有身体疼痛的表证，也不可使用辛温发汗法，若误用汗法，则可导致筋脉强直，肢体拘挛。

[原文]

(86) 衄家，不可发汗，汗出必额上陷脉急紧，直视不能眴，不得眠。

[白话解]

久患衄血的患者（多为阴虚火旺），不可使用辛温发汗法，若误用汗法，则可导致额部两旁（相当于太阳穴）凹陷处的动脉拘急，两眼直视，眼球不能转动，不能睡眠。

[原文]

(87) 亡血家，不可发汗，发汗则寒栗而振。

[白话解]

久患出血疾患而经常失血的患者（多阴血亏虚），不可使用辛温发汗法，若误用汗法，则可导致寒战。

[原文]

(88) 汗家，重发汗，必恍惚心乱，小便已阴疼，与禹余粮丸。

[白话解]

平常多汗的患者（多有阴血阳气的损伤），若误用辛温发汗法再发其汗，则可导致心神恍惚、心中烦乱不安、小便后尿道疼痛，可以选用禹余粮丸进行治疗（本方已失传）。

[原文]

(89) 病人有寒，复发汗，胃中冷，必吐蛔。

[白话解]

平常中焦脾胃虚寒的患者，不可强行发汗，若误用汗法再发其汗，则可导致胃中虚寒更甚，（若患者素日有蛔虫寄生）则可出现吐出蛔虫的症状。

[原文]

(90) 本发汗，而复下之，此为逆也；若先发汗，治不为逆。本先下之，而反汗之，为逆；若先下之，治不为逆。

[白话解]

本应先用发汗法治疗表证，然后再用泻下法治疗里证，若先用了泻下法治疗里证，这是错误的治疗原则；如果先用发汗法治疗表证，就是正确的治疗原则。本应先用攻下法治疗里证，然后再用发汗法治疗表证，若反而先用了发汗法治疗表证，这是错误的治疗原则；如果先用泻下法治疗里证，就是正确的治疗原则。

[原文]

(91) 伤寒，医下之，续得下利，清谷[1]不止，身疼痛者，急当救里；后身体疼痛，清便自调者，急当救表。救里宜四逆汤，救表宜桂枝汤。

[注释]

①清谷：指排出的大便中有未消化的食物。清，同圊，即排便。

[白话解]

太阳伤寒证，本应解表发汗，若误用攻下，损伤脾肾阳气，则可导致完谷不化，腹泻不止，此时若有身体疼痛的表证存在，仍应先治里证；若服药后排便正常但仍身体疼痛，表证仍在者，此时应先治疗表证。治疗里证可以尝试用四逆汤，治疗表证可以尝试用桂枝汤。

[原文]

(92) 病发热头痛，脉反沉，若不差，身体疼痛，当救其里。四逆汤方。

甘草二两，炙　干姜一两半　附子一枚，生用，去皮，破八片

上三味，以水三升，煮取一升二合，去滓，分温再服。强人可大附子一枚，干姜三两。

[白话解]

患者有发热、头疼等表证的症状，脉象不浮反沉，若经治疗无效，仍有身体疼痛的表证存在，应先治其里证，可以选用四逆汤来治疗。

甘草二两，炙　干姜一两半　附子一枚，生用，去皮，破八片

以上三味药，加三升水，煎煮到一升二合的时候，去掉药渣，分两次温服。体格强壮的人可以用一枚较大的附子和三两干姜。

[方解]

四逆汤中附子温肾助阳，干姜温中散寒，甘草调中补虚。全方温补脾肾，回阳散寒。

[原文]

(93) 太阳病，先下而不愈，因复发汗，以此表里俱

虚，其人因致冒，冒家汗出自愈。所以然者，汗出表和故也。里未和，然后复下之。

[白话解]

太阳病误用了下法，病情没有得到解除，反而损伤了里气，转而使用汗法，又损伤了表气，因此表里俱伤，患者出现头晕目眩的症状，若患者自身正气能自行恢复，正能胜邪则可以汗出病解。之所以这样，是因为表气调和而汗出邪退。若里气仍未调和(腑实仍在)，此时可用下法治疗。

[原文]

(94) 太阳病未解，脉阴阳俱停，必先振栗汗出而解。但阳脉微者，先汗出而解，但阴脉微者，下之而解。若欲下之，宜调胃承气汤。

[白话解]

太阳病没有得到解除，寸关尺三部脉均隐伏不显，此为气血被邪气所抑，当正气蓄积力量奋起抗邪时，则会振栗寒战，继而发热，然后全身汗出而病情得到解除。若只有寸脉微弱，主病在表，当发汗解表，若只有尺脉微弱，主病在里，当泻下通里。若用泻下法，可以尝试用调胃承气汤来治疗。

[原文]

(95) 太阳病，发热汗出者，此为荣弱卫强，故使汗出，欲救邪风者，宜桂枝汤。

[白话解]

太阳病发热汗出，这是卫阳浮盛于外而营阴不能内守所致，想要去除邪气，可以尝试用桂枝汤来治疗。

[原文]

(96) 伤寒五六日，中风，往来寒热，胸胁苦满，嘿嘿不欲饮食，心烦喜呕，或胸中烦而不呕，或渴，或腹中痛，或胁下痞硬，或心下悸、小便不利，或不渴、身有微热，或咳者，小柴胡汤主之。

小柴胡汤方

柴胡半斤　黄芩三两　人参三两　半夏半升，洗　甘草炙　生姜各三两，切　大枣十二枚，擘

上七味，以水一斗二升，煮取六升，去滓，再煎取三升，温服一升，日三服。若胸中烦而不呕者，去半夏、人参，加栝楼实一枚；若渴，去半夏，加人参合前成四两半、栝楼根四两；若腹中痛者，去黄芩加芍药三两；若胁下痞硬，去大枣，加牡蛎四两；若心下悸，小便不利者，去黄芩，加茯苓四两；若不渴，外有微热者，去人参，加桂枝三两，温覆微汗愈；若咳者，去人参、大枣、生姜，加五味子半升、干姜二两。

[白话解]

太阳病伤寒或中风五六天之后，恶寒与发热交替出现，胸胁部满闷不适，表情沉默而不欲言语，不思饮食，心情烦躁总想呕吐，或者出现胸中烦闷而不想呕吐口渴、腹中疼痛、胁下痞胀硬实、心下悸动、小便不顺畅、不口渴、身体稍有发热、咳嗽中的一种或几种症状，应当用小柴胡汤来治疗。

小柴胡汤方

柴胡半斤　黄芩三两　人参三两　半夏半升，洗净　甘草炙　生姜三两，切　大枣十二枚，掰开

以上七味药，加一斗二升水，煎煮至六升，去掉药渣，再煎煮至三升，每次温服一升，每日三次。

[方解]

小柴胡汤中柴胡为主，疏肝解郁，疏散退热，辅以黄芩清泄少阳邪热，生姜、半夏合用和胃降逆，人参、大枣益气扶正，甘草调和诸药。全方调寒热、理气机，和解少阳。

[原文]

(97) 血弱气尽，腠理开，邪气因入，与正气相搏，结于胁下。正邪分争，往来寒热，休作有时，嘿嘿不欲饮食。脏腑相连，其痛必下，邪高痛下，故使呕也。小柴胡汤主之。服柴胡汤已，渴者，属阳明，以法治之。

[白话解]

气血虚弱的人，腠理比较疏松，邪气容易侵入，与正气搏结于胁下即少阳经脉循行的部位。正邪交争，正胜则发热，邪胜则恶寒，所以恶寒与发热交替出现，发作与停止皆有其时，少阳受邪所以表情沉默而不欲言语、不思饮食。脏与腑相互关联，肝胆相连，脾胃相关，肝木乘脾故腹痛，邪在少阳，胆与两胁部位较高，腹痛部位较低，胆热犯胃故呕吐。应当选用小柴胡汤进行治疗。服用小柴胡汤后，反而口渴多饮者，说明邪已入阳明，应按阳明的治法进行治疗。

[原文]

(98) 得病六七日，脉迟浮弱，恶风寒，手足温。医二三下之，不能食，而胁下满痛，面目及身黄，颈项强，小便难者，与柴胡汤，后必下重。本渴饮水而呕者，柴胡汤不中与也，食谷者哕。

[白话解]

得病大概六七天后，脉象迟而浮弱，怕冷，手足温暖（为太阴里寒兼表证）。若多次攻下，更伤脾阳，则会出现饮食不佳，胁下满闷疼痛，面部、目睛及身体发黄，颈项僵直不舒，小便困难的症状，若此时服用小柴胡汤，则会导致大便时肛门有重坠感的情况发生。本来就感觉口渴，喝水却呕吐的患者，此为脾虚水饮内停，也不能使用柴胡汤，若误用柴胡汤，则会出现进食之后呕逆的症状。

[原文]

（99）伤寒四五日，身热恶风，颈项强，胁下满，手足温而渴者，小柴胡汤主之。

[白话解]

患伤寒大概四五天的时间，身体发热、怕风，颈项僵直不舒，胁下满闷，手足温暖而又感觉口渴的患者，应该用小柴胡汤来治疗。

[原文]

（100）伤寒，阳脉涩，阴脉弦，法当腹中急痛，先与小建中汤，不差者，小柴胡汤主之。

[白话解]

伤寒病，浮取为涩，沉取为弦，应当会有腹中拘急疼痛的症状，可以先用小建中汤来治疗，如果病情仍未好转，可以再用小柴胡汤来治疗。

[原文]

（101）伤寒中风，有柴胡证，但见一证便是，不必悉具。凡柴胡汤病证而下之，若柴胡证不罢者，复与柴胡汤，必蒸蒸而振，却复发热汗出而解。

［白话解］

外感风寒，如果有柴胡汤证的证候，只要具备了一二个主症便可以诊为柴胡汤证，不必具备所有的症候。若是柴胡汤证却误用了攻下法，如果患者的表现仍是柴胡汤证的症候，仍然可以用柴胡汤进行治疗，服药后会出现周身战抖，全身发热、汗出而病情得到解除的情况。

［原文］

（102）伤寒二三日，心中悸而烦者，小建中汤主之。

小建中汤方

桂枝三两，去皮　甘草二两，炙　大枣十二枚，擘　芍药六两　生姜三两，切　胶饴一升

上六味，以水七升，煮取三升，去滓，内饴，更上微火消解，温服一升，日三服。呕家不可用建中汤，以甜故也。

［白话解］

伤寒二三天之后，心中悸动不宁、烦乱不安的患者，应该用小建中汤来治疗。

小建中汤方

桂枝三两，去皮　甘草二两，炙　大枣十二枚，掰开　芍药六两　生姜三两，切　胶饴一升

以上六味药，加七升水，煎煮至三升，去掉药渣后加入饴糖，置于炉火上以文火将糖烊化，每次温服一升，每日三次。经常呕吐的病人不可以使用小建中汤，是此药太甜的缘故。

［方解］

小建中汤以桂枝汤为基础，倍用芍药、重用饴糖而成。方中

甘草、大枣、饴糖味甘性温，温补脾胃，复气血生化之源。桂枝、生姜辛温，与甘药共奏辛甘化阳之功。芍药酸寒，与甘药合用有酸甘化阴之效，且倍用芍药增其化生阴血之力。全方温中健脾、补益气血，兼具调和营卫的作用。

[原文]

(103) 太阳病，过经十余日，反二、三下之，后四、五日，柴胡证仍在者，先与小柴胡。呕不止、心下急一云呕止小安，郁郁微烦者，为未解也，与大柴胡汤，下之则愈。

大柴胡汤方

柴胡半斤　黄芩三两　芍药三两　半夏半升，洗　生姜五两，切　枳实四枚，炙　大枣十二枚，擘

上七味，以水一斗二升，煮取六升，去滓再煎，温服一升，日三服。一方加大黄二两，若不加，恐不为大柴胡汤。

[白话解]

太阳病转入少阳十多天之后，医者反而多次使用攻下，误下四五天之后，患者若仍然表现出柴胡汤证的症候，可以先用小柴胡汤进行治疗。如果出现呕吐不止、胃脘部位拘急不舒，心中烦闷的症状，这是病情没有得到解除反而造成少阳阳明并病的表现，应该选用大柴胡汤进行治疗。

大柴胡汤方：

柴胡半斤　黄芩三两　芍药三两　半夏半升，洗净　生姜五两，切开　枳实四枚，炙　大枣十二枚，掰开

以上七味药，加一斗二升水，煎煮至六升，去掉药渣后继续煎煮，每次温服一升，每日三次。另有一方中加了二两大黄，如

果不加大黄，恐怕不是大柴胡汤。

［方解］

大柴胡汤为小柴胡汤与大承气汤加减而成，方中柴胡、黄芩清解少阳，大黄、枳实泻热导滞，泻阳明实热，生姜、半夏和胃降逆，白芍酸敛益阴，缓急止痛，大枣甘缓和中。全方和解少阳、通下阳明。

［原文］

（104）伤寒十三日不解，胸胁满而呕，日晡所发潮热，已而微利。此本柴胡证，下之以不得利；今反利者，知医以丸药下之，此非其治也。潮热者，实也。先宜服小柴胡汤以解外，后以柴胡加芒硝汤主之。

柴胡加芒硝汤方

柴胡二两十六铢　黄芩一两　人参一两　甘草一两，炙　生姜一两，切　半夏二十铢本云，五枚，洗　大枣四枚，擘　芒硝二两

上八味，以水四升，煮取二升，去滓，内芒消，更煮微沸，分温再服，不解更作。

［白话解］

患太阳病已经十三天病情仍未解除，胸胁部满闷而呕吐，午后阵阵发热，有轻微的腹泻。这本是大柴胡汤证，用大柴胡汤通下是因为患者大便不通，如今出现腹泻，表明之前的医生用过攻下的丸药，这不是正确的治法，本应该用大柴胡汤和解兼通下，现在仍然有潮热是阳明里实依然存在的表现。此时应该先服用小柴胡汤和解少阳之邪，如果阳明燥热的表现仍然存在，再用柴胡加芒硝汤进行治疗。

柴胡加芒硝汤方

柴胡二两十六铢　黄芩一两　人参一两　甘草一两，炙　生姜一两，切开　半夏二十铢　大枣四枚，掰开　芒硝二两

以上除芒硝外的七味药，加四升水，煎煮至二升，去掉药渣后加入芒硝，煮到水微微沸腾即可，分两次温服，如果病情仍然没有得到解除可以继续服用此方。

[方解]

柴胡加芒硝汤为小柴胡汤加芒硝而成，方中小柴胡汤和解少阳，芒硝润燥软坚，泻热通便。全方和解少阳，泻热去实，且本方用量为小柴胡汤三分之一，芒硝用量亦小，为和解泻热轻剂。

[原文]

（105）伤寒十三日，过经谵语者，以有热也，当以汤下之。若小便利者，大便当硬，而反下利，脉调和者，知医以丸药下之，非其治也。若自下利者，脉当微厥，今反和者，此为内实也，调胃承气汤主之。

[白话解]

患太阳病十三日之后，邪入阳明而出现谵语的症状，这是阳明实热所致，应当用汤药通下。如果小便通利，大便应该是干燥坚硬的，如今却表现为腹泻，脉象调和，可以推测这是因为之前的医生用了通下的丸药，这不是正确的治法。如果不是误治而是病邪传至三阴时的腹泻，脉象应当为微细，而现在表现为调和，这是阳明里实仍在的表现，应该用调胃承气汤来治疗。

[原文]

（106）太阳病不解，热结膀胱，其人如狂，血自下，下者愈。其外不解者，尚未可攻，当先解其外；外解已，

但少腹急结者，乃可攻之，宜桃核承气汤。

桃核承气汤方

桃仁五十个，去皮尖　大黄四两　桂枝二两，去皮　甘草二两，炙　芒硝二两

上五味，以水七升，煮取二升半，去滓，内芒硝，更上火，微沸下火。先食温服五合，日三服，当微利。

[白话解]

太阳病没有得到解除，邪热与瘀血互结于下焦，出现了类似神志失常，坐卧不安的症状，如果病人未经治疗出现了下血，可以自行痊愈。如果表证还没有得到解除，不可以采取攻下法，应该先解除表证。表证解除后，如果患者感觉下腹部拘急硬痛，此时可以采用攻下法，应该选用桃核承气汤进行治疗。

桃核承气汤方

桃仁五十个，去掉表皮和尖端的部分　大黄四两　桂枝二两，去皮　甘草二两，炙　芒硝二两

以上五味药，加七升水，煎煮到二升半的时候，去掉药渣加入芒硝，再置于火上煎煮，煮至水微微沸腾后离火，每次饭前温服半升，每日三次，服药后应该会有轻微的腹泻。

[方解]

桃核承气汤中桃仁为主，活血化瘀，配桂枝温通经脉，助行瘀血；大黄、芒硝泻热去实，且大黄配桂枝导淤滞下行；甘草益气和中，缓和药性。全方破血下瘀。

[原文]

(107) 伤寒八九日，下之，胸满烦惊，小便不利，谵语，一身尽重，不可转侧者，柴胡加龙骨牡蛎汤主之。

柴胡加龙骨牡蛎汤方

柴胡四两　龙骨　黄芩　生姜切　铅丹　人参　桂枝去皮　茯苓各一两半　半夏二合半，洗　大黄二两　牡蛎一两半，熬　大枣六枚，擘

上十二味，以水八升，煮取四升，内大黄，切如碁子①，更煮一两沸，去滓，温服一升。本云柴胡汤，今加龙骨等。

[注释]

①碁子：即棋子。

[白话解]

患伤寒病八九天之后病情仍未得到解除，如果误用了攻下，则会出现胸胁满闷、烦躁神怯而惊恐不安、小便不通畅、谵语、身体沉重而难以转侧的症状，此时应该用柴胡加龙骨牡蛎汤来治疗。

柴胡加龙骨牡蛎汤方

柴胡四两　龙骨　黄芩　生姜切开　铅丹　人参　桂枝去皮　茯苓各一两半　半夏二合半，洗　大黄二两　牡蛎一两半，熬　大枣六枚，掰开

以上除大黄外的十一味药，加八升水，煎煮至四升后加入切成棋子大小的大黄，再煮到一两次水沸腾的时候，去掉药渣，温服一升。

[方解]

柴胡加龙骨牡蛎汤为小柴胡汤去甘草，加龙骨、铅丹、桂枝、茯苓、大黄、牡蛎而成，方中小柴胡汤和解少阳，去甘草之缓；龙骨、牡蛎、铅丹重镇安神；茯苓淡渗利水、宁心安神；大黄后下泻热和胃；桂枝辛散，配柴胡使内陷邪气从外而解。全方和解少阳，通阳泄热，重镇安神。

[原文]

(108) 伤寒，腹满谵语，寸口脉浮而紧，此肝乘脾也，名曰纵，刺期门。

[白话解]

患伤寒，腹部胀满、谵语，寸口脉象浮而紧，这是肝木克伐脾土的表现，名为纵，应当以针刺期门的方法进行治疗。

[原文]

(109) 伤寒发热，啬啬恶寒，大渴欲饮水，其腹必满，自汗出，小便利，其病欲解，此肝乘肺也，名曰横，刺期门。

[白话解]

患伤寒，发热，怕冷，非常口渴想要喝水，腹部胀满，这是肝木反侮肺金的表现，名为横，应当以针刺期门的方法进行治疗，如果在治疗后出现自汗、小便通畅的表现，病情将痊愈。

[原文]

(110) 太阳病二日，反躁，凡熨其背而大汗出，大热入胃，胃中水竭，躁烦必发谵语；十余日振栗自下利者，此为欲解也。故其汗从腰以下不得汗，欲小便不得，反呕欲失溲，足下恶风，大便硬，小便当数，而反不数，及不多，大便已，头卓然[1]而痛，其人足心必热，谷气下流故也。

[注释]

①卓然：即突然。

[白话解]

患太阳病已经两天，出现烦躁的症状，这是里热盛的表现，如果医者误用热熨患者背部的治疗办法，导致患者大汗淋漓的话，邪热则会乘虚入阳明胃腑，胃中热盛，津液被耗，则会出现烦躁不安、谵语的症状；如果病程已经十几天了，出现全身发抖、腹泻的表现，这是正胜邪祛，病将痊愈的佳兆。如果误用热熨法之后，患者腰以下部位不出汗，出现呕吐、脚底怕风、大便干硬的情况，患者常有便意，理应小便频繁量多，反而出现想要小便但又解不出，尿量较少，大便后突然头疼，并感觉脚底发热，这是水谷之气向下流动的缘故。

[原文]

(111) 太阳病中风，以火劫发汗，邪风被火热，血气流溢，失其常度，两阳相熏灼，其身发黄。阳盛则欲衄，阴虚小便难。阴阳俱虚竭，身体则枯燥，但头汗出，剂颈而还。腹满微喘，口干咽烂，或不大便，久则谵语，甚者至哕，手足躁扰，捻衣摸床[1]。小便利者，其人可治。

[注释]

①捻衣摸床：指患者在神志不清的情况下，不自觉地摸弄衣被等物体。

[白话解]

患太阳中风证，如果误用火法强行发汗，邪风被火热所迫，血气运行失常，风为阳邪，火亦属阳，两阳相并，热邪亢盛，影响肝胆疏泄，则可导致身体发黄。阳热亢盛，迫血妄行，则可导致衄血，火热伤津，阴液亏虚则可导致小便难。火邪也会伤津耗气，导致气血阴阳俱虚，肌肤筋脉不得濡养，则可导致身体枯燥，只有头部出汗，颈部以下无汗的情况。燥热内结，则可出现大便不通、腹部胀满、微喘，火邪上炎，则可出现口干咽烂，日久邪盛则可导致谵语，甚至出现哕逆、手脚躁扰不宁，捻衣摸床的症状。如果小便通利，说明津液尚未枯竭，患者还可以救治。

[原文]

(112) 伤寒脉浮，医以火迫劫之[1]，亡阳，必惊狂，卧起不安者，桂枝去芍药加蜀漆牡蛎龙骨救逆汤主之。

桂枝去芍药加蜀漆牡蛎龙骨救逆汤方

桂枝三两，去皮　甘草二两，炙　生姜三两，切　大枣十二枚，擘　牡蛎五两，熬　蜀漆三两，洗去腥　龙骨四两

上七味，以水一斗二升，先煮蜀漆，减二升；内诸药，煮取三升，去滓，温服一升。本云桂枝汤，今去芍药，加蜀漆牡蛎龙骨。

[注释]

①以火迫劫之：指用温针、艾灸、热熨等方法强迫发汗。

[白话解]

患伤寒，脉象浮，医者误用火法迫汗，导致患者心阳受创，心神不敛，出现惊恐狂乱、卧起不安的症状，应该选用桂枝去芍药加蜀漆牡蛎龙骨救逆汤进行治疗。

桂枝去芍药加蜀漆牡蛎龙骨救逆汤方

桂枝三两，去皮　甘草二两，炙　生姜三两，切　大枣十二枚，掰开　牡蛎五两，熬　蜀漆三两，洗去腥　龙骨四两

以上七味药，加十二升水，先煮蜀漆，煎煮至剩下十升水时加入其他的六味药，煎煮至三升时，去掉药渣，温服一升。旧本上的说法是：用桂枝汤去掉芍药，加上蜀漆、牡蛎和龙骨。

[方解]

本方为桂枝汤去芍药加蜀漆、龙骨、牡蛎而成，方中桂枝、

甘草辛甘化阳，温通心阳，生姜、大枣补益中焦，调和营卫；龙骨、牡蛎重镇安神，蜀漆祛痰散邪。全方温通心阳，镇惊安神。

[原文]

(113) 形作伤寒，其脉不弦紧而弱。弱者必渴，被火必谵语。弱者发热脉浮，解之当汗出愈。

[白话解]

症状类似伤寒，脉象不表现为弦紧而表现为弱。脉象弱的患者往往也感到口渴，如果误用火法迫汗，患者会出现谵语的症状。脉象弱的患者也有发热、脉浮的表现，用辛凉解表法治疗，则可汗出而愈。

[原文]

(114) 太阳病，以火熏之，不得汗，其人必躁；到经[1]不解，必清血，名为火邪。

[注释]

①到经：太阳一经行尽为六日，到经即第七天。

[白话解]

太阳病，如果误用火熏迫汗而未能汗出，火热更甚，则可导致患者烦躁不安；如果到第七天患者仍未痊愈，则可发生大便下血的情况，这是误用火熏所致，称为火邪。

[原文]

(115) 脉浮热甚，而反灸之，此为实，实以虚治，因火而动，必咽燥吐血。

[白话解]

脉象浮，发热甚，这是表实热证。如果误用艾灸，这是用治疗虚证的方法治疗实证，引动火邪，会导致咽喉干燥、吐血的变证。

[原文]

(116) 微数之脉，慎不可灸，因火为邪，则为烦逆，追虚逐实[①]，血散脉中，火气虽微，内攻有力，焦骨伤筋，血难复也。脉浮，宜以汗解，用火灸之，邪无从出，因火而盛，病从腰以下，必重而痹，名火逆也。欲自解者，必当先烦，烦乃有汗而解。何以知之？脉浮，故知汗出解。

[注释]

①追虚逐实：损伤不足的正气，增加有余的病邪。

[白话解]

脉象微数，不可以用艾灸治疗，如果误用火法，助热成为火邪，则可导致心胸烦满逆乱；阴血本来就亏虚，用灸法之后更伤阴血，艾灸后助长邪热，导致血液运行失常；灸火虽然微弱，但它对于体内的影响很大，耗津伤骨，精血津液很难恢复。脉象浮，应该采用发汗解表法治疗，如果采用灸法治疗，表邪不能从汗解，反而因火助热，邪热更盛，郁闭气机，上下不能通达，出现腰以下沉重而麻痹的症状，称之为火逆。如果病情将要自行痊愈，患者会先心烦不安，然后汗出而解。根据什么知道的呢？因为脉象浮，而脉浮是正气奋起抗邪的表现，所以推断汗出之后病情即可解除。

[原文]

(117) 烧针令其汗，针处被寒，核起而赤者，必发奔豚。气从少腹上冲心者，灸其核上各一壮，与桂枝加桂汤，更加桂二两也。

桂枝加桂汤方

桂枝五两，去皮　芍药三两　生姜三两，切　甘草二两，炙　大枣十二枚，擘

上五味，以水七升，煮取三升，去滓，温服一升。本云桂枝汤，今加桂满五两。所以加桂者，以能泄奔豚气也。

[白话解]

用烧针的疗法强使患者出汗，针刺的部位被寒邪侵袭，卫阳被郁而红肿如核，患者可发作奔豚证，表现为自觉有气从小腹上冲胸咽。应在肿起的包块上各灸一艾炷，选用桂枝加桂汤进行治疗。桂枝由三两增至五两。

桂枝加桂汤方

桂枝五两，去皮　芍药三两　生姜三两，切　甘草二两，炙　大枣十二枚，掰开

以上五味药，加七升水，煎煮至三升，去掉药渣，温服一升。旧本上说：现在用桂枝汤，桂枝加到了五两之多，是因为桂枝能降奔豚气。

[方解]

桂枝加桂汤为桂枝汤重用桂枝而成，方中桂枝、甘草温通心阳，平冲降逆；芍药、甘草酸甘化阴以和卫阳；生姜、大枣补益中焦，调和营卫。全方调和阴阳，平冲降逆。

[原文]

(118) 火逆下之，因烧针烦躁者，桂枝甘草龙骨牡蛎汤主之。

桂枝甘草龙骨牡蛎汤方

桂枝一两，去皮　甘草二两，炙　牡蛎二两，熬　龙骨二两

上四味，以水五升，煮取二升半，去滓，温服八合，

日三服。

[白话解]

误用火法治疗之后又用了攻下，因为用了烧针治疗（耗伤心阳，心神被扰）而出现的烦躁不安，应该选用桂枝甘草龙骨牡蛎汤进行治疗。

桂枝甘草龙骨牡蛎汤方

桂枝一两，去皮　甘草二两，炙　牡蛎二两，熬　龙骨二两

以上四味药，加五升水，煎煮至二升半，去掉药渣，温服八合，每日三次。

[方解]

桂枝甘草龙骨牡蛎汤方中桂枝、甘草辛甘合化，温通心阳；龙骨、牡蛎重镇安神。全方补益心阳，潜镇安神。

[原文]

(119) 太阳伤寒者，加温针必惊也。

[白话解]

太阳伤寒证，如果采用温针治疗，往往会导致患者惊惕不安。

[原文]

(120) 太阳病，当恶寒、发热，今自汗出，反不恶寒发热，关上脉细数者，以医吐之过也。一二日吐之者，腹中饥，口不能食；三四日吐之者，不喜糜粥，欲食冷食，朝食暮吐，以医吐之所致也，此为小逆[1]。

[注释]

①小逆：即没有造成严重变证的误治。

[白话解]

太阳表证，理应出现畏寒发热的症状，患者如今却出现自汗而没有畏寒发热，依据关脉细数，可推断这是之前的医者误用吐法所导致的变证。在得病一两天之后误用吐法，会表现为感到饥饿却不能食；得病三四天之后误用吐法，会表现为不喜欢吃稀粥，总想吃冷食，早上吃进去的食物到了晚上就会吐出来。这是医者误用吐法所导致的变证，称之为“小逆”。

[原文]

(121) 太阳病吐之，但太阳病当恶寒，今反不恶寒，不欲近衣，此为吐之内烦也。

[白话解]

太阳表证理应有畏寒的症状，医者误用了吐法之后，患者反而不怕冷、不想多穿衣服，这是误用吐法之后导致的烦热。

[原文]

(122) 病人脉数，数为热，当消谷引食，而反吐者，此以发汗，令阳气微，膈气虚，脉乃数也。数为客热，不能消谷，以胃中虚冷，故吐也。

[白话解]

患者脉象数，脉数一般是热象的表现，胃热理应表现为消谷善饥，患者反而呕吐，因而推测这是发汗不当导致脾胃阳虚而出现的虚数脉。这种脉数是假热的表现，不能消化水谷，因为胃中虚冷，所以出现呕吐。

[原文]

(123) 太阳病，过经十余日，心下温温欲吐，而胸中痛，大便反溏，腹微满，郁郁微烦。先此时自极吐下者，与调胃承气汤。若不尔者，不可与。但欲呕，胸中痛，微溏者，此非柴胡汤证，以呕故知极吐下也。调胃承气汤主之。

[白话解]

太阳病，病传阳明已经十多天，患者胃脘部不适，泛泛欲呕，胸部疼痛，大便反而稀溏，腹部微微胀满，感到郁闷烦躁。如果这是误用峻猛的涌吐或泻下药所导致的变证，可以选用调胃承气汤进行治疗；如果不是吐下所致的变证则不能使用调胃承气汤。如果表现为只想呕吐，胸部疼痛，大便稀溏，这并不是柴胡汤证。因为病人泛泛欲呕，可以推断这是峻吐峻下所致的变证，应选用调胃承气汤进行治疗。

[原文]

(124) 太阳病六七日，表证仍在，脉微而沉，反不结胸，其人发狂者，以热在下焦，少腹当硬满，小便自利者，下血乃愈。所以然者，以太阳随经，瘀热在里故也。抵当汤主之。

抵当汤方

水蛭熬　虻虫各三十个，去翅足，熬　桃仁二十个，去皮尖　大黄三两，酒洗

上四味，以水五升，煮取三升，去滓，温服一升，不下更服。

[白话解]

患太阳病六七天之后表证仍然存在，脉象微而沉，并没有结胸的见证，患者表现为神志异常狂乱不休，这是邪热深入下焦与瘀血互结所造成的，应当有小腹部坚硬胀满的表现，如果小便通畅，攻下瘀血就可痊愈。之所以出现这种情况，是因为太阳表邪随经入里与瘀血互结于下焦，应该用抵当汤来治疗。

抵当汤方

水蛭熬　虻虫各三十个，去掉翅足，熬　桃仁二十个，去皮尖　大黄三两，酒洗

以上四味药，加五升水，煎煮至三升，去掉药渣，温服一升，如果没有下血可以再次服用。

[方解]

抵当汤中水蛭、虻虫破血逐瘀，散结消癥，配大黄导瘀下行，泻热除实，桃仁活血行瘀。全方破血逐瘀，泻热除实，为攻逐瘀血之峻剂。

[原文]

(125) 太阳病，身黄，脉沉结，少腹硬，小便不利者，为无血也。小便自利，其人如狂者，血证谛也，抵当汤主之。

[白话解]

患太阳病，皮肤发黄，脉象沉结，小腹坚硬，如果小便不通畅，则没有蓄血证；如果患者小便通畅，神志狂乱，可以判断为下焦蓄血证，应选用抵当汤进行治疗。

[原文]

(126) 伤寒有热，少腹满，应小便不利，今反利者，为有血也，当下之，不可余药，宜抵当丸。

抵当丸方

水蛭二十个，熬　虻虫二十个，去翅足，熬　桃仁二十五个，去皮尖　大黄三两

上四味，捣分四丸。以水一升，煮一丸，取七合服之。晬时[①]当下血；若不下者，更服。

[注释]

①晬时：即一昼夜。

[白话解]

外感病，发热，小腹部胀满，理应小便不通畅，如今患者的小便反而通畅，这是下焦蓄血证的表现，应当攻下瘀血，不可以用其他药物，可以尝试用抵当丸来治疗。

抵当丸方

水蛭二十个，熬　虻虫二十个，去掉翅足，熬　桃仁二十五个，去皮尖　大黄三两

以上四味药，共捣成细末，分做成四个药丸，用一升水，取一个丸药煎煮，煮至七合，连药渣一起服下。服药后24小时大便中应当有血排出，如果不下血的，可以再服。

[方解]

抵当丸用药同抵当汤，只改变剂型，取“峻药缓攻”之意，邪去即止，留护正气，攻下瘀血力缓，宜于病势较缓者。

[原文]

(127) 太阳病，小便利者，以饮水多，必心下悸；小便少者，必苦里急也。

[白话解]

患太阳病，如果小便通畅，则是饮水过多水停中焦的表现，会出现心悸不安的症状；如果小便短少，则是水停下焦，会出现小腹部胀满急迫的症状。

卷四

辨太阳病脉证并治下第七

合三十九法，方三十首，并见太阳少阳合病法。

[原文]

(128) 问曰：病有结胸①、有脏结②，其状何如？答曰：按之痛，寸脉浮、关脉沉，名曰结胸也。

[注释]

①结胸：病证名，是邪气结于胸中所导致的病证。

②脏结：病证名，是脏气虚衰，阴寒凝结而导致的病证。

[白话解]

问道：病有结胸、有脏结，它们各有什么样的表现？回答道：胸脘部按之疼痛，寸部脉象浮，关部脉象沉，这就是结胸的表现。

[原文]

(129) 何谓脏结？答曰：如结胸状，饮食如故，时时下利，寸脉浮，关脉小细沉紧，名曰脏结，舌上白胎滑者，难治。

[白话解]

什么叫作脏结？回答道：症状与结胸相似，但是饮食如常，常常腹泻，寸部脉象浮，关部脉象细小沉紧，这就是脏结的表现，舌苔白滑，是难治之证。

[原文]

(130) 脏结无阳证，不往来寒热一云,寒而不热，其人反静，舌上胎滑者，不可攻也。

[白话解]

脏结没有阳热症状，也没有往来寒热的表现，病人不烦躁反而安静，舌苔滑（说明病人既无表热，也无里热），不能采用泻下法进行治疗。

[原文]

(131) 病发于阳，而反下之，热入因作结胸；病发于阴，而反下之一作汗出，因作痞也。所以成结胸者，以下之太早故也。结胸者，项亦强，如柔痓状，下之则和，宜大陷胸丸。

大陷胸丸方

大黄半斤　葶苈子半升,熬　芒硝半升　杏仁半升,去皮尖,熬黑

上四味，捣筛二味，内杏仁、芒消，合研如脂，和散。取如弹丸一枚，别捣甘遂末一钱匕，白蜜二合，水二升，煮取一升，温顿服之，一宿乃下；如不下，更服，取下为效。禁如药法。

[白话解]

病发于表却采用了攻下法，表邪内陷与水饮相结而形成结胸证。病发于里（并无阳明腑实证）却采用了攻下法，脾胃之气受损因而形成痞证。之所以形成结胸证，是攻下太早造成的。如果有结胸证，颈项部拘急强直，症状与柔痓相似，采用攻下法治疗就可以痊愈，可以尝试用大陷胸丸来治疗。

大陷胸丸方

大黄半斤　葶苈子半升，熬　芒硝半升　杏仁半升，去皮尖，干煎至发黑

以上四味药，先将大黄、葶苈子捣细筛末，再加入杏仁、芒硝，一同研磨成膏脂状，用水调和作成约弹子大小的药丸，另外用二升水煎煮一钱匕捣好的甘遂末和二合白蜜，煮至一升，一次温服下。服药一个晚上之后应该出现腹泻，如果没有腹泻，可以再次服用，直到出现腹泻为止。服药需谨慎。

[方解]

大陷胸丸中大黄、芒硝泻热除实，软坚破结，甘遂泄水逐饮，三药合为大陷胸汤泻热逐水开结，葶苈子泻肺行水，杏仁宣肺，两药合用宣利肺气，开水之上源；白蜜味甘而缓，使药力缓缓发挥作用，并作丸剂，峻药缓攻。全方泻热逐水破结。

[原文]

(132) 结胸证，其脉浮大者，不可下，下之则死。

[白话解]

患结胸证，脉象浮大的患者（说明正气已虚），不能采用攻下法进行治疗，如果误用攻下，会导致患者死亡。

[原文]

(133) 结胸证悉具，烦躁者亦死。

[白话解]

具备了结胸证的全部症状，如果患者还出现了烦躁不安的表现（属邪实正虚的表现），预后较为凶险。

[原文]

(134) 太阳病，脉浮而动数，浮则为风，数则为热，动则为痛，数则为虚，头痛发热，微盗汗出，而反恶寒者，

表未解也。医反下之，动数变迟，膈内拒痛，胃中空虚，客气动膈，短气躁烦，心中懊憹，阳气内陷，心下因硬，则为结胸，大陷胸汤主之。若不结胸，但头汗出，余处无汗，剂颈而还，小便不利，身必发黄，大陷胸汤。

大陷胸汤方

大黄六两，去皮　芒硝一升　甘遂一钱匕

上三味，以水六升，先煮大黄，取二升，去滓，内芒硝，煮一两沸，内甘遂末，温服一升，得快利，止后服。

[白话解]

患太阳病，脉象浮而动数，脉浮主风邪在表，脉数主热象，脉动主痛证，数脉又主虚，患者头痛发热，轻微盗汗，反而怕冷，这是太阳表证未解的表现。如果医者误用了下法进行治疗，会导致患者的脉象由动数变为迟，胸胁部疼痛拒按。胃气因误下而受到损伤，邪气扰动胸膈，因而出现短气，烦躁不安，心中烦闷的表现。表邪内陷，心下硬满，这样就形成了结胸证，应该选用大陷胸汤进行治疗。如果没有形成结胸证，只有头部出汗，到颈部为止，其他部位没有汗出，小便不通畅，则会身体发黄。

大陷胸汤方

大黄六两，去皮　芒硝一升　甘遂一钱匕

以上三味药，加六升水，先煮大黄至二升，去掉药渣，再加入芒硝煮沸腾一两滚，然后再加进甘遂末，每次温服一升。服药后如果很快出现腹泻，可以停药。

[方解]

大陷胸汤中大黄、芒硝泻热除实，软坚破结；甘遂泄水逐饮，合大黄、芒硝去水热胶结。全方泻热逐水开结。

[原文]

(135) 伤寒六七日，结胸热实，脉沉而紧，心下痛，按之石硬者，大陷胸汤主之。

[白话解]

患伤寒六七天之后，形成热实结胸证，脉象沉而紧，胸脘部疼痛，触按感觉像石头一样坚硬，应选用大陷胸汤进行治疗。

[原文]

(136) 伤寒十余日，热结在里，复往来寒热者，与大柴胡汤。但结胸，无大热者，此为水结在胸胁也。但头微汗出者，大陷胸汤主之。

[白话解]

患伤寒十几天之后，邪热内结在里，又出现发热畏寒交替发作的症状，应选用大柴胡汤进行治疗。只有结胸证的表现，而体表发热并不高，这是水与热互结在胸胁造成的，如果只有头部有轻微的汗出，应选用大陷胸汤进行治疗。

[原文]

(137) 太阳病，重发汗而复下之，不大便五六日，舌上燥而渴，日晡所①小有潮热，从心下至少腹硬满，而痛不可近者，大陷胸汤主之。

[注释]

①日晡所：即十二时中的申时，为下午3点到5点。

[白话解]

太阳表证，反复发汗之后又用了攻下，患者五六天没有解大便，舌上干燥，口渴，午后微有潮热，从胃脘一直到少腹部坚硬胀满而疼痛拒按，应选用大陷胸汤进行治疗。

[原文]

(138) 小结胸病，正在心下，按之则痛，脉浮滑者，小陷胸汤主之。

小陷胸汤方

黄连一两　半夏半升，洗　栝楼实大者一枚

上三味，以水六升，先煮栝楼，取三升，去滓，内诸药，煮取二升，去滓，分温三服。

[白话解]

小结胸病的发病部位局限在胃脘部位，用手触按感觉疼痛，脉象浮滑，应选用小陷胸汤进行治疗。

小陷胸汤方

黄连一两　半夏半升，洗　瓜蒌实大者一枚

以上三味药，加六升水，先加入瓜蒌，煮至三升，去掉药渣，再加入其他药一同煎煮成二升，去掉药渣，分三次温服。

[方解]

小陷胸汤中黄连苦寒，清热泻火解毒，泻心下热结，半夏辛温，消痞散结涤痰，瓜蒌实甘寒，宽胸理气，荡热涤痰，三药合用清热涤痰开结。

[原文]

(139) 太阳病，二三日，不能卧，但欲起，心下必结，脉微弱者，此本有寒分也。反下之，若利止，必作结胸；未止者，四日复下之，此作协热利①也。

[注释]

①协热利：指伴随表证发热的腹泻。

[白话解]

患太阳病一两天之后，不能躺卧，平坐着感觉比较舒服，胃脘部痞结不舒，脉象微弱，这是平素有寒饮结聚在里的表现，如果误用了攻下法进行治疗，则会导致腹泻。如果腹泻停止则会形成结胸证；如果腹泻不停止，到了第四天又用攻下，则会形成协热利。

[原文]

(140) 太阳病，下之，其脉促，不结胸者，此为欲解也；脉浮者，必结胸；脉紧者，必咽痛；脉弦者，必两胁拘急；脉细数者，头痛未止；脉沉紧者，必欲呕；脉沉滑者，协热利；脉浮滑者，必下血。

[白话解]

太阳表证，误用攻下之后，如果脉象促，没有形成结胸证，这是病情将要解除的表现；如果脉象浮，则会形成结胸证；如果脉象紧，则会咽痛；如果脉象弦，则会两胁拘急不适；如果脉象细数，则会头痛不止；如果脉象沉紧，则会作呕；如果脉象沉滑，则会出现协热利；如果脉象浮滑，则会出现大便下血。

[原文]

(141) 病在阳，应以汗解之，反以冷水潠之，若灌之，其热被劫不得去，弥更益烦，肉上粟起，意欲饮水，反不渴者，服文蛤散；若不差者，与五苓散；寒实结胸，无热证者，与三物小陷胸汤用前第六方，白散亦可服。

文蛤散方

文蛤五两

上一味，为散，以沸汤和一方寸匕服。汤用五合。

五苓散方

猪苓十八铢，去黑皮　白术十八铢　泽泻一两六铢　茯苓十八铢　桂枝半两，去皮

上五味为散，更于臼中杵之。白饮[1]和方寸匕服之，日三服。多饮暖水，汗出愈。

白散方

桔梗三分　巴豆一分，去皮心，熬黑，研如脂　贝母三分

上三味为散，内巴豆，更于臼中杵之，以白饮和服。强人半钱匕，羸者减之，病在膈上必吐，在膈下必利，不利，进热粥一杯。利过不止，进冷粥一杯。身热皮粟不解，欲引衣自覆，若以水潠之、洗之，益令热却不得出，当汗而不汗则烦，假令汗出已，腹中痛，与芍药三两如上法。

[注释]

①白饮：即米汤。

[白话解]

病在表，理应用发汗法解表祛邪，如果误用冷水喷洒浇洗的方法来退热，热邪被水饮郁遏不能解除，邪热更甚反使患者更加心烦，皮肤上起鸡皮疙瘩，想喝水但又不是很口渴，可选用文蛤散进行治疗。如果服药后仍未好转，可以选用五苓散进行治疗。寒实结胸，有结胸证的表现而没有热证的表现时，可以选用三物小陷胸汤进行治疗。也可用白散治疗。

文蛤散方

文蛤五两

以上一味药，研成细末作成散剂，用半升开水冲服，每次服用一方寸匕。

五苓散方

猪苓十八铢，去黑皮　白术十八铢　泽泻一两六铢　茯苓十八铢　桂枝半两，去皮

白散方

桔梗三份　巴豆一份，去皮心，熬黑，研如脂　贝母三份

以上三味药，先将桔梗、贝母研细成散，再加入巴豆，在药臼中杵成细末，用米汤冲服，强壮的人每次服半钱匕，瘦弱的人减量服用，如果病邪在胸膈以上则会表现为呕吐，如果病邪在胸膈以下则会腹泻，如果服药后没有腹泻，可以喝一些热粥帮助药力发挥；如果腹泻不止，可以喝一些冷粥抑制药性。身体发热、畏寒、起鸡皮疙瘩，想拿衣服盖在身上，此时如果医者用冷水喷洒、浇洗，更使邪热郁闭而不能外散，本来应该汗出却不能汗出，所以烦热更加严重。假如已经汗出而腹部疼痛，可以服用三两芍药，煎服方法同上。

[方解]

文蛤散

方中用一味文蛤，清热利湿。本证为水寒郁遏表阳，表寒并不严重，也并非是里有热邪，故取文蛤散散水气。

五苓散

方中茯苓、猪苓、泽泻利水渗湿，白术健脾燥湿，桂枝温通阳气，兼以解表。全方化气行水，使水液输布正常，兼散表邪。

白散方

方中巴豆为君药，辛热温通，峻下冷积，配贝母解郁开结祛痰，桔梗宣肺祛痰，载药上行。全方温下冷积，涤痰破结。

[原文]

(142) 太阳与少阳并病，头项强痛，或眩冒，时如结

胸，心下痞硬者，当刺大椎第一间、肺俞、肝俞，慎不可发汗；发汗则谵语、脉弦，五日谵语不止，当刺期门。

[白话解]

太阳与少阳两经并病，症见头痛项强，或者眩晕昏冒，有时心下痞胀硬结状如结胸，应当针刺大椎、肺俞、肝俞穴，不能妄用发汗法。误用发汗就会导致谵语、脉弦。如果经过五天之后谵语仍然存在，应当针刺期门穴。

[原文]

(143) 妇人中风，发热恶寒，经水适来，得之七八日，热除而脉迟身凉，胸胁下满，如结胸状，谵语者，此为热入血室也，当刺期门，随其实而取之。

[白话解]

妇女患中风证，发热恶寒之时适逢月经到来，经过七八天之后，热退而身体变凉，脉象迟，胸胁下满闷疼痛，表现与结胸相似，如果患者出现谵语，这是热入血室的表现，应当针刺期门穴，清泄热邪。

[原文]

(144) 妇人中风，七八日续得寒热，发作有时，经水适断者，此为热入血室，其血必结，故使如疟状，发作有时，小柴胡汤主之。

小柴胡汤方

柴胡半斤　黄芩三两　人参三两　半夏半升，洗　甘草三两　生姜三两，切　大枣十二枚，擘

上七味，以水一斗二升，煮取六升，去滓，再煎取三升，温服一升，日三服。

[白话解]

妇人患中风证七八天之后，恶寒发热往来定时发作，月经正好在这个时候停止，这是热入血室的表现，因为邪热内入血室与血相结，所以表现的像疟疾一样，发热怕冷定时发作，应该选用小柴胡汤进行治疗。

[方解]

详见于太阳病篇第96条。

[原文]

(145) 妇人伤寒，发热，经水适来，昼日明了，暮则谵语，如见鬼状者，此为热入血室，无犯胃气及上二焦，必自愈。

[白话解]

妇人患伤寒，发热的时候恰逢月经到来，患者在白天神志清楚，而在夜晚时则神志不清胡言乱语像见了鬼神一样，这是热入血室的表现，不可以妄用汗吐等法损伤胃气及中上二焦，患者（在正气逐渐恢复的情况下）是可以自行痊愈的。

[原文]

(146) 伤寒六、七日，发热，微恶寒，支节烦痛，微呕，心下支结，外证未去者，柴胡桂枝汤主之。

柴胡桂枝汤方

黄芩一两半　人参一两半　甘草一两，炙　半夏二合半，洗　芍药一两半　大枣六枚，擘　生姜一两半，切　柴胡四两　桂枝一两半，去皮

上九味，以水七升，煮取三升，去滓，温服一升。本云人参汤，作如桂枝法，加半夏、柴胡、黄芩，复如柴胡法。今用人参作半剂。

[白话解]

患伤寒六七天之后，发热微有恶寒，四肢关节疼痛而烦扰不安，微微作呕，自觉胸脘部有物支撑结聚，如果表证尚未解除，应该用柴胡桂枝汤来治疗。

柴胡桂枝汤方

黄芩一两半　人参一两半　甘草一两，炙　半夏二合半，洗　芍药一两半　大枣六枚，掰开　生姜一两半，切开　柴胡四两　桂枝一两半，去皮

以上九味药，加七升水，煎煮成三升，去掉药渣，每次温服一升。旧本上说：用人参汤加半夏、柴胡、黄芩，取人参一半的量，煎服方法与桂枝汤相同，也同柴胡汤。

[方解]

柴胡桂枝汤为小柴胡汤与桂枝汤取二分之一药量合方而成，方中小柴胡汤和解少阳，桂枝汤解肌祛风，调和营卫。全方和解少阳，调和营卫，治疗太阳、少阳并病之轻证。

[原文]

(147) 伤寒五六日，已发汗而复下之，胸胁满微结，小便不利，渴而不呕，但头汗出，往来寒热，心烦者，此为未解也，柴胡桂枝干姜汤主之。

柴胡桂枝干姜汤方

柴胡半斤　桂枝三两，去皮　干姜二两　栝楼根四两　黄芩三两　牡蛎二两，熬　甘草二两，炙

上七味，以水一斗二升，煮取六升，去滓，再煎取三升，温服一升，日三服。初服微烦，复服汗出便愈。

[白话解]

患伤寒五六天之后，已经用过发汗法又用了攻下法，患者胸

胁满闷微有硬痛感，小便不通畅，口渴但不作呕，只有头部出汗，发热畏寒交替发作，心中烦躁不安，这是病情没有解除的表现，应该选用柴胡桂枝干姜汤进行治疗。

柴胡桂枝干姜汤方

柴胡半斤　桂枝三两，去皮　干姜二两　栝楼根四两　黄芩三两　牡蛎二两，熬　甘草二两，炙

以上七味药，加十二升水，煎煮至六升，去掉药渣，再煎煮到三升，温服一升，每日三次。服用第一次药后可出现轻微心烦，服用第二次药后汗出就会痊愈。

[方解]

柴胡桂枝干姜汤中柴胡、黄芩清解少阳郁热，栝楼根、牡蛎逐饮散结，干姜温中，桂枝通阳化水，甘草和中。全方和解少阳，温化水饮，适用于少阳郁热，挟水饮上冲所致的病证。

[原文]

(148) 伤寒五六日，头汗出，微恶寒，手足冷，心下满，口不欲食，大便硬，脉细者，此为阳微结①，必有表，复有里也。脉沉，亦在里也。汗出为阳微，假令纯阴结②，不得复有外证，悉入在里，此为半在里半在外也。脉虽沉紧，不得为少阴病。所以然者，阴不得有汗，今头汗出，故知非少阴也，可与小柴胡汤。设不了了者，得屎而解。

[注释]

①阳微结：热结在里，大便不通称为“阳结”。热结程度较轻，即为“阳微结”。

②纯阴结：阴寒凝结，大便不通称为“阴结”。没有其他兼夹证，即为“纯阴结”。

[白话解]

患伤寒五六天之后，头部出汗，微微感到畏寒，手足冷，脘腹部胀满，食欲不振，大便坚硬，脉象细，这是阳微结证，既表现出表证又表现出里证。脉沉，表明病在里，汗出是阳微结的表现。假如是纯阴结证，不应该再表现出表证，而此证中表里证都有表现。脉象沉紧却不是少阴病，因为阴证不应该有汗出，而现在头部有汗出，所以推断这不是少阴病，可以选用小柴胡汤进行治疗。假如服用小柴胡汤之后仍然不爽快，可以酌情加通下药，大便排出后即可痊愈。

[原文]

(149) 伤寒五六日，呕而发热者，柴胡汤证具，而以他药下之，柴胡证仍在者，复与柴胡汤。此虽已下之，不为逆，必蒸蒸而振，却发热汗出而解。若心下满而硬痛者，此为结胸也，大陷胸汤主之。但满而不痛者，此为痞，柴胡不中与之，宜半夏泻心汤。

半夏泻心汤方

半夏半升，洗　黄芩　干姜　人参　甘草各三两，炙　黄连一两　大枣十二枚，擘

上七味，以水一斗，煮取六升，去滓，再煎取三升，温服一升，日三服。须大陷胸汤者，方用前第二法。

[白话解]

患伤寒五六天之后，呕吐伴发热，已经具备了柴胡汤证，本应选用柴胡汤进行治疗，却使用了攻下的药物，误下之后如果患者仍表现为柴胡汤证，可以再给予柴胡汤治疗。虽然误用了下法，但尚未产生变证，服用小柴胡汤之后，会出现蒸蒸发热，随

之振栗汗出而病情得到解除的情况。如果误下后出现心下胀满疼痛的表现，这是结胸证，应该选用大陷胸汤进行治疗。如果误下后胃脘部胀满而不疼痛，这是痞证，不能服用柴胡汤，可以尝试用半夏泻心汤来治疗。

半夏泻心汤方

半夏半升，洗　黄芩　干姜　人参　甘草各三两，炙　黄连一两　大枣十二枚，擘开

以上七味药，加十升水，煎煮至六升，去掉药渣，再煎煮成三升，每次温服一升，每日三次。

[方解]

半夏泻心汤中半夏为君药，辛温化痰，降逆止呕消痞，干姜辛温，温中散寒；黄连、黄芩苦寒清热；人参、大枣、甘草补益中焦。全方辛开苦降甘调，和中降逆，消痞散结。

[原文]

(150) 太阳少阳并病，而反下之，成结胸，心下硬，下利不止，水浆不下，其人心烦。

[白话解]

太阳与少阳并病，反而用攻下治疗，导致结胸的形成，患者心下硬满，腹泻不止，汤水难以下咽，烦躁不安。

[原文]

(151) 脉浮而紧，而复下之，紧反入里，则作痞。按之自濡，但气痞耳。

[白话解]

脉象浮紧，本应辛温发汗，却反而采用攻下法治疗，表邪乘虚入里，导致痞证的形成。用手触按柔软不痛，这是无形邪气壅

滞所导致的，所以称为气痞。

[原文]

(152) 太阳中风，下利呕逆，表解者，乃可攻之。其人漐漐汗出，发作有时，头痛，心下痞硬满，引胁下痛，干呕短气，汗出不恶寒者，此表解里未和也，十枣汤主之。

十枣汤方

芫花熬　甘遂　大戟

上三味，等分，各别捣为散。以水一升半，先煮大枣肥者十枚，取八合，去滓，内药末。强人服一钱匕，羸人服半钱，温服之，平旦服。若下少，病不除者，明日更服，加半钱，得快下利后，糜粥自养。

[白话解]

患太阳中风，又有腹泻、呕逆等症状的患者，治疗时应该首先解表，表证解除之后，才能攻里。如果患者出现微微出汗，定时发作，头痛，胸脘部痞结胀硬，牵引胁下疼痛，干呕、短气、汗出不怕冷的表现，这是表证已经解除而在里的水饮停聚胸胁所导致的，应该选用十枣汤进行治疗。

十枣汤方

芫花熬　甘遂　大戟

以上三味药，各取相等的分量，分别捣细混合成散，加一升半水，先加入十个肥大的大枣，煎煮至八合，去掉药渣，再加入药末服用，强壮的人服一钱匕，瘦弱的人服半钱匕，在清晨温服。服药后如果泻下太少，病情没有得到解除，第二天可以增加半钱匕药量继续服用。服药后腹泻畅快的患者，泻后停药喝稀粥进行调养。

[方解]

十枣汤中甘遂、大戟、芫花泻水逐饮，作用峻猛，辅以大枣之甘平，扶正补中，缓和诸药毒性。全方为攻逐水饮峻剂。

[原文]

(153) 太阳病，医发汗，遂发热恶寒，因复下之，心下痞，表里俱虚，阴阳气并竭，无阳则阴独，复加烧针，因胸烦，面色青黄，肤瞤者，难治。今色微黄，手足温者，易愈。

[白话解]

太阳病，医者使用发汗法治疗，发汗后患者仍然发热畏寒，转而使用攻下法治疗，导致胃脘部胀满不舒，表里正气均虚，阴阳之气虚竭，表证已除而主要表现为里证。医者再用烧针法治疗，出现心胸部烦躁不安，面色青黄，筋肉跳动这些表现的患者，很难治疗；如果表现为面色微黄，手足温暖，则较容易治愈。

[原文]

(154) 心下痞，按之濡，其脉关上浮者，大黄黄连泻心汤主之。

大黄黄连泻心汤方

大黄二两　黄连一两

上二味，以麻沸汤二升渍之，须臾绞去滓。分温再服。

臣亿等看详：大黄黄连泻心汤，诸本皆二味，又后附子泻心汤，用大黄、黄连、黄芩、附子，恐是前方中亦有黄芩，后但加附子也，故后云附子泻心汤，本云加附子也。

[白话解]

胃脘部痞满，用手触按感觉柔软，关脉脉象浮的患者，应该用大黄黄连泻心汤来治疗。

大黄黄连泻心汤方

大黄二两　黄连一两

以上二味药，用二升开水浸泡一会儿，挤出药汁，去掉药渣，分两次温服。

林亿等人校对时发现大黄黄连泻心汤各版本都只有二味药，后面的附子泻心汤，用大黄、黄连、黄芩、附子，恐怕是前方中也有黄芩，后面单加了附子，所以后面叫附子泻心汤。

[方解]

大黄黄连泻心汤中大黄苦寒泻热开结，黄连苦寒泻心胃之火。两药合用，泻热消痞，消心下无形气结。且本方不用煎服而采取浸泡取用的方法，取其轻扬清淡，以除上焦热邪。

[原文]

(155) 心下痞，而复恶寒汗出者，附子泻心汤主之。

附子泻心汤方

大黄二两　黄连一两　黄芩一两　附子一枚，炮，去皮破，别煮取汁

上四味，切三味，以麻沸汤二升渍之，须臾绞去滓，内附子汁，分温再服。

[白话解]

胃脘部痞满，而又畏寒汗出的患者，应该用附子泻心汤来治疗。

附子泻心汤方

大黄二两　黄连一两　黄芩一两　附子一枚，炮，去皮破开，另外单独煮取药汁

以上四味药，将前三味药切碎，用二升沸开水浸泡一会儿，取出药汁，去掉药渣，再加入附子汁，分两次温服。

[方解]

附子泻心汤中大黄、黄连、黄芩苦寒泻热消痞，因本证属邪热有余而正阳不足，故用附子温经扶阳。全方泻热消痞，扶阳固表。

[原文]

(156) 本以下之，故心下痞，与泻心汤，痞不解，其人渴而口燥烦，小便不利者，五苓散主之。

[白话解]

本来因为误下导致的胃脘部痞满，选用泻心汤进行治疗后，痞满并未消除，还有口渴烦躁、小便不通畅的表现，应该用五苓散来治疗。

[原文]

(157) 伤寒汗出解之后，胃中不和，心下痞硬，干噫食臭，胁下有水气，腹中雷鸣下利者，生姜泻心汤主之。

生姜泻心汤方

生姜四两，切　甘草三两，炙　人参三两　干姜一两　黄芩三两　半夏半升，洗　黄连一两　大枣十二枚，擘

上八味，以水一斗，煮取六升，去滓，再煎取三升，温服一升，日三服。附子泻心汤，本云加附子，半夏泻心汤，甘草泻心汤，同体别名耳。生姜泻心汤，本云理中人参黄芩汤，去桂枝、术，加黄连并泻肝法。

[白话解]

患伤寒表证，已经用过发汗法，汗出表证已经解除，但胃气损伤，不能腐熟水谷，出现胃脘部痞满硬结，嗳气有食物酸腐气味，肠鸣辘辘，腹泻这些症状的患者，应该用生姜泻心汤来

治疗。

生姜泻心汤方

生姜四两，切　甘草三两，炙　人参三两　干姜一两　黄芩三两　半夏半升，洗　黄连一两　大枣十二枚，掰开

以上八味药，加十升水，煎煮至六升，去掉药渣，再煎煮至三升，每次温服一升，一日三次。旧本上的说法是：附子泻心汤，就是用大黄黄连泻心汤加附子。半夏泻心汤与甘草泻心汤，药物组成相同而名称不同。生姜泻心汤是用理中人参黄芩汤去桂枝、白术，加黄连，并用泻肝之法。

［方解］

生姜泻心汤为半夏泻心汤减少干姜用量并加生姜而成，方中重用生姜为君，因本证属脾虚食滞，水气不化，故重用生姜以温胃散水，配干姜温中，守中有走；生姜、半夏、黄芩、黄连辛开苦降，人参、大枣、甘草调中补虚，全方和胃降逆，化饮消痞。

［原文］

(158) 伤寒中风，医反下之，其人下利日数十行，谷不化，腹中雷鸣，心下痞硬而满，干呕心烦不得安。医见心下痞，谓病不尽，复下之，其痞益甚。此非结热，但以胃中虚，客气上逆，故使硬也。甘草泻心汤主之。

甘草泻心汤方

甘草四两，炙　黄芩三两　干姜三两　半夏半升，洗　大枣十二枚，擘　黄连一两

上六味，以水一斗，煮取六升，去滓，再煎取三升。温服一升，日三服。

臣亿等谨按，上生姜泻心汤法，本云理中人参黄芩汤，今详泻心以疗痞。痞气因发阴而生，是半夏、生姜、甘草泻心三方，皆本于理中也。其方必各有人参，今甘草

泻心中无者，脱落之也。又按《千金》并《外台秘要》，治伤寒䘌食，用此方皆有人参，知脱落无疑。

[白话解]

患伤寒或中风证，本来应该发汗解表，医者反而采用攻下法，导致患者一天腹泻数十次，大便中有不消化的食物，腹部肠鸣明显，胃脘部痞满硬结，干呕，心中烦躁不得安宁，医者知道了有胃脘部痞硬的症状，以为是肠胃实热阻滞的病邪没有除尽，再次采用攻下，导致痞胀更加严重。这种情况不是邪热内结造成的，而是因为中气虚弱，虚气上逆，所以胃脘部痞硬，应该用甘草泻心汤来治疗。

甘草泻心汤方

甘草四两，炙　黄芩三两　干姜三两　半夏半升，洗　大枣十二枚，掰开　黄连一两

以上七味药，加十升水，煎煮至六升，去掉药渣，再煎煮至三升，每次温服一升，每日三次。

林亿等谨按，上面生姜泻心汤的治法，本叫理中人参黄芩汤，现在讨论认为泻心汤是用来治疗痞证。痞气是由于内有阴寒，所以半夏、生姜、甘草泻心三方，都是根据理中汤立法。方中都有人参，现甘草泻心中没有，是脱失了。又根据《千金》和《外台秘要》，治伤寒䘌的记载，用此方都有人参，证明人参确实是脱落了。

[方解]

甘草泻心汤为半夏泻心汤加甘草而成，方中重用甘草为君，温中补脾，本证胃气重虚，客气上逆，故重用甘草以加强益气缓中之力，配人参、大枣补中益气，半夏辛温降逆消痞，黄芩、黄连苦寒清邪热，干姜温中散寒。全方补中和胃消痞。

[原文]

(159) 伤寒服汤药，下利不止，心下痞硬，服泻心汤已，复以他药下之，利不止，医以理中与之，利益甚。理

中者，理中焦，此利在下焦，赤石脂禹余粮汤主之。复不止者，当利其小便。赤石脂禹余粮汤。

赤石脂禹余粮汤方

赤石脂一斤，碎　太一禹余粮一斤，碎

上二味，以水六升，煮取二升，去滓，分温三服。

[白话解]

患伤寒，服药后出现腹泻不止，胃脘部痞胀硬结的表现，医者用泻心汤治疗，又用其他药物攻下，腹泻仍不止，医者又用理中汤治疗，结果腹泻更加严重。之所以出现这样的情况是因为理中汤是用来治疗中焦虚寒腹泻证，而此种腹泻不止的原因在于下焦不固，应该用赤石脂禹余粮汤来治疗。如果用赤石脂禹余粮汤仍然止不住腹泻，则应当用分利小便法治疗。

赤石脂禹余粮汤方

赤石脂一斤，捣碎　太一禹余粮一斤，捣碎

以上二味药，加六升水，煎煮至三升，去掉药渣，分三次温服。

[方解]

赤石脂禹余粮汤中赤石脂、禹余粮涩肠止泻，收敛止血，两药合用直达下焦，涩肠固脱止利，为治下元不固，滑泄不禁，虚寒久利之良方。

[原文]

(160) 伤寒吐下后发汗，虚烦，脉甚微，八九日心下痞硬，胁下痛，气上冲咽喉，眩冒，经脉动惕者，久而成痿。

[白话解]

患伤寒，用过吐法和下法之后又使用了发汗法，病人烦闷不舒，脉象微，如果过了大概八九天的时间之后出现心下痞胀硬满、两胁下疼痛、自觉有气上冲咽喉、眩晕闷冒、经脉有跳动感这些表现，病程久的患者则会形成痿证。

[原文]

（161）伤寒发汗，若吐，若下解后，心下痞硬，噫气[1]不除者，旋覆代赭汤主之。

旋覆代赭汤方

旋覆花三两　人参二两　生姜五两　代赭一两　甘草三两，炙　半夏半升，洗　大枣十二枚，擘

上七味，以水一斗，煮取六升，去滓，再煎取三升，温服一升，日三服。

[注释]

①噫（yī，音同医）气：嗳气。

[白话解]

伤寒表证经过发汗法，或催吐法，或攻下法治疗后，原有的伤寒表证解除，而出现胃脘部痞硬，嗳气不断，但没有食物腐臭味者，应该用旋覆代赭汤来治疗。

旋覆代赭汤方

旋覆花三两　人参二两　生姜五两　代赭一两　甘草三两，炙　半夏半升，洗　大枣十二枚，掰开

以上七味药，用一斗水，煎到六升，把药渣倒掉，再煎煮浓缩，煎到水剩下三升，每次温服一升，一日三次。

[方解]

旋覆代赭汤方中旋覆花苦辛咸，下气消痰，软坚散结消痞，代赭石苦寒，重镇降逆，佐以半夏、生姜，化痰消结，人参、甘

草、大枣补脾胃之虚。诸药合用，使痰消结散，脾胃复常，升降调和，气机通畅，则痞、噫自除。

[原文]

(162) 下后，不可更行桂枝汤，若汗出而喘，无大热者，可与麻黄杏子甘草石膏汤。

麻黄杏子甘草石膏汤方

麻黄四两　杏仁五十个，去皮尖　甘草二两，炙　石膏半斤，碎，绵裹

上四味，以水七升，先煮麻黄，减二升，去白沫，内诸药，煮取三升，去滓，温服一升。本云黄耳杯。

[白话解]

使用下法以后，表证没有解除，如果出现出汗多，气喘，身热不厉害等症状时，不可以再用桂枝汤治疗，可以考虑服用麻黄杏子甘草石膏汤。

麻黄杏子甘草石膏汤方

麻黄四两　杏仁五十个，去掉皮尖　甘草二两，炙　石膏半斤，打碎，用绵纱包裹

以上四味药，用七升水，先煮麻黄，减掉二升水，把药上面白色药沫去掉，把剩下三味药放入里面，煎到水剩下三升，把药渣倒掉，温服一升。旧本说服一黄耳杯的量。

[方解]

麻黄杏子甘草石膏汤中，麻黄宣肺平喘，且发汗解表；石膏辛甘大寒，用量倍于麻黄，意在直清里热；杏仁宣降肺气，助麻黄平喘；炙甘草甘缓和中，调和诸药，并防石膏寒凉伤脾。纵观四药，一散一清，一宣一降，恰合肺之气机。全方意在宣畅肺气，清泄肺热，肺热清则肺气畅，而喘咳自愈。

[原文]

(163) 太阳病，外证未除而数下之，遂协热而利①，利

下不止，心下痞硬，表里不解者，桂枝人参汤主之。

桂枝人参汤方

桂枝四两，别切　甘草四两，炙　白术三两　人参三两　干姜三两

上五味，以水九升，先煮四味，取五升，内桂，更煮取三升，去滓，温服一升，日再夜一服。

［注释］

①协热而利：里寒伴表证发热而下利。

［白话解］

太阳病，表证没有解除，而多次使用攻下法，因此邪气内陷于里，出现下利不止，胃脘部痞硬等里症，像这样表证与里证都没有解除的，应该用桂枝人参汤来治疗。

桂枝人参汤方

桂枝四两，另切成小段　甘草四两，炙　白术三两　人参三两　干姜三两

以上五味药，用九升水，先煮四味药，等水煎到剩五升时，把桂枝放进去，继续煎煮直到剩三升温服一升，白天服用两次，夜间服用一次。

［方解］

桂枝人参汤，为理中汤原方甘草用量加至四两，再加桂枝四两而成，理中汤中，人参补脾益气，干姜温中散寒，白术健脾燥湿，甘草和中益虚，四药合用，共奏温中散寒，除湿止利之功；桂枝辛温发散，既可外解太阳表邪，并能助理中汤温中散寒。全方重在益气通阳，气足阳通则里和而表证亦解。

［原文］

（164）伤寒大下后，复发汗，心下痞。恶寒者，表未解也，不可攻痞，当先解表，表解乃可攻痞，解表宜桂枝

汤，攻痞宜大黄黄连泻心汤。

[白话解]

太阳伤寒，用了峻烈的泻下药后，又用了发汗法，出现胃脘部痞满。恶寒怕冷是由于表证没有解除，应当先解表，表证解除之后才可治痞；解表可以尝试用桂枝汤治疗，治痞可以尝试用大黄黄连泻心汤治疗。

[原文]

(165) 伤寒发热，汗出不解，心中痞硬，呕吐而下利者，大柴胡汤主之。

[白话解]

伤寒发热，得汗后热仍不解（已不属表证），且伴见心下痞硬，呕吐，腹泻（当下利臭秽清水）等症，应该用大柴胡汤来治疗。

[原文]

(166) 病如桂枝证，头不痛，项不强，寸脉微浮①，胸中痞硬，气上冲喉咽，不得息者，此为胸有寒②也。当吐之，宜瓜蒂散。

瓜蒂散方

瓜蒂一分，熬黄　赤小豆一分

上二味，分别捣筛，为散已，合治之，取一钱匕，以香豉一合，用热汤七合，煮作稀糜，去滓，取汁和散，温顿服之。不吐者，少少加，得快吐乃止。诸亡血虚家，不可与瓜蒂散。

[注释]

①微浮：微，代表程度，非指微脉。微脉，指脉略有浮象。

②寒：此处指“邪”。

［白话解］

病症像桂枝汤证（有发热、汗出、恶风等症状），但是头不痛，颈项没有僵硬感，寸脉略见浮象，胸中痞硬，气上冲到咽喉，不能正常呼吸，这是因为胸中有痰邪，应该用催吐法治疗，宜用瓜蒂散。

瓜蒂散方

瓜蒂一份，熬黄　赤小豆一份

以上二味药，分别把他们捣碎并筛取干净，成为粉末后，再混到一起修治，取一钱匕量的药粉，用香豉一合，热汤七合熬煮成稀糜状，把药渣倒掉，取药汁冲散，药温时一次性服用完，如果服用药物后病人没有呕吐的，再稍稍加些散，直到病人大吐后停止服用。平时气血虚弱的人，不可以服用瓜蒂散。

［方解］

瓜蒂散中，瓜蒂味极苦，性升催吐，赤小豆味酸，利水消肿；豆豉清轻和胃，载药上行，助涌吐之功，但不伤胃。三药合用，为涌吐之峻剂。

［原文］

（167）病胁下素有痞，连在脐旁，痛引少腹入阴筋[①]者，此名脏结，死。

［注释］

①阴筋：指生殖器官而言。

［白话解］

病人胁下平时有痞积，并与脐旁这个部位相连，发作时疼痛牵引到少腹部，甚至于到生殖器官的，叫做“脏结”，多为病情严重，很难治好。

[原文]

(168) 伤寒，若吐、若下后，七八日不解，热结在里，表里俱热，时时恶风，大渴，舌上干燥而烦，欲饮水数升者，白虎加人参汤主之。

白虎加人参汤方

知母六两　石膏一斤，碎　甘草二两，炙　人参二两　粳米六合

上五味，以水一斗，煮米熟汤成，去滓，温服一升，日三服。此方立夏后，立秋前乃可服。立秋后不可服。正月、二月、三月尚凛冷，亦不可与服之，与之则呕利而腹痛。诸亡血虚家亦不可与，得之则腹痛。利者但可温之，当愈。

[白话解]

得了伤寒病应当用汗解，如果误用吐、下法以后，大概七八天时间病还不见好，表邪入里化热，表里都热，常常怕风，口渴得厉害，舌上干燥，心中烦，想大量喝水的，应该用白虎加人参汤来治疗。

白虎加人参汤方

知母六两　石膏一斤，打碎　甘草二两，炙　人参二两　粳米六合

以上五味药，用一斗水，等到米煮熟了汤药也就煎煮好了，把药渣倒掉，温服一升，每天三次。白虎加人参汤在立夏以后立秋之前才可以服用。立秋之后不可以再服用。正月、二月、三月天气还比较冷，也不可以服用，如果服用了就会出现呕吐、腹痛、腹泻等症状。一切平素失血血虚之人也不可以服用，如果服用之后出现腹痛、腹泻的病人服些温热之药就会好了。

［方解］

白虎加人参汤中，石膏辛甘大寒，善能清热，知母苦寒而润，长于泻火润燥；炙甘草、粳米益气和中，并防石膏、知母寒凉太过；人参益气生津。全方清热泻火，益气生津，适用于气分热盛兼津气不足的情况。

［原文］

（169）伤寒，无大热，口燥渴，心烦，背微恶寒者，白虎加人参汤主之。

［白话解］

得了伤寒，发热不高，口中干燥且渴，心烦，后背上微微畏寒的，应该用白虎加人参汤来治疗。

［原文］

（170）伤寒，脉浮，发热无汗，其表不解，不可与白虎汤，渴欲饮水无表证者，白虎加人参汤主之。

［白话解］

得了伤寒，脉现浮象，发热，不出汗，表证没有解除的，不可以服用白虎汤；口渴想要喝水，并且没有表证的，应该用白虎加人参汤来治疗。

［原文］

（171）太阳少阳并病，心下硬，颈项强而眩者，当刺大椎、肺俞、肝俞，慎勿下之。

［白话解］

太阳病还没有痊愈，又出现少阳病的症状，胃脘部痞硬，颈项有僵硬感，且伴头目昏眩的，应当刺大椎、肺俞、肝俞，千万不可以用攻下法。

[原文]

(172) 太阳少阳合病，自下利者，与黄芩汤，若呕者，黄芩加半夏生姜汤主之。

黄芩汤方

黄芩三两　芍药二两　甘草二两，炙　大枣十二枚，擘

上四味，以水一斗，煮取三升，去滓，温服一升，日再夜一服。

黄芩加半夏生姜汤方

黄芩三两　芍药二两　甘草二两，炙　大枣十二枚，擘　半夏半升，洗　生姜一两半，一方三两，切

上六味，以水一斗，煮取三升，去滓，温服一升，日再夜一服。

[白话解]

太阳与少阳同时发病，未经治疗而出现腹泻的，可以服用黄芩汤，如果同时伴有呕吐的，应该用黄芩加半夏生姜汤来治疗。

黄芩汤方

黄芩三两　芍药二两　甘草二两，炙　大枣十二枚，掰开

以上这四味药，用一斗水，煎煮到水剩下三升的时候，把药渣去掉，温服一升，白天服用两次，夜间服用一次。

黄芩加半夏生姜汤方

黄芩三两　芍药二两　甘草二两，炙　大枣十二枚，掰开　半夏半升，洗　生姜一两半，一方三两，切

以上这六味药，用一斗水，煎煮到水剩下三升的时候，把药渣去掉，温服一升，白天服用两次，夜间服用一次。

[方解]

黄芩汤中，黄芩苦寒，清泻少阳郁火为主药；芍药酸苦微寒，泻热敛阴，缓急止痛；甘草、大枣益气和中，调补正气。诸药合用，清热止利，善治腹痛后重，大便黏滞的热痢，被誉为“万世治痢之祖方”。

黄芩加半夏生姜汤是在黄芩汤的基础上，加半夏、生姜以止呕。半夏、生姜为小半夏汤，功在和胃降逆。

[原文]

(173) 伤寒胸中有热，胃中有邪气，腹中痛，欲呕吐者，黄连汤主之。

黄连汤方

黄连三两　甘草三两，炙　干姜三两　桂枝三两，去皮　人参二两　半夏半升，洗　大枣十二枚，擘

上七味，以水一斗，煮取六升，去滓，温服，昼三夜二。疑非仲景方。

[白话解]

得了伤寒，胸中有热，胃中有寒邪，导致腹中疼痛，想要呕吐的，应该用黄连汤来治疗。

黄连汤方

黄连三两　甘草三两，炙　干姜三两　桂枝三两，去皮　人参二两　半夏半升，洗　大枣十二枚，掰开

以上这七味药，用一斗水，煮到剩六升水时，把药渣倒掉，药温时服用。白天服用三次，夜间服用两次。

[方解]

黄连汤即半夏泻心汤去黄连加桂枝而成。黄连汤中，黄连苦

寒清热，干姜辛热温寒，辛开苦降，意在复中焦升降之机。半夏降逆和胃以止呕；桂枝辛温通阳散寒；人参、甘草、大枣益胃和中。诸药合用，较半夏泻心汤侧重于辛开，昼三夜二服，意在用量频服而能药性持久，从而使脾胃气和，升降协调，则诸症除。

[原文]

(174) 伤寒八九日，风湿相搏，身体疼烦，不能自转侧，不呕不渴，脉浮虚而涩者，桂枝附子汤主之，若其人大便硬，小便自利者，去桂加白术汤主之。

桂枝附子汤方

桂枝四两，去皮　附子三枚，炮，去皮，破　生姜三两，切　大枣十二枚，擘　甘草二两，炙

上五味，以水六升，煮取二升，去滓，分温三服。

去桂加白术汤方

附子三枚，炮，去皮，破　白术四两　生姜三两，切　甘草二两，炙　大枣十二枚，擘

上五味，以水六升，煮取二升，去滓，分温三服。初一服，其人身如痹，半日许复服之，三服都尽，其人如冒状，勿怪。此以附子、术并走皮内，逐水气未得除，故使之耳。法当加桂四两。此本一方二法，以大便硬，小便自利，去桂也；以大便不硬，小便不利，当加桂。附子三枚，恐多也。虚弱家及产妇，宜减服之。

[白话解]

得了伤寒大概八九天，由于风湿相互搏结，全身疼痛得很厉害，不能自主转动身体，不呕吐，不口渴，脉浮虚而涩的，应该用桂枝附子汤来治疗；如果病人大便成形，小便通利，应该用去

桂加白术汤来治疗。

桂枝附子汤方

桂枝四两，去皮　附子三枚，炮，去皮，破开　生姜三两，切成片　大枣十二枚，掰开　甘草二两，炙

以上这五味药，用六升水，煮到剩两升水时，把药渣倒掉，分三次温服。

去桂加白术汤方

附子三枚，炮，去皮，破开　白术四两　生姜三两，切成片　甘草二两，炙　大枣十二枚，掰开

以上这五味药，用六升水，煮到两升水，把药渣倒掉，分三次温服。第一服时，病人身体可能会觉得麻木，大约半天时间再服一次，把三服药都服完了，病人可能会觉头晕，这是正常反应，不要感到慌张。这是因为附子、白术的药力在皮肤行窜，驱除体内水气但还没有除尽，所以会出现身体麻木，如冒状等症状。依法应当加桂四两。这个方子有两种用法：如果大便硬，小便通利，所以去桂枝；如果大便不成形，小便也不通利，应当加桂枝。附子用到三枚，恐怕有点多。体质虚弱的人以及产妇，应当减量甚至去掉服用。

[方解]

桂枝附子汤中重用桂枝祛风，温经通络，祛寒定痛，附子温经助阳，甘草、大枣、生姜调和营卫。

去桂加白术汤中白术温阳化湿，健脾益气，配以附子温阳燥湿，生姜辛温助阳。此方较桂枝附子汤中附子、生姜、大枣、甘草的用量小，意在体虚以扶助正气为主，除湿需要缓缓收效。

[原文]

(175) 风湿相搏，骨节疼烦，掣痛不得屈伸，近之则

痛剧，汗出短气，小便不利，恶风不欲去衣，或身微肿者，甘草附子汤主之。

甘草附子汤方

甘草二两，炙　附子二枚，炮，去皮，破　白术二两　桂枝四两，去皮

上四味，以水六升，煮取三升，去滓，温服一升，日三服。初服得微汗则解。能食，汗止复烦者，将服五合，恐一升多者，宜服六七合为始。

[白话解]

风湿相互搏结，全身关节频繁剧烈疼痛，四肢牵引性疼痛，拘急而不能活动自如，碰触痛处会加重疼痛，出汗，短气，小便不畅，怕风而不愿脱衣服，有的人可能会出现全身轻微水肿，应该用甘草附子汤来治疗。

甘草附子汤方

甘草二两，炙　附子二枚，炮，去皮，破开　白术二两　桂枝四两，去皮

以上这四味药，用六升水，煮到剩三升的时候把药渣去掉，药温时服用一升，每天三次。刚服用时微微汗出病就好了。能吃饭，汗出后心里烦的，本打算服用五合的，应当加量，担心一升有点多的人，可以从六七合开始服用。

[方解]

甘草附子汤中桂枝、附子、炙甘草温助表里阳气，且桂枝祛风，附子与白术俱能除湿，四药合用，共奏温经助阳、祛风除湿之功。

[原文]

（176）伤寒，脉浮滑，此以表有热，里有寒[①]，白虎汤主之。

白虎汤方

知母六两　石膏一斤，碎　甘草二两，炙　粳米六合

上四味，以水一斗，煮米熟汤成，去滓，温服一升，日三服。

[注释]

①表有热，里有寒：据林亿等在原文下按语，此处应作表里俱热解。也有人认为，表热是指身体发烧而言，里有寒指的是病因。

[白话解]

伤寒，脉现浮滑，这是因为表里俱热，应该用白虎汤来治疗。

白虎汤方

知母六两　石膏一斤，打碎　甘草二两，炙　粳米六合

以上这四味药，用一斗水，煮到米熟汤药也就熬好了，把药渣倒掉，药温时服用一升，每天三次。

[方解]

白虎汤中，石膏辛甘大寒，善能清热，知母苦寒而润，长于泻火润燥；炙甘草、粳米益气和中，并防石膏、知母寒凉太过。四药相合，共成辛寒清热之重剂。

[原文]

(177) 伤寒，脉结代，心动悸，炙甘草汤主之。

炙甘草汤方

甘草四两，炙　生姜三两，切　人参二两　生地黄一斤　桂枝三两，去皮　阿胶二两　麦门冬半升，去心　麻仁半升　大枣三十枚，擘

上九味，以清酒七升，水八升，先煮八味取三升，去

滓，内胶，烊消尽，温服一升，日三服。一名复脉汤。

[白话解]

伤寒，出现结代脉，心慌的厉害，应该用炙甘草汤来治疗。

炙甘草汤方

甘草四两，炙　生姜三两，切成片　人参二两　生地黄一斤　桂枝三两，去皮　阿胶二两　麦门冬半升，去心　麻仁半升　大枣三十枚，掰开

以上这九味药，用七升清酒，八升水，先煎煮八味药，煮到三升时，把药渣倒掉，阿胶放入药汁中烊化，温服一升，每天三次。

[方解]

炙甘草汤重用炙甘草补中益气，合用人参、大枣补中气，益元气，滋化源，气足血生；生地黄重用至一斤，意在取其滋阴养血之效，合于麦冬、阿胶、麻仁养心阴、补心血，以充血脉；用桂枝、生姜宣阳化阴。且桂枝甘草辛甘化阳，以温通心阳，加清酒振奋阳气，温通血脉。诸药合用，阳生阴长，阴阳并补，共奏通阳复脉，滋阴养血之功。

[原文]

(178) 脉按之来缓，时一止复来者，名曰结。又脉来动[1]而中止，更来小数[2]，中有还者反动[3]，名曰结，阴也。脉来动而中止，不能自还，因而复动者，名曰代，阴也。得此脉者，必难治。

[注释]

①动：指脉搏跳动。

②小数：略微快一些。

③反动：反，复、又之意。反动，即复动。

［白话解］

摸脉时觉脉象缓慢，有时有一次间歇的，叫作结脉。脉搏跳动间歇后再来的脉搏就稍快一些，然后恢复之前的脉搏跳动，叫作结脉，它是阴脉。结脉以停止时间短，无定数，复来之脉稍快为特点。又有脉搏跳动而有间歇，但好久不能回还到原来的脉跳，然后再动，叫代脉，它也是阴脉。代脉以停止时间长，止有定数，复来之脉不快为特点。如果出现结脉或者代脉，病必难治。（结代脉以心阴阳气血不足所致，但亦有其他实邪为病因的情况，应灵活对待。

卷五

辨阳明病脉证并治第八

合四十四法，方一十首，一方附，并见阳明少阳合病法

[题解]

阳明病是外感病过程中，正邪相争激烈、邪热极盛的阶段，以热盛津伤、化燥成实为特点，故阳明病的性质为里、实、热证。阳明，包括足阳明胃与手阳明大肠经及其所属的胃与大肠二腑。本篇介绍了阳明病的成因、病机，以及主要病证、变证及其治法、禁忌与预后。

[原文]

(179) 问曰：病有太阳阳明，有正阳阳明，有少阳阳明，何谓也？答曰：太阳阳明者，脾约①是也；正阳阳明者，胃家实是也；少阳阳明者，发汗利小便已，胃中燥烦实，大便难是也。

[注释]

①脾约：胃热肠燥，津液受损，脾阴不足，脾为胃行其津液的功能受到约束，症见大便硬，小便数。

[白话解]

提问：什么叫做太阳阳明，正阳阳明，少阳阳明？老师回答：太阳阳明就是脾约，表现为大便硬，小便频数。正阳阳明就

是胃肠中有热实。少阳阳明是由于发汗和利小便之后，胃肠少津，大便干燥而困难。

[原文]

（180）阳明之为病，胃家实[1]是也。

[注释]

①胃家实：胃家，泛指胃肠，《灵枢》："大肠小肠皆属于胃。"实，指邪气盛实，不仅仅指有形的燥屎。

[白话解]

阳明病的典型症状就是指胃肠中有热实。

[原文]

（181）问曰：何缘得阳明病？答曰：太阳病，若发汗，若下，若利小便，此亡津液，胃中干燥，因转属阳明。不更衣[1]，内实，大便难者，此名阳明也。

[注释]

①不更衣：即不大便的委婉词。成无己云：古人登厕必更衣，不更衣者，通为不大便。

[白话解]

提问：为什么会得阳明病呢？老师回答：得了太阳病，如果使用了发汗法、攻下法或者利小便的方法治疗，损伤了津液，以至于胃肠中干燥，因而转为阳明病。不大便，内有实邪，大便困难的，这就是阳明病。

[原文]

（182）问曰：阳明病，外证云何？答曰：身热，汗自出，不恶寒，反恶热也。

[白话解]

提问：阳明病的外在症状是什么呢？老师回答：（阳明病的外在症状是）身上发热，自汗出，不怕冷，反而怕热。

[原文]

（183）问曰：病有得之一日，不发热而恶寒者，何也？答曰：虽得之一日，恶寒将自罢，即自汗出而恶热也。

[白话解]

提问：病人得了阳明病的第一天，不发热但是怕冷，这是为什么呢？老师回答：虽然已经得了一天的阳明病，但是怕冷的表现将会自己消除，接着就会出汗并且怕热。

[原文]

（184）问曰：恶寒何故自罢？答曰：阳明居中，主土也，万物所归，无所复传①，始虽恶寒，二日自止，此为阳明病也。

[注释]

①阳明居中，主土也，万物所归，无所复传：阳明胃居于中焦，就其生理而言，具有土德之性，既能长养万物，也是万物归宿；从病理而言，阳明以燥为本，诸经病邪，无论表里寒热，只要并入阳明，则必从热从燥而化，因燥成实，实则无所复传。

[白话解]

提问：怕冷的表现为何会自行消除呢？老师回答：阳明胃居于中焦，具有土德之性，是万物的归宿，不再传变，所以即使刚开始的时候怕冷，第二天就会自己停止，这就是阳明病。

[原文]

（185）本太阳初得病时，发其汗，汗先出不彻，因转属阳明也。伤寒发热无汗，呕不能食，而反汗出濈濈然[①]者，是转属阳明也。

[注释]

①濈濈（jí，音同及）然：形容汗出连绵不断的样子。

[白话解]

本来是太阳病，刚开始得病的时候，用发汗的方法治疗，然而汗出得不透彻，因而转变为阳明病。伤寒表现为发热，不出汗，而现在病人则表现为呕吐，不能吃东西，而且全身汗出连绵不断，这也是转变成了阳明病。

[原文]

（186）伤寒三日[①]，阳明脉大。

[注释]

①伤寒三日：三，为约略之数。《素问·热论》："二日阳明"。少阳篇"伤寒三日，少阳脉小者，欲已也"，据此"伤寒三日"当作"伤寒二日"。热性病的发展变化不能机械地看待。

[白话解]

得了伤寒病的第三天左右，出现了阳明证，脉象就会表现为大脉。

[原文]

（187）伤寒脉浮而缓，手足自温者，是为系在太阴。太阴者，身当发黄；若小便自利者，不能发黄。至七八日，大便硬者，为阳明病也。

[白话解]

病人得了伤寒病，如果脉象浮而缓，手脚温暖，这是与太阴病有了联系。太阴病，病人身上应该会有发黄的现象；但是如果病人小便通利，就不会出现身体发黄。到了第七八天，大便干硬的，就是已经转变成了阳明病。

[原文]

(188) 伤寒转系阳明者，其人濈然微汗出也。

[白话解]

伤寒转入阳明的，病人就会有不断的微微出汗的症状。

[原文]

(189) 阳明中风，口苦咽干，腹满微喘，发热恶寒，脉浮而紧。若下之，则腹满，小便难也。

[白话解]

阳明中风证，具有口苦，咽中干燥，腹部胀满，稍有气喘，发烧，怕冷，脉象浮紧等症状。如果使用了攻下法，就会引起腹部更加胀满和小便困难等症状。

[原文]

(190) 阳明病，若能食，名中风；不能食，名中寒。

[白话解]

病人得了阳明病，如果想吃东西，叫作中风；如果不想吃东西，就叫作中寒。

[原文]

(191) 阳明病，若中寒者，不能食，小便不利，手足濈然汗出，此欲作固瘕①，必大便初硬后溏。所以然者，以胃中冷，水谷不别②故也。

[注释]

①固瘕（jiǔ，音同假）：胃中虚寒，水谷不消而结积的病

证，临床表现为大便初头硬，后溏薄，并且日久不愈。

②水谷不别：是指大便中杂有不消化的食物和水混在一起。谷就是食物。

[白话解]

阳明病病人，如果是“中寒”的就不想吃东西，小便不通利，手脚不断的微微出汗，这就要变为“固瘕”，必然会使大便先硬后溏。造成这种情况的原因是胃中虚冷，饮食水谷不能消化。

[原文]

(192) 阳明病，初欲食，小便反不利，大便自调，其人骨节疼，翕翕如有热状，奄然发狂，濈然汗出而解者，此水不胜谷气，与汗共并，脉紧则愈。

[白话解]

得了阳明病，刚开始的时候还想吃东西，但是小便反而不通利，大便正常，病人骨节疼痛，微微发热像是发烧的样子，突然发狂，全身不断微汗出而病退，这是因为病人的正气强，水湿之邪不能战胜谷气，就与汗一起排出体外，脉象现紧象的，病就好了。

[原文]

(193) 阳明病，欲解时，从申至戌[①]上。

[注释]

①申至戌：申，指下午3点至5点；戌，指晚上7点至9点。

[白话解]

阳明病将要好了的时候，常在15点到21点之间。

[原文]

(194) 阳明病，不能食，攻其热必哕。所以然者，胃中虚冷故也。以其人本虚，攻其热必哕。

[白话解]

病人得了阳明病，不想吃东西，如果按照热证清热攻下，就会引起病人干呕。出现这种现象的原因是胃中虚冷；因为病人的胃气本就虚弱，再按热证清热攻下，导致病人胃中虚冷故定会出现干呕的表现。

[原文]

(195) 阳明病，脉迟，食难用饱，饱则微烦头眩，必小便难，此欲作谷瘅[①]。虽下之，腹满如故，所以然者，脉迟故也。

[注释]

①谷瘅：瘅通疸，黄疸的一种，由脾胃虚弱，运化失职，湿邪内阻所致，以饮食减少，食后头眩，心胸不舒为主要临床表现，有寒湿与湿热两种类型。

[白话解]

得了阳明病，脉象现迟脉，吃东西不能吃饱，吃饱了就会觉得心里微微发烦，头晕，小便困难，这是将要形成谷疸的征兆。即使（脉迟是中阳不足、寒湿内阻而成，应当采用温中散寒除的治法，攻下则中阳更虚而腹满不减）已经采用了攻下法，但是腹部依然胀满，出现这些症状是脉迟的缘故。

[原文]

(196) 阳明病，法多汗，反无汗，其身如虫行皮中状者，此以久虚故也。

［白话解］

得了阳明病，按理说应当出汗较多，现在病人反而不出汗，身上痒，像是有虫子在皮中爬行的感觉，这是因为病人胃气久虚，津液不足，汗出无源的缘故。

［原文］

（197）阳明病，反无汗，而小便利，二三日呕而咳，手足厥者，必苦头痛。若不咳不呕，手足不厥者，头不痛。

［白话解］

得了阳明病，按理说应当出汗较多，现在病人反而不出汗，但是小便通利，到了得病的第二、三天，如果病人出现呕吐，咳嗽，手脚冰冷的症状，一定也会头痛的比较厉害。如果病人不咳嗽不呕吐，手脚不冰冷的，头也不痛。

［原文］

（198）阳明病，但头眩，不恶寒，故能食而咳，其人咽必痛。若不咳者，咽不痛。

［白话解］

得了阳明病，只是感觉头有点晕，不怕冷，病人能吃东西但是咳嗽的，必然会咽痛。如果不咳嗽，咽部也不会痛。

［原文］

（199）阳明病无汗，小便不利，心中懊憹者，身必发黄。

［白话解］

得了阳明病，不出汗，小便不通利，心中感到烦闷不安的病人，会出现身上发黄的症状。

[原文]

(200) 阳明病，被火，额上微汗出，而小便不利者，必发黄。

[白话解]

得了阳明病，如果误用火法治疗，病人只是额头上有微微汗出，并且小便也不通利的，身上就会发黄。

[原文]

(201) 阳明病，脉浮而紧者，必潮热，发作有时。但浮者，必盗汗出。

[白话解]

得了阳明病，脉象浮紧的，就会有潮热，定时发作；脉象只是浮而不紧的，就会出现盗汗。

[原文]

(202) 阳明病，口燥，但欲漱水，不欲咽者，此必衄。

[白话解]

得了阳明病，口中干燥，但只是想用水漱口而不愿意咽下去(这是热在营分的特征，若进一步波及血分，血热妄行，损伤脉络)，这种情况一定会流鼻血。

[原文]

(203) 阳明病，本自汗出，医更重发汗，病已差，尚微烦不了了者，此必大便硬故也。以亡津液，胃中干燥，故令大便硬。当问其小便日几行，若本小便日三四行，今日再行，故知大便不久出。今为小便数少，以津液当还入胃中，故知不久必大便也。

[白话解]

得了阳明病，本来自身就会有出汗的症状，医生又误用发汗的方法治疗，病邪虽然已祛，但仍然感到稍稍心烦，不能去除，这一定是大便干硬的缘故。因为自汗和发汗损伤了津液，胃中干燥，而使大便干硬。在这种情况下，应当询问病人一天小便几次，如果平时每天小便三四次，今天只有两次，就可以知道病人就快要解大便了。现在小便次数减少，因为津液应当已经回入肠中，所以知道不久就一定会解大便的。

[原文]

(204) 伤寒呕多，虽有阳明证，不可攻之。

[白话解]

得了伤寒病，出现频频呕吐的症状时，即使有阳明病兼证，也不能用攻下法治疗。

[原文]

(205) 阳明病，心下硬满者，不可攻之，攻之利遂不止者死，利止者愈。

[白话解]

得了阳明病，出现心下胃脘部胀满发硬的，不能用攻下法，如果误用了攻下法以至于腹泻不止的，则预后不好，如果腹泻能够停止的，还可以治愈。

[原文]

(206) 阳明病，面合色赤[①]，不可攻之。必发热，色黄者，小便不利也。

[注释]

①面合色赤：满面通红。

[白话解]

得了阳明病，满面通红的，不能用攻下法，如果误用了攻下法必然会出现发热，如果面部及全身皮肤发黄的，小便就会不通利。

[原文]

(207) 阳明病，不吐不下，心烦者，可与调胃承气汤。

调胃承气汤方

甘草二两，炙　芒硝半升　大黄四两，清酒洗

上三味，切，以水三升，煮二物至一升，去滓，内芒硝，更上微火一二沸，温顿服之，以调胃气。

[白话解]

得了阳明病，没有用吐法，也没有用下法，但病人心中烦的，可斟酌使用调胃承气汤来治疗。

调胃承气汤方

甘草二两，炙　芒硝半升　大黄四两，清酒洗

以上这三味药，切碎，用三升水，煮大黄、甘草到一升水，把药渣倒掉，再放入芒硝，再放到小火上煮两沸，药温时，一次服完，以用来调胃气。

[方解]

大黄苦寒，荡涤实热；芒硝咸寒，泻热润燥；甘草甘平，缓急和中。三药相合，可泻阳明胃肠燥热，且能软坚通便而不伤胃气。

[原文]

(208) 阳明病，脉迟，虽汗出不恶寒者，其身必重，短气腹满而喘，有潮热者，此外欲解，可攻里也。手足濈

然汗出者，此大便已硬也，大承气汤主之；若汗多，微发热恶寒者，外未解也，其热不潮，未可与承气汤；若腹大满不通者，可与小承气汤，微和胃气，勿令至大泄下。大承气汤。

大承气汤方

大黄四两，酒洗　厚朴半斤，炙，去皮　枳实五枚，炙　芒硝三合

上四味，以水一斗，先煮二物，取五升，去滓，内大黄，更煮取二升，去滓，内芒硝，更上微火一两沸，分温再服。得下余勿服。

小承气汤方

大黄四两，酒洗　厚朴二两，炙，去皮　枳实三枚，大者，炙

上三味，以水四升，煮取一升二合，去滓，分温二服。初服汤当更衣，不尔者尽饮之，若更衣者，勿服之。

[白话解]

阳明病，脉象是迟脉，虽然出汗却不怕冷的，病人必然感到身体沉重，气短，腹部胀满而气喘，一阵阵发烧，这是表证将解除的表现，可以用攻下法治疗。如果手脚不断微微汗出的，这是大便已硬，用大承气汤主治。如果出汗多，又稍微发烧怕冷的，是表证还没有解除，这时虽然有热但不是一阵阵的潮热，还不可以用承气汤，如果腹部觉得很胀满而且大便也不通的，可以用小承气汤稍微调和一下胃气，不要使病人泻得太厉害。

大承气汤方

大黄四两，酒洗　厚朴半斤，炙，去皮　枳实五枚，炙　芒硝三合

以上四味药，用一斗水，先煮厚朴、枳实，煮到五升水，把药渣倒掉，放入大黄。煮到两升，倒掉药渣，放入芒硝，再放在小火上煮一两沸，分两次温服。大便排了，剩下的药就不必服

用了。

小承气汤方

大黄四两，酒洗　厚朴二两，炙，去皮　枳实三枚，大者，炙

以上三味药，用四升水，煮到一升二合，倒掉药渣，分两次温服。第一服应当排大便，没有排的把剩下的药都喝了。如果病人解大便了，剩下的药就不要再服了。

[方解]

大承气汤，大黄苦寒泻热荡实，芒硝咸寒软坚润燥，枳实、厚朴行气导滞，破结除满。四药相合，共成攻下实热，荡涤燥结之峻剂。

小承气汤，大黄苦寒，攻下实热，厚朴苦辛温，行气除满，枳实苦微寒，下滞消痞。三药合用，共成通便导滞之剂。

[原文]

(209)阳明病，潮热，大便微硬者，可与大承气汤；不硬者，不可与之。若不大便六七日，恐有燥屎，欲知之法，少与小承气汤，汤入腹中，转矢气者，此有燥屎也，乃可攻之。若不转矢气者，此但初头硬，后必溏，不可攻之，攻之必胀满不能食也。欲饮水者，与水则哕。其后发热者，必大便复硬而少也，以小承气汤和之。不转矢气者，慎不可攻也。小承气汤。

[白话解]

得了阳明病，只要有潮热，大便稍微硬结的，就可以考虑用大承气汤攻下；如果大便不硬的就不能用大承气汤。如果不大便已经六七天，恐怕已有燥屎，想知道有没有燥屎，可先用一点小承气汤，汤药进入腹中，如果腹中有气转动而放屁的，这就是有

燥屎的征象，就可以用攻下法，如果服药后腹中不转气放屁的，这时大便仅是初头硬，后边还是溏薄的，不可以用攻下法，如果误用了攻下法，就必然引起腹部胀满而不能吃东西。想喝水的，喝了就会吐出来。攻下以后又出现发烧的，一定是大便又变硬而且少，用小承气汤调和胃气。不放屁的，千万不能用攻下法。

[原文]

(210) 夫实则谵语[1]，虚则郑声[2]。郑声者，重语也。直视谵语，喘满者死，下利者亦死。

[注释]

①谵语：声高气粗，胡言乱语，多属实证。

②郑声：语言重复，声音低微，见于虚证。

[白话解]

病性是实性病人就会出现声高气粗而胡言乱语，病性是虚性就表现为声音低微，语言重复。郑声就是声音低微，语言重复。如果病人出现两眼直视，声高气粗，胡言乱语，气喘而胸满的，是病情严重，难以治好，出现腹泻的也很难治好。

[原文]

(211) 发汗多，若重发汗者，亡其阳[1]，谵语。脉短者死，脉自和者不死。

[注释]

①亡其阳：阳气随大汗而外亡。

[白话解]

用了发汗法汗出很多，如果再发汗，就会引起亡阳，以至于谵语，如果脉象现短脉的是病情严重，很难治好，脉象与病情相符，病情尚可，预后较好。

[原文]

(212) 伤寒，若吐，若下后不解，不大便五六日，上至十余日，日晡所发潮热，不恶寒，独语如见鬼状。若剧者，发则不识人，循衣摸床[①]，惕而不安，微喘直视，脉弦者生，涩者死。微者，但发热谵语者，大承气汤主之。若一服利，则止后服。

[注释]

①循衣摸床：同捻衣摸床，指病人神智昏糊时，两手无意识的反复触摸衣被床沿。

[白话解]

得了伤寒病，如果用了吐法或者攻下法后，病没有得到解除，不大便五六天，甚至十多天，下午三四点钟一阵阵发热，不怕冷，病人自言自语好像见鬼一般。如果严重的，发作起来就不认识人了，两手顺着床边乱摸，惊惕不安，微微气喘，两眼直视。如果此时脉象是弦脉的就容易治疗，如果是涩脉就是难治之症。如果病情轻的，仅仅是发烧说胡话的，用大承气汤主治，如果吃了一副药，大便就通畅的，就可以停止以后的药不再服用。

[原文]

(213) 阳明病，其人多汗，以津液外出，胃中燥，大便必硬，硬则谵语，小承气汤主之。若一服谵语止者，更莫复服。

[白话解]

阳明病病人出汗多，因为津液以汗的形式排出，以至于胃肠中干燥，大便必然硬结，大便硬结就会出现神昏说胡话，用小承气汤主治。如果服用一次药没有再神昏说胡话了，就不要再吃药了。

[原文]

(214) 阳明病，谵语发潮热，脉滑而疾者[①]，小承气汤主之。因与承气汤一升，腹中转气者，更服一升；若不转气者，勿更与之。明日又不大便，脉反微涩者，里虚也，为难治，不可更与承气汤也。

[注释]

①脉滑而疾：脉来圆滑流利，跳动急速。

[白话解]

得了阳明病，神昏说胡话，一阵阵发热，脉象圆滑流利，跳动急速的，用小承气汤主治。按法服用小承气汤一升以后，如果腹中有气转动的就可以再服用一升，如果不转气，就不要再服用小承气汤了。到了第二天又没有解大便，脉象反而出现涩象的，这就说明是里虚，是难治之症，不能再用承气汤治疗。

[原文]

(215) 阳明病，谵语有潮热，反不能食者，胃中必有燥屎五六枚也；若能食者，但硬耳。宜大承气汤下之。

[白话解]

得了阳明病，神昏说胡话，一阵阵发热，反而不能吃东西的，肠中必有五六块干结的粪便，用大承气汤主治。如果能吃东西的，就表明肠中没有干结的粪便，只是大便硬，可以考虑用小承气汤或者调胃承气汤。

[原文]

(216) 阳明病，下血谵语者，此为热入血室，但头汗出者，刺期门，随其实而泻之，濈然汗出则愈。

［白话解］

阳明病出现下血、神昏说胡话的，这是热入血室，如果只是头上出汗，可以刺期门穴，随病邪所在而泻其邪气，全身微微汗出病就好了。

［原文］

（217）汗出谵语者，以有燥屎在胃中，此为风也。须下者，过经①乃可下之。下之若早，语言必乱，以表虚里实故也。下之愈，宜大承气汤。

［注释］

①过经：此指太阳经罢。

［白话解］

出汗而神昏说胡话的，是因为有燥屎在胃肠中，这是风邪所致。如果需要用泻下法治疗，等太阳证解除之后才能用下法。泻下之后，病就会好了，可以用大承气汤。如果使用泻下法过早，就会引起语言错乱，这是因为病人表虚里实的缘故。

［原文］

（218）伤寒四五日，脉沉而喘满，沉为在里，而反发其汗，津液越出，大便为难，表虚里实，久则谵语。

［白话解］

得了伤寒的第四五天，病人出现脉沉而气喘，腹部胀满，脉沉主里证，反用发汗的方法治疗，津液排至体外，胃肠中因干燥缺津致使大便排出困难，表因发汗而虚，里因大便难而实，时间长了，就会出现神昏说胡话。

[原文]

(219) 三阳合病，腹满身重，难以转侧，口不仁[①]，面垢[②]又作枯，一云向经，谵语，遗尿。发汗则谵语。下之则额上生汗，手足逆冷。若自汗出者，白虎汤主之。

白虎汤方

知母六两　石膏一斤，碎　甘草二两，炙　粳米六合

上四味，以水一斗，煮米熟汤成，去滓，温服一升，日三服。

[注释]

①口不仁：口舌麻木，食不知味，言语不利。

②面垢：面部如蒙油垢。

[白话解]

太阳、阳明和少阳同时发病，病人腹部胀满，身体沉重，翻身困难，口舌不利，面部油垢，神昏说胡话，小便失禁。如果用发汗法治疗就会谵语的更厉害，如果用了攻下法治疗就会出现额头上出汗，手脚逆冷。这时如果能自己出汗的，用白虎汤主治。

白虎汤方

知母六两　石膏一斤，打碎　甘草二两，炙　粳米六合

以上四味药，用一斗水，煮到米熟汤药也就熬好了，把药渣倒掉，药温时服用一升，每天三次。

[方解]

白虎汤，石膏辛甘大寒，善能清热，知母苦寒而润，长于泻火润燥，炙甘草、粳米益气和中，并防石膏、知母寒凉太过。

[原文]

(220) 二阳并病，太阳证罢，但发潮热，手足漐漐[①]汗

出，大便难而谵语者，下之则愈，宜大承气汤。

[注释]

①漐漐（zhí，音同执）：微微汗出潮润之状。

[白话解]

太阳与阳明并病，太阳证已经解除，只是一阵阵发热，手脚不断微微出汗，大便困难，又有神昏谵语的，用泻下的方法治疗就会好了，应当用大承气汤治疗。

[原文]

(221) 阳明病，脉浮而紧，咽燥口苦，腹满而喘，发热汗出，不恶寒，反恶热，身重。若发汗则躁，心愦愦[①]，反谵语。若加温针，必怵惕[②]，烦躁不得眠，若下之，则胃中空虚，客气动膈，心中懊憹。舌上胎者，栀子豉汤主之。

栀子豉汤方

肥栀子十四枚，擘　　香豉四合，绵裹

上二味，以水四升，煮栀子，取二升半，去滓，内豉，更煮取一升半，去滓，分二服。温进一服，得快吐者，止后服。

[注释]

①心愦愦：形容心中烦乱不安之状。

②怵惕：恐惧不安的样子。

[白话解]

得了阳明病，脉象浮紧，咽喉干燥，口苦，腹部胀满而气喘，发热，出汗，不怕冷，反而怕热，身体沉重。如果用汗法发汗就会使病人烦躁不安，反而会引起谵语；如果用温针，就会惊恐不安，烦躁不能睡觉；如果用攻下法，就会引起胃肠空虚邪气入里伤了胸膈，心中烦闷不安，舌上有苔的，应该用栀子豉汤来治疗。

栀子豉汤方

肥栀子十四枚，掰开　香豉四合，绵纱包裹

以上两味药，用四升水，煮栀子到两升半，放入豆豉，煮到水剩下一升半，倒掉药渣，分两次服用，药温时服下第一服如果出现呕吐，就不用服了。

[方解]

栀子豉汤栀子苦寒，既能清透郁热，解郁除烦，又善清三焦之火，导热下行。豆豉味辛，气味轻清，既可宣透胸中郁热，又可和胃降气。

[原文]

(222) 若渴欲饮水，口干舌燥者，白虎加人参汤主之。

白虎加人参汤方

知母六两　石膏一斤，碎　甘草二两，炙　粳米六合　人参二两

上五味，以水一斗，煮米熟汤成，去滓，温服一升，日三服。

[白话解]

如果口渴想喝水，口舌干燥的，应该用白虎加人参汤来治疗。

白虎加人参汤方

知母六两　石膏一斤，打碎　甘草二两，炙　粳米六合　人参三两

以上五味药，用一斗水，煮到米熟汤药也就熬好了，把药渣倒掉，药温时服用一升，每天三次。

[方解]

白虎加人参汤方中石膏辛甘大寒，善能清热，知母苦寒而

润，长于泻火润燥；炙甘草、粳米益气和中，并防石膏、知母寒凉太过；人参益气生津。

[原文]

(223) 若脉浮发热，渴欲饮水，小便不利者，猪苓汤主之。

猪苓汤方

猪苓去皮　茯苓　泽泻　阿胶　滑石碎，各一两

上五味，以水四升，先煮四味，取二升，去滓，内阿胶烊消。温服七合，日三服。

[白话解]

如果脉象现浮脉，发热，口渴想喝水，小便不通利的，应该用猪苓汤来治疗。

猪苓汤方

猪苓去皮　茯苓　泽泻　阿胶　滑石打碎各一两

以上五味药，用四升水，先煮四味药，煮到两升，倒掉药渣，烊化阿胶，温服七合，每天三次。

[方解]

猪苓汤中猪苓、泽泻、茯苓淡渗利水；滑石甘寒，清热利水而导热下行；阿胶为血肉有情之品，滋真阴之虚。五药合用共成清热利水育阴之剂。

[原文]

(224) 阳明病，汗出多而渴者，不可与猪苓汤，以汗多胃中燥，猪苓汤复利其小便故也。

[白话解]

得了阳明病，如果出汗多，并且口渴的，不可以服猪苓汤，

因为出汗多使津液外泄而致胃肠中缺少津液而干燥，猪苓汤增加小便的排出，更加消耗津液的缘故。

[原文]

（225）脉浮而迟，表热里寒，下利清谷者，四逆汤主之。

[白话解]

脉象是浮而且迟，这是表热里寒证，如果病人出现腹泻并且大便中含有不消化的食物，应该用四逆汤来治疗。

[原文]

（226）若胃中虚冷，不能食者，饮水则哕。

[白话解]

如果病人肠胃虚寒，不能吃东西，那么喝水就会呕吐。

[原文]

（227）脉浮发热，口干鼻燥，能食者则衄。

[白话解]

脉象是浮脉、发热、口鼻干燥、能吃东西的人一般会出现流鼻血的症状。

[原文]

（228）阳明病，下之，其外有热，手足温，不结胸，心中懊憹，饥不能食，但头汗出者，栀子豉汤主之。

[白话解]

得了阳明病，用了攻下法之后，病人身体肌表有热，手脚温暖，没有出现结胸，心中烦闷不安，虽然能感到饥饿但不能吃东西，只是头部出汗的，用栀子豉汤主治。

[原文]

(229) 阳明病，发潮热，大便溏，小便自可，胸胁满不去者，与小柴胡汤。

[白话解]

得了阳明病，一阵阵发热，大便稀溏，小便正常，原有的胸胁胀满还没有得到解除的，可以考虑用小柴胡汤治疗。

[原文]

(230) 阳明病，胁下硬满，不大便而呕，舌上白胎者，可与小柴胡汤，上焦得通，津液得下，胃气因和，身濈然汗出则解。

[白话解]

得了阳明病，病人胁下痞硬胀满，大便难解并且呕吐，舌苔是白的，可以服用小柴胡汤，从而使上焦得以通畅，津液能够得以向下布达，胃气和降而恢复正常，全身微微汗出而病解。

[原文]

(231) 阳明中风，脉弦浮大而短气，腹都满，胁下及心痛，久按之气不通，鼻干不得汗，嗜卧，一身及目悉黄，小便难，有潮热，时时哕，耳前后肿，刺之小差，外不解，病过十日，脉续浮者，与小柴胡汤。

[白话解]

阳明病中风，脉象是弦浮而大，短气，腹部胀满，胁下及心前区疼痛，用手按的时间长了就感觉气不顺畅，鼻子干而没有汗，总是瞌睡，全身以及眼睛都是黄的，小便困难，有阵阵发热，时常干呕，耳朵前后部肿，针刺后稍微好点，但是表证没有得到解除。如果得病已经过了十天，脉还是浮，可以服小柴胡汤。

[原文]

(232) 脉但浮，无余证者，与麻黄汤。若不尿，腹满加哕者，不治。麻黄汤。

[白话解]

如果病人仅仅是脉象现浮脉而没有其他症状的，可以服麻黄汤；如果病人没有小便，腹部胀满，并且干呕的，这是难治之症。

[原文]

(233) 阳明病，自汗出，若发汗，小便自利者，此为津液内竭，虽硬不可攻下之，当须自欲大便，宜蜜煎导[1]而通之。若土瓜根[2]及大猪胆汁，皆可为导。

蜜煎导方

食蜜[3]七合

上一味，于铜器内，微火煎，当须凝如饴状，搅之勿令焦著，欲可丸，并手捻作挺，令头锐，大如指，长二寸许。当热时急作，冷则硬。以内谷道[4]中，以手急抱，欲大便时，乃去之。疑非仲景意，已试甚良。

又大猪胆一枚，泻汁，和少许法醋[5]，以灌谷道内，如一食顷[6]，当大便出宿食恶物，甚效。

[注释]

①导：有因势利导之意，对津伤便秘者，用润滑类药物纳入肛门，引起排便，即为导法。

②土瓜根：土瓜，又名王瓜，气味苦寒无毒，其根呈长块

状，富于汁液。葛洪《肘后备急方》有载："治大便不通，土瓜根捣汁，筒吹入肛门中，取通。"

③食蜜：蜂蜜。

④谷道：肛门。

⑤法醋：按官府法定标准酿造的食用醋。

⑥一食顷：大约吃一顿饭的时间。

[白话解]

阳明病本来就出汗，如果再发汗，小便又通利的，这是体内津液缺乏，虽然大便硬也不可以用攻下的方法。应当等到病人想要大便的时候，用蜂蜜煎成坐药塞入肛门来导便。其他如土瓜根和大猪胆汁，都可以作导便用。

蜜煎导方

食蜜七合，盛在铜器中，小火煎，应当凝成软乎乎的固体，搅拌着不能熬焦了，可以做成丸的时候就行了，用手搓成挺状，头部尖，像人的大拇指，大约长两寸。趁蜜热时赶紧做，冷了就硬了。塞入肛门，用手捂住，想要大便时，就不要用手捂住了。

又有一法就是用大猪胆一枚，把胆汁倒出来，加入少许醋，塞入肛门，大约一顿饭时间，应当排出宿食大便，特别有效。

[方解]

蜜煎导方中蜂蜜性平味甘，入肺与大肠经，功善滑润，制成肛门栓剂，能导引大便燥粪下行。土瓜根汁与猪胆汁皆味苦性寒，归肺与大肠经，功能清热润燥，兼以解毒，将二者灌肠可有清热润肠而导便下行之效。

[原文]

（234）阳明病，脉迟，汗出多，微恶寒者，表未解也，可发汗，宜桂枝汤。

桂枝汤方

桂枝三两，去皮　芍药三两　生姜三两　甘草二两，炙　大枣十二枚，擘

上五味，以水七升，煮取三升，去滓，温服一升，须臾啜热稀粥一升，以助药力取汗。

［方解］　详见太阳病篇第12条。

［白话解］

得了阳明病，脉象为迟脉，出汗多，稍微怕冷的，是表证还没有解除，可用发汗法，适宜用桂枝汤来治疗。

［原文］

（235）阳明病，脉浮，无汗而喘者，发汗则愈，宜麻黄汤。

［白话解］

得了阳明病，脉象是浮脉，不出汗但是气喘的，可以考虑用麻黄汤，发了汗病就会好了。

［原文］

（236）阳明病，发热汗出者，此为热越[①]，不能发黄也。但头汗出，身无汗，剂颈而还，小便不利，渴引水浆[②]者，此为瘀热[③]在里，身必发黄，茵陈蒿汤主之。

茵陈蒿汤方

茵陈蒿六两　栀子十四枚，擘　大黄二两，去皮

上三味，以水一斗二升，先煮茵陈减六升，内二味，煮取三升，去滓，分三服。小便当利，尿如皂荚汁状，色正赤，一宿腹减，黄从小便去也。

［注释］

①热越：热邪向外发散。

②水浆：泛指多种饮品，如水、果汁等。

③瘀热：湿热郁滞在里。

[白话解]

得了阳明病，发热，出汗，这是邪热得以向外发散，所以身体不会发黄；如果仅仅是头部出汗，身上没有汗，且汗出到颈部为止，小便不通利，口渴想多喝水的，这是湿热郁积在里，就会出现全身发黄，应该用茵陈蒿汤来治疗。

茵陈蒿汤方

茵陈蒿六两　栀子十四枚，掰开　大黄二两，去皮

以上三味药，用一斗二升水，先煮茵陈，减掉六升水，放入栀子、大黄，煮到三升药汁，倒掉药渣，分三次服用。小便应当通利，尿的颜色如皂角汁，颜色鲜亮，一夜时间腹部减小，湿热从小便排出。

[方解]

茵陈蒿汤中茵陈蒿为主药，清热利湿，疏利肝胆而退黄；栀子苦寒，清泄三焦而利小便；大黄苦寒，泻热行瘀，通腑利胆退黄。三药合用，使二便通利，湿热得去，诸黄皆退。

[原文]

(237) 阳明病，其人喜忘[1]者，必有畜血[2]。所以然者，本有久瘀血，故令喜忘。屎虽硬，大便反易，其色必黑者，宜抵当汤下之。

抵当汤方

水蛭熬　虻虫去翅足，熬，各三十个　大黄三两，酒洗　桃仁二十个，去皮尖及两人者

上四味，以水五升，煮取三升，去滓，温服一升，不下更服。

［注释］

①喜忘：喜就是“善”的意思。喜忘，就是健忘。

②畜血：“畜”与“蓄”相同，指瘀血停留。

［白话解］

得了阳明病，病人健忘的，一定是有瘀血，这么说的原因，是因为如果有长时期的瘀血，就容易使人健忘；这种情况下虽然粪便干硬，但是排便反而容易，粪便颜色一定是黑的，可以尝试用抵当汤攻下。

［原文］

（238）阳明病，下之，心中懊憹而烦，胃中有燥屎者，可攻。腹微满，初头硬，后必溏，不可攻之。若有燥屎者，宜大承气汤。

［白话解］

得了阳明病，用了攻下法之后，病人心中烦闷不安，如果肠中还有燥屎的，还可以用攻下法。如果腹部轻微胀满，大便是开始硬，后边还是稀溏的，就不可以用攻下法。如果有燥屎并且还可以攻下的，可以用大承气汤。

［原文］

（239）病人不大便五六日，绕脐痛，烦躁，发作有时者，此有燥屎，故使不大便也。

［白话解］

病人不大便已经五六天，肚脐周围疼痛，烦躁，发作有一定规律，这是因为肠中有燥屎，所以不解大便。

［原文］

（240）病人烦热，汗出则解，又如疟状，日晡所发热者，属阳明也。脉实者，宜下之；脉浮虚者，宜发汗。下之与大承气汤，发汗宜桂枝汤。

[白话解]

病人发热烦闷，出了汗病就好了，但又如发疟疾一样，到下午三四点时开始发热，这是已转入阳明，如果脉象是实的，就用攻下法，脉象是虚而浮的，就用发汗法。攻下可以用大承气汤，发汗可以尝试用桂枝汤来治疗。

[原文]

(241) 大下后，六七日不大便，烦不解，腹满痛者，此有燥屎也。所以然者，本有宿食[1]故也，宜大承气汤。

[注释]

①宿食：久积于体内未能完全消化的食物。

[白话解]

经过猛烈的泻下疗法后，病人又六七天不解大便，依然烦躁，并且腹部胀满疼痛，这是内有燥屎的表现。之所以出现这种情况，是因为病人体内留有未能完全消化的食物，仍可尝试用大承气汤治疗。

[原文]

(242) 病人小便不利，大便乍难乍易，时有微热，喘冒[1]不能卧者，有燥屎也，宜大承气汤。

[注释]

①喘冒：实邪壅滞，呼吸不畅则作喘；浊气上逆，头目昏眩而为冒。

[白话解]

病人小便不通畅，大便时难时易，时而还微微发热，气喘昏眩不能安卧，这是燥屎阻滞在内的缘故，可以尝试用大承气汤治疗。

[原文]

(243) 食谷欲呕，属阳明也，吴茱萸汤主之。得汤反剧者，属上焦也。吴茱萸汤。

吴茱萸汤方

吴茱萸一升，洗　人参三两　生姜六两，切　大枣十二枚，擘

上四味，以水七升，煮取二升，去滓，温服七合，日三服。

[白话解]

病人每当到进食时就有想要呕吐的感觉，这是中焦脾胃虚寒的缘故，属于阳明病范畴，当用吴茱萸汤治疗。如果服用此汤后病情反而更加严重的，便可能是上焦胸膈有热的缘故了。

吴茱萸汤方

吴茱萸一升，洗　人参三两　生姜六两，切　大枣十二枚，掰开

以上四味药物，用七升水，煮取二升药汁，滤掉药渣，每次温服七合，每日服三次。

[方解]

吴茱萸汤中吴茱萸苦辛大热，具有温胃暖肝，降逆止呕的作用；用大剂量生姜，取其散寒止呕之效，同时辅助吴茱萸温中散寒，和胃降逆；人参、大枣性味甘温，能够健脾补虚和中。诸药合用，共同起到温阳散寒，降逆止呕的功效，治疗肝胃虚寒所致的呕吐。

[原文]

(244) 太阳病，寸缓关浮尺弱，其人发热汗出，复恶

寒，不呕，但心下痞者，此以医下之也。如其不下者，病人不恶寒而渴者，此转属阳明也。小便数者，大便必硬，不更衣十日，无所苦也。渴欲饮水，少少与之，但以法救之。渴者，宜五苓散。

五苓散方

猪苓去皮　白术　茯苓各十八铢　泽泻一两六铢　桂枝半两，去皮

上五味，为散，白饮和服方寸匕，日三服。

[方解]　详见太阳病篇第71条。

[白话解]

得了太阳病，病人脉象浮缓无力，身体发热且有汗出，后来又出现恶寒，不呕吐，只是胃脘部有痞塞不适的感觉，这是因为医生误用下法的缘故。如果不经泻下治疗，病人便不会恶寒，此时口渴，说明病已转属阳明范畴。一般来说，出现小便频数的情况时，大便相应地会变干硬，但因为此时阳明邪气未盛，故虽然十多日不解大便，病人却并不觉得难受。如果口渴想喝水，只需少量饮服即可；口渴的原因很多，也可根据具体的情况采用适当的方法来治疗，五苓散之类的方子当用则用。

[原文]

(245) 脉阳微①而汗出少者，为自和也，汗出多者，为太过。阳脉实②，因发其汗，出多者，亦为太过。太过者，为阳绝于里③，亡津液，大便因硬也。

[注释]

①脉阳微：指脉浮取时虚缓无力。

②阳脉实：指脉浮取时紧实有力。

③阳绝于里：指阳气独盛于内。

[白话解]

脉象浮缓无力，同时微微汗出，此乃表邪随汗而解，阴阳自和，病将愈；若汗出过多，就是太过了。因为脉浮紧有力而大发其汗，以至于汗出过多的，也是太过。发汗太过则津液亡失的也多，空余阳气独盛于内，大便因而就会变得干硬。

[原文]

(246) 脉浮而芤[1]，浮为阳，芤为阴，浮芤相搏，胃气生热，其阳则绝。

[注释]

①芤（kōu，音同抠）：脉浮大而软，状如葱管，按之宽大而中间有空虚感，主阴血亡失。

[白话解]

脉见浮芤象，脉浮说明阳热盛，脉芤说明阴液亏，脉象浮芤并见，则说明阳盛阴亏，使胃气生燥热，阳气就要偏盛。

[原文]

(247) 趺阳脉[1]浮而涩，浮则胃气强，涩则小便数，浮涩相搏，大便则硬，其脾为约，麻子仁丸主之。

麻子仁丸方

麻子仁二升　芍药半斤　枳实半斤，炙　大黄一斤，去皮　厚朴一尺，炙，去皮　杏仁一升，去皮尖，熬，别作脂

上六味，蜜和丸如梧桐子大，饮服十丸，日三服，渐加，以知[2]为度。

[注释]

①趺阳脉：指足背动脉，在冲阳穴处，即足背第二、第三跖

骨间，属足阳明胃经。

②知：痊愈。

[白话解]

趺阳脉见浮涩象，浮是因为胃热盛，涩则是由于小便频数而津液随之亡失所致，浮涩并见是大便干硬的征象，同时也反映了脾输布津液的功能被胃热所约束，应该用麻子仁丸治疗。

麻子仁丸方

麻子仁二升　芍药半斤　枳实半斤，炙　大黄一斤，去皮　厚朴一尺，炙，去皮　杏仁一升，去皮尖，熬，别作脂

以上六味药物，打成粉后，用蜜和匀加工成丸状，每丸如梧桐子般大小，每次用水送服十丸，每日服三次，逐渐加量，当大便正常时就不再增加了。

[方解]

麻子仁丸中麻子仁甘平润肠通便，为方中君药；杏仁肃降肺气，下润大肠，白芍养血敛阴，共为臣药；大黄、厚朴、枳实即是小承气汤减量使用，取其轻下热结，除胃肠燥热的功效；白蜜甘缓，既助麻子仁润肠通便，又可缓和小承气汤攻下之力。本方润肠药与攻下药同用，攻润相合，攻不伤正，用丸剂，意在缓下。

[原文]

(248) 太阳病三日，发汗不解①，蒸蒸发热②者，属胃也，调胃承气汤主之。

[注释]

①发汗不解：指经用汗法后病仍未愈，非指太阳表证不解。

②蒸蒸发热：形容发热由内达外，如蒸笼中热气向外蒸腾

一般。

[白话解]

患太阳病后大约三天的时间，经发汗治疗后病仍不愈，周身发热如笼中热气向外蒸腾一般，说明此时病已转属阳明范畴，应该用调胃承气汤治疗。

[原文]

(249) 伤寒吐后，腹胀满者，与调胃承气汤。

[白话解]

病患伤寒，运用吐法之后，上焦实邪已去，但中、下焦之邪化燥成实导致腹部胀满，可以用调胃承气汤治疗。

[原文]

(250) 太阳病，若吐、若下、若发汗后，微烦，小便数，大便因硬者，与小承气汤和之愈。

[白话解]

太阳病，如果误用吐、下法或发汗太过后，津液受损，病人微微烦躁，小便频数，大便因而硬结，可用小承气汤以轻下热结来治疗。

[原文]

(251) 得病二三日，脉弱，无太阳、柴胡证，烦躁，心下硬。至四五日，虽能食，以小承气汤，少少与，微和之，令小安。至六日，与承气汤一升。若不大便六七日，小便少者，虽不受食一云不大便，但初头硬，后必溏，未定成硬，攻之必溏，须小便利，屎定硬，乃可攻之，宜大承气汤。

[白话解]

得病大约二三天的时间，脉象弱，既无太阳表证，又无少阳柴胡证，病人烦躁，胃脘部硬满不舒。到了四五天的时候，尚能进食，说明腑气尚未闭阻，可用小承气汤，但只能少量给予，以微通腑气，使病人得以小安。到了第六天时，诸症仍在者，可再用小承气汤一升。如果六七天都不解大便，而小便又少，即使病人不能进食，也不能贸然就用大承气汤，因为此时大便开头较硬，随后仍可能溏薄，未必就一定是燥结的，误用攻下法，必致溏泻；必须等到小便通利，大便确定干燥硬结之时，才可用大承气汤。

[原文]

(252) 伤寒六七日，目中不了了[①]，睛不和[②]，无表里证，大便难，身微热者，此为实也，急下之，宜大承气汤。

[注释]

①目中不了了：即视物不清。

②睛不和：指眼珠转动不灵活。

[白话解]

患伤寒大约六七天的时候，病人视物不清，眼珠转动不灵活，没有表证和典型的痞满燥实坚等里实证，而是出现大便困难，身体微发热，这是阳明实证，应当机立断，用大承气汤速下之，使燥热去而阴液存。

[原文]

(253) 阳明病，发热汗多者，急下之，宜大承气汤。

[白话解]

阳明病，因阳热亢盛，里热蒸腾不已而致病人发热、汗出过多的，应该速用大承气汤求其急下存阴。

[原文]

(254) 发汗不解，腹满痛者，急下之，宜大承气汤。

[白话解]

发汗以后，病仍不解，在外津液已夺，在内又出现腹部胀满疼痛，可知燥热已成结滞之势，需用大承气汤急下存阴。

[原文]

（255）腹满不减，减不足言，当下之，宜大承气汤。

[白话解]

病人持续腹部胀满并不减轻，即使有所减轻，其程度也是微不足道的，当用攻下法，可以用大承气汤治疗。

[原文]

（256）阳明少阳合病，必下利，其脉不负者，为顺也。负者，失也①，互相克贼②，名为负也。脉滑而数者，有宿食也，当下之，宜大承气汤。

[注释]

①其脉不负者，为顺也。负者，失也：这是从脉象上的五行生克规律来解释病情的顺逆。阳明属土，脉当弦数，少阳属木，脉当弦直。此时两阳合病而下利，若见滑数之脉，说明中气土旺，木不克土，病情为顺；若脉纯弦象，则说明土虚木旺，胃气已衰，病情为逆。

②克贼：克伐，戕害。

[白话解]

阳明与少阳合病而见腹泻，这是邪热逼迫津液下泻的缘故，此时需以脉判断病情。若脉象未见木邪克土的征象，说明中气尚足，病情为顺；若脉见克伐之象，说明胃气已衰，病情为逆，土虚被旺木所乘，名为克伐。若脉象滑数，可知宿食未去，虽然已经泄泻，仍需用泻下之法，可以用大承气汤治疗。

[原文]

(257) 病人无表里证，发热七八日，虽脉浮数者，可下之。假令已下，脉数不解，合热则消谷喜饥，至六七日不大便者，有瘀血，宜抵当汤。

[白话解]

病人既无太阳表证，又无典型的痞满燥实坚等阳明里证，只是发热七八天不退，此时虽见浮数脉，但这是由于阳明热盛，蒸腾于外的缘故，仍可用下法。假如泻下后，浮脉已去而数脉仍在，并且病人吃得多、饿得快，六七天不解大便，此为瘀血内结，因为一般来说，邪在阳明，当不能食，现在却消谷善饥，说明热不在阳明气分，而是在血分，可以用抵当汤治疗。

[原文]

(258) 若脉数不解，而下不止，必协热便脓血也。

[白话解]

(紧承上条) 假如泻下后，不仅数脉不解，用时还腹泻不止，此乃下后邪热未除的缘故，若热腐血肉，则会导致大便带脓血。

[原文]

(259) 伤寒发汗已，身目为黄，所以然者，以寒湿一作温在里不解故也。以为不可下也，于寒湿中求之。

[白话解]

伤寒，发汗以后，身黄、目黄，之所以这样，是寒湿另一个版本写作“温”内停所致。治疗这种所谓的阴黄，不能用下法，应该针对“寒湿”之邪来辨证治疗。

[原文]

(260) 伤寒七八日，身黄如橘子色，小便不利，腹微满者，茵陈蒿汤主之。

[白话解]

得了伤寒大约七八天的时候，身体发黄，黄色鲜明如橘子色，小便不通畅，腹部微觉胀满，应该用茵陈蒿汤治疗。

[原文]

(261) 伤寒身黄发热，栀子柏皮汤主之。

栀子柏皮汤方

肥栀子十五个，擘　甘草一两，炙　黄柏二两

上三味，以水四升，煮取一升半，去滓，分温再服。

[白话解]

伤寒并发黄疸，周身发黄，发热，应该用栀子柏皮汤治疗。

栀子柏皮汤方

肥栀子十五个，掰开　甘草一两，炙　黄柏二两

以上三味药物，用四升水，煮取一升半药汁，滤去药渣，分作两次温服。

[方解]

栀子柏皮汤，栀子苦寒，清泄三焦之热；黄柏苦寒，善清下焦湿热；甘草甘温和中。三药合用，清热利湿，去湿热之邪。

[原文]

(262) 伤寒瘀热在里，身必黄，麻黄连轺[①]赤小豆汤主之。

麻黄连轺赤小豆汤方

麻黄二两，去节　连轺二两　杏仁四十个，去皮尖　赤小豆一升　大枣十二枚，擘　生梓白皮[②]一升，切　生姜二两，切　甘草二两，炙

上八味，以潦水[③]一斗，先煮麻黄再沸，去上沫，内诸药，煮取三升，去滓，分温三服，半日服尽。

[注释]

①连轺（yáo，音同摇）：即连翘根。今多用连翘。

②生梓（zǐ，音同紫）白皮：指梓树的韧皮部，可代以桑白皮。

③潦（lǎo，音同老）水：指地面流动的雨水，取其味薄不助湿之用。

[白话解]

得了伤寒，邪热郁结于里，郁久挟湿，身体发黄，应该用麻黄连轺赤小豆汤治疗。

麻黄连轺赤小豆汤方

麻黄二两，去节　连轺二两　杏仁四十个，去皮尖　赤小豆一升　大枣十二枚，掰开　生梓白皮一升，切　生姜二两，切　甘草二两，炙

以上八味药物，用雨水一斗，先煮麻黄，待水沸两次后，除去漂浮在水面上的药沫，再放其他的药进去，煮取三升药汁，滤去药渣，分三次温服，半天内喝完。

[方解]

麻黄连轺赤小豆汤，麻黄、杏仁、生姜相配，既能辛散表寒，又能宣肃肺气以利水湿；连轺、赤小豆、生梓白皮，辛凉而苦，清热利湿；甘草、大枣调和脾胃；用潦水煎药，意在不助湿邪。诸药合用，表里通则湿热泄，如此黄退身安。

辨少阳病脉证并治第九

方一首，并见三阳合病法

[题解]

少阳乃三阳之枢，外邻太阳，内接阳明。少阳病是病邪由表入里的过渡阶段，此时邪热不甚盛，正气已显不足，故病证变化多端，多有兼挟，本篇主要论述了少阳病本证及其辨证论治、治疗禁忌等（其诸多兼变证多在太阳篇可见），揭示了外感疾病处于发展过渡阶段的辨证施治。

[原文]

（263）少阳之为病，口苦，咽干，目眩也。

[白话解]

少阳病的典型的症状是口苦，咽干，头目昏眩。

[原文]

（264）少阳中风，两耳无所闻，目赤，胸中满而烦者，不可吐下，吐下则悸而惊。

[白话解]

风邪侵犯少阳，两耳发聋，眼睛发红，胸中胀满而烦躁，此时不可用吐法或下法，一旦误用吐下，极易引发心悸和惊惕。

[原文]

（265）伤寒，脉弦细，头痛发热者，属少阳。少阳不可发汗，发汗则谵语，此属胃。胃和则愈，胃不和，烦而悸。

[白话解]

伤寒，脉象弦细，头痛，发热，这属于少阳病，便不能用发汗法治疗。若误用汗法，就会引发谵语，这是阳明胃热里实的表现，如果运用适当的方法使热泄实去，则胃气自和，病自愈；否则，胃气不和，反而会引发烦躁、心悸等变证。

[原文]

（266）本太阳病不解，转入少阳者，胁下硬满，干呕不能食，往来寒热，尚未吐下，脉沉紧者，与小柴胡汤。

小柴胡汤方

柴胡八两　人参三两　黄芩三两　甘草三两，炙　半夏半升，洗　生姜三两，切　大枣十二枚，擘

上七味，以水一斗二升，煮取六升，去滓，再煎取三升，温服一升，日三服。

[白话解]

原是太阳病，后邪入少阳，疾病未能解除，出现胁下硬胀满闷，干呕，不能饮食，寒热往来等症状，还没有经过吐、下之法的治疗，而脉象沉紧的，可用小柴胡汤。

小柴胡汤方

柴胡八两　人参三两　黄芩三两　甘草三两，炙　半夏半升，洗　生姜三两，切　大枣十二枚，掰开

以上七味药物，用一斗二升的水，煮取六升药汁，滤去药渣，再把药汁煮到剩余三升，每次温服一升，每天服用三次。

[方解]

小柴胡汤中柴胡轻清，疏解少阳，黄芩苦寒，清泄邪热，柴

芩合用，外透里泄，使少阳枢机通利；半夏、生姜和胃降逆止呕，人参、炙甘草、大枣甘温补益，扶正祛邪。诸药合用，寒温并用，升降协调，攻补兼施，共同达到疏利三焦、调畅气机的作用。

[原文]

(267) 若已吐下发汗温针，谵语，柴胡汤证罢，此为坏病，知犯何逆，以法治之。

[白话解]

少阳病，如果已误用涌吐、泻下、发汗、温针等治疗方法，病人出现谵语，而属于柴胡汤的证候已然不复存在，这就叫坏病，此时应当细察脉证，详究病机，运用恰当的方法治疗。

[原文]

(268) 三阳合病，脉浮大，上关上[1]，但欲眠睡，目合则汗。

[注释]

①上关上：指脉端直以长，即弦脉，为少阳主脉。

[白话解]

三阳同时为病，脉象浮大而长，热势弥漫，病人神识昏蒙，昏昏欲睡，睡则汗出。

[原文]

(269) 伤寒六七日，无大热，其人躁烦者，此为阳去入阴[1]故也。

[注释]

①阳去入阴：表为阳，里为阴，即邪气去表入里之意。

[白话解]

伤寒六七日后，在外不甚发热，在内却躁扰心烦不安，这是病邪去表入里的缘故。

[原文]

(270) 伤寒三日，三阳为尽，三阴当受邪，其人反能食而不呕，此为三阴不受邪也。

[白话解]

按照《内经》理论，外感病过了三日，邪当由三阳传入三阴，但事实是否如此，须以脉证为依据。如果病人能食不呕，说明病不在三阴。

[原文]

(271) 伤寒三日，少阳脉小者，欲已也。

[白话解]

伤寒受病三日，病传少阳，若脉象石弦而小，同时诸症亦逐渐减轻，说明病将愈。

[原文]

(272) 少阳病，欲解时，从寅至辰上①。

[注释]

①从寅至辰上：指寅、卯、辰三个时辰，即现在的凌晨3点到上午9点。

[白话解]

少阳病将愈的时间，多在早晨3点到上午9点。

卷六

辨太阴病脉证并治第十

合三法，方三首

[题解]

太阴病缘于中焦虚寒，寒湿内盛，脾胃功能紊乱，以呕吐下利，腹满疼痛，食欲减退，舌苔白腻，脉沉缓为主要临床表现，治当温中散寒，健脾燥湿。本篇主要论述了太阴病的辨证论治及其预后转归。

[原文]

(273) 太阴之为病，腹满而吐，食不下，自利[1]益甚，时腹自痛。若下之，必胸下结硬[2]。

[注释]

①自利：不经人为的泻下而腹泻不止。

②胸下结硬：胸下即胃脘部，指胃脘部痞塞胀硬。

[白话解]

太阴病，腹部胀满，呕吐，不欲饮食，严重腹泻，时时腹痛。如果将上述症状误作阳明里实证而误用下法，则势必导致胃脘部胀硬痞塞不舒。

[原文]

(274) 太阴中风，四肢烦疼，阳微阴涩[1]而长者，为欲愈。

[注释]

①阳微阴涩：此处阴阳指脉之浮取、沉取，即脉浮取微、沉取涩。

[白话解]

患太阴病又兼感风邪，四肢疼痛而烦扰不宁，此时若脉微涩而长，这是正气来复的征象，病将好转。

[原文]

(275) 太阴病，欲解时，从亥至丑上[①]。

[注释]

①从亥至丑上：指亥、子、丑三个时辰，即晚上的9点到次日凌晨3点。

[白话解]

太阴病将要痊愈的时间多在晚上的9点到次日凌晨3点。

[原文]

(276) 太阴病，脉浮者，可发汗，宜桂枝汤。

桂枝汤方

桂枝三两，去皮　芍药三两　甘草二两，炙　生姜三两，切　大枣十二枚，擘

上五味，以水七升，煮取三升，去滓，温服一升。须臾啜热稀粥一升，以助药力，温覆取汗。

[方解]

详见太阳病篇第12条。

[白话解]

得了太阴病，如果脉见浮象，可用发汗法，可以尝试用桂枝汤来治疗。

[原文]

（277）自利不渴者，属太阴，以其脏有寒[①]故也，当温之，宜服四逆辈[②]。

[注释]

①脏有寒：这里指太阴脾脏虚寒。

②四逆辈：指四逆汤、理中汤之类温中散寒的方剂。

[白话解]

自行下利而口不渴的，病属太阳，是脾脏虚寒的缘故，应当服用温药，可以尝试用四逆汤、理中汤之类的方剂来治疗。

[原文]

（278）伤寒脉浮而缓，手足自温者，系在太阴。太阴当发身黄，若小便自利者，不能发黄。至七八日，虽暴烦下利日十余行，必自止，以脾家实[①]，腐秽[②]当去故也。

[注释]

①脾家实：实乃正气充实，此指脾阳恢复之意。

②腐秽：指肠中腐败秽浊之物。

[白话解]

伤寒，脉象浮缓，手足温暖，这属于太阴病。病属太阴，脾阳亏虚，寒湿内盛，便有可能导致周身发黄，但此时如果小便尚通畅则说明湿邪有出路，便不会发黄；到了七八日，病人突然烦扰不安，一日泻下十多次，即便这样症状也会自然消失，因为此时脾阳恢复，积滞在肠中的腐败秽浊之物得以排出的缘故。

[原文]

(279) 本太阳病，医反下之，因而腹满时痛者，属太阴也，桂枝加芍药汤主之；大实痛者，桂枝加大黄汤主之。

桂枝加芍药汤方

桂枝三两，去皮　芍药六两　甘草二两，炙　大枣十二枚，擘　生姜三两，切

上五味，以水七升，煮取三升，去滓，温分三服。本云：桂枝汤，今加芍药。

桂枝加大黄汤方

桂枝三两，去皮　大黄二两　芍药六两　生姜三两，切　甘草二两，炙　大枣十二枚，擘

上六味，以水七升，煮取三升，去滓，温服一升，日三服。

[白话解]

本是太阳病，医者反用攻下之法，因而导致腹满，时时腹痛，这就属于太阴病了。误下伤脾，脾伤则气机壅滞，血络不通，轻者可用桂枝加芍药汤；腹痛剧烈的可在此基础上加大黄二两，以增强化瘀通络的作用，就是桂枝加大黄汤。

桂枝加芍药汤方

桂枝三两，去皮　芍药六两　甘草二两，炙　大枣十二枚，掰开　生姜三两，切

以上五味药物，用七升水，煮取三升药汁，滤去药渣，分三次温服。旧本说：本来是桂枝汤，现在加重了芍药的量。

桂枝加大黄汤方

桂枝三两，去皮　大黄二两　芍药六两　生姜三两，切　甘草二两，炙　大枣十二枚，掰开

以上六味药物，用七升水，煮取三升药汁，滤去药渣，每次温服一升，每日服用三次。

[方解]

桂枝加芍药汤由桂枝汤原方倍用芍药组成，桂枝与甘草、生姜与大枣合用均能辛甘化阳，起到通阳益脾，补脾和胃的作用；重用芍药有双重意义，一来与甘草配伍，酸甘化阴，缓急止痛，二来活血通络，经络通则满痛止。

桂枝加大黄汤由桂枝加芍药汤再加大黄组成，加大黄亦有双重意义，一来增加活血通络的作用，针对因气血经络瘀滞所致的腹满痛；二来防止因气滞不通而导致的大便不通。

[原文]

(280) 太阴为病，脉弱，其人续自便利，设当行大黄芍药者，宜减之，以其人胃气弱，易动故也。

[白话解]

患太阴病，如果脉弱无力，腹泻不止，那么即使符合上条情况而应当用大黄、芍药，也应该减少剂量以求谨慎，因为此时病人脾胃虚弱，不耐攻伐，服用此类药物，易伤脾胃。

辨少阴病脉证并治第十一

合二十三法，方一十九首

[题解]

病入少阴，阴阳气血俱虚，水火失调，临床以“脉微细，但欲寐”为主要特征，分寒化与热化两类病证。本篇主要论述了少阴病的辨证治疗及其预后转归。

[原文]

(281) 少阴之为病，脉微细[①]，但欲寐[②]也。

[注释]

①脉微细：微是指脉搏跳动轻微无力，若有若无，属于阳气衰微，鼓动乏力；细是指脉形细小，属于营血不足，填充无源。

②但欲寐：指精神萎靡，神志模糊，闭目倦卧，似睡非睡的状态。

[白话解]

少阴病的典型症状是脉象微细，精神萎靡而只想倦卧眠睡。

[原文]

(282) 少阴病，欲吐不吐[①]，心烦，但欲寐，五六日自利而渴者，属少阴也，虚故引水自救。若小便色白[②]者，少阴病形悉具，小便白者，以下焦[③]虚有寒，不能制水，故令色白也。

[注释]

①欲吐不吐：指欲吐却又不得吐出的状态。

②小便色白：指小便清长。

③下焦：这里指肾脏。

[白话解]

病人恶心欲吐却又吐之不得，心中发烦，精神萎靡而昏昏欲睡，到了第五、六日，出现腹泻、口渴的症状，这是属于少阴病，口渴是因为津液不足，所以病人会喝水来缓解。如果此时小便清长，那么少阴病的症状就完全具备了，之所以会出现小便清长，是因为下焦肾阳虚衰，气化制水能力不足的缘故。

[原文]

(283) 病人脉阴阳俱紧，反汗出者，亡阳也。此属少阴，法当咽痛而复吐利。

[白话解]

病人寸关尺三部脉皆呈紧象，反见汗出，这是亡阳的表现，属于少阴病，按理当有咽痛以及吐泻等症状。

[原文]

(284) 少阴病，咳而下利谵语者，被火气劫[①]故也，小便必难，以强责[②]少阴汗也。

[注释]

①火气劫：劫作逼迫讲，指用火法强迫发汗。

②强责：指过分强求。强责少阴汗，指不应发汗而强用发汗之法。

[白话解]

患少阴病，咳嗽、腹泻，又见谵语，这是误用火法强迫发汗的结果，此时必然小便困难，这是少阴病不应发汗却强发其汗，劫烁津液的缘故。

[原文]

(285) 少阴病，脉细沉数，病为在里，不可发汗。

[白话解]

得了少阴病，脉象细沉而数，此为里证，不可用发汗的方法。

[原文]

(286) 少阴病，脉微，不可发汗，亡阳故也。阳已虚，尺脉弱涩者，复不可下之。

[白话解]

得了少阴病，脉象微弱，若有若无，不可用发汗之法，因为这是阳气衰微的表现。阳气已然虚衰，若尺部脉又见弱涩象，这是阴血亦虚的缘故，也不可用泻下法。

[原文]

(287) 少阴病，脉紧，至七八日，自下利，脉暴微，手足反温，脉紧反去者，为欲解也，虽烦下利，必自愈。

[白话解]

得了少阴病，脉见紧象，到了七八日的时候，腹泻，脉象突然微弱，但手足反而转温，脉搏的紧象也随之消除，这是病转愈的征兆。一旦阳气恢复，正胜邪退，即使心烦、腹泻，也会逐渐痊愈。

[原文]

(288) 少阴病，下利，若利自止，恶寒而踡卧[①]，手足温者，可治。

[注释]

①踡卧：指四肢踡曲而卧。

[白话解]

得了少阴病，腹泻，如果腹泻能自行停止，虽然病人尚怕冷而踡卧，但手足已然逐渐转温，病就有望治疗。

[原文]

(289) 少阴病，恶寒而踡，时自烦，欲去衣被者，可治。

[白话解]

得了少阴病，怕冷而踡卧，却又时时烦扰不安，想要减去衣被，这是阳气来复，阴寒渐退的佳象，病可治。

[原文]

(290) 少阴中风，脉阳微阴浮①者，为欲愈。

[注释]

①阳微阴浮："阴""阳"，是就寸脉和尺脉而言，意指寸脉微而尺脉浮。

[白话解]

少阴中风证，本当寸脉浮而尺脉沉，今反见寸脉微而尺脉浮，这是阳气来复，正胜邪衰的佳兆，病将愈。

[原文]

(291) 少阴病，欲解时，从子至寅上①。

[注释]

①从子至寅上：指子、丑、寅三个时辰，即现在的晚上11点到次日凌晨5点。

[白话解]

少阴病将愈的时间多是在晚上23点到次日凌晨5点。

[原文]

(292) 少阴病，吐利，手足不逆冷，反发热者，不死。脉不至者，灸少阴[1]七壮[2]。

[注释]

①灸少阴：指灸少阴经上的穴位。

②七壮：艾灸一炷为一壮。七壮，即灸七个艾炷。

[白话解]

得了少阴病，虽然呕吐、腹泻，但手足不仅不厥冷，反而发热，这就不是亡阳重证，预后不坏。如果脉搏一时未见鼓动，这是真气乍虚不能接续的表现，当急灸少阴经穴位七壮。

[原文]

(293) 少阴病，八九日，一身手足尽热者，以热在膀胱，必便血也。

[白话解]

得了少阴病，到了八九日，全身发热，手足亦热，这是正气恢复，病邪由阴出阳化热的缘故，此时热在膀胱，热伤血络，必然会引起尿血。

[原文]

(294) 少阴病，但厥无汗，而强发之，必动其血，未知从何道出，或从口鼻，或从目出者，是名下厥上竭[1]，为难治。

[注释]

①下厥上竭：阳气衰于下而厥逆，是为下厥；阴血出于上而

耗竭，是为上竭。

[白话解]

得了少阴病，只是四肢冰冷而未见汗出，如果强行发汗，必将导致血液妄行而出血，但从何处出血倒不一定，或从口鼻而出，或从目中出，最终形成阳气衰于下而厥逆，阴血出于上而耗竭的局面，像这种情况就叫“下厥上竭”，比较难治。

[原文]

（295）少阴病，恶寒身踡而利，手足逆冷者，不治。

[白话解]

得了少阴病，怕冷而身体踡卧，腹泻，手足逆冷，一派阴寒之象，预后较差。

[原文]

（296）少阴病，吐利躁烦，四逆者死。

[白话解]

得了少阴病，上吐下泻，肢体躁动不安，同时心中烦扰难宁，手足冰冷延及肘膝关节，这是阴盛至极的表现，为不治之证。

[原文]

（297）少阴病，下利止而头眩，时时自冒①者死。

[注释]

①自冒：冒，如以物蔽首之状，形容眼前发黑，目无所见的状态。

[白话解]

得了少阴病，腹泻虽然停止，但病人头目昏眩，不时出现失神欲晕厥的现象，这是死证。

[原文]

(298) 少阴病，四逆恶寒而身踡，脉不至，不烦而躁者死。一作吐利而躁逆者死。

[白话解]

得了少阴病，四肢逆冷，怕冷而身体踡卧，脉搏不至，心中不烦，但肢体却躁动不安，这是死候。

[原文]

(299) 少阴病，六七日，息高①者死。

[注释]

①息高：息指呼吸，息高是指吸气不能下达，即呼吸表浅的意思。

[白话解]

得了少阴病，到了六七日，呼吸表浅，吸气不能下达胸腹，这是肾气绝于下，肺气脱于上的表现，为死候。

[原文]

(300) 少阴病，脉微细沉，但欲卧，汗出不烦，自欲吐，至五六日，自利，复烦躁不得卧寐者死。

[白话解]

少阴病，脉象沉细而微，精神萎靡而只想踡卧，汗出但不烦躁，经常想吐，这是少阴本证，应当及时温阳救逆，尚有挽回的可能。如果有所迁延，到了五六日，又增加了腹泻、烦躁不能安卧的症状，说明阴阳有离绝之势，预后极差。

[原文]

(301) 少阴病，始得之，反发热，脉沉者，麻黄细辛附子汤主之。

麻黄细辛附子汤方

麻黄二两，去节　细辛二两　附子一枚，炮，去皮，破八片

上三味，以水一斗，先煮麻黄，减二升，去上沫，内诸药，煮取三升，去滓，温服一升，日三服。

[白话解]

少阴病，刚得病的时候，反而发热，此时见沉脉，用麻黄细辛附子汤主治。

麻黄细辛附子汤方

麻黄二两，去节　细辛二两　附子一枚，炮，去皮，切成八片

以上三味药物，用一斗水，先煮麻黄，待水减去二升的时候，除去漂浮在水面上的药沫，再把剩余的药物放进去，煮取三升药汁，滤去药渣，每次温服一升，每日服三次。

[方解]

麻黄细辛附子汤，本方中麻黄外解表寒，附子温补肾阳，细辛辛温走窜，既佐附子温阳，又佐麻黄发散。三药合用，于温阳中发散，于解表中补虚。

[原文]

(302) 少阴病，得之二三日，麻黄附子甘草汤微发汗。以二三日无证，故微发汗也。

麻黄附子甘草汤方

麻黄二两，去节　甘草二两，炙　附子一枚，炮，去皮，破八片

上三味，以水七升，先煮麻黄一两沸，去上沫，内诸药，煮取三升，去滓，温服一升，日三服。

[白话解]

少阴病，得病两三天的时候，身体微热，可以用麻黄附子甘

草汤微发其汗。因为病才两三天，还没有出现厥逆、呕吐、自利等里证，所以可微微发汗。

麻黄附子甘草汤方

麻黄二两，去节　甘草二两，炙　附子一枚，炮，去皮，破八片

以上三味药物，用七升水，先煮麻黄，待水沸腾一两滚的时候，除去浮在水面上的药沫，再把剩余的药物放进去，煮取三升药汁，滤去药渣，每次温服一升，每天服用三次。

[方解]

麻黄附子甘草汤，即麻黄细辛附子汤去细辛加炙甘草而成。因病情较麻黄细辛附子汤为轻，所以去掉辛窜的细辛，加炙甘草甘缓补中，一则可缓麻黄发汗太过；二则配合附子辛甘化阳；三则益气补中，保护正气。三药合用，既可温经解表，又不伤正气。

[原文]

(303) 少阴病，得之二三日以上，心中烦，不得卧，黄连阿胶汤主之。

黄连阿胶汤方

黄连四两　黄芩二两　芍药二两　鸡子黄二枚　阿胶三两，一云三挺

上五味，以水六升，先煮三物，取二升，去滓，内胶烊尽，小冷，内鸡子黄，搅令相得，温服七合，日三服。

[白话解]

得了少阴病两三天以上的时候，心中烦扰不宁，难以安卧眠睡，应该用黄连阿胶汤治疗。

黄连阿胶汤方

黄连四两　黄芩二两　芍药二两　鸡子黄二枚　阿胶三两，一种说法是三挺

以上五味药物，用六升水，先煮黄连、黄芩、芍药三味药物，煮取二升药汁，滤去药渣，把阿胶放入药汁中烊化，稍稍冷却后，放入蛋黄液，搅拌均匀，每次温服七合，每天服用三次。

[方解]

黄连阿胶汤本方重用黄连、黄芩清泻心火，正符合“阳有余，以苦除之”；芍药、阿胶、鸡子黄滋补肾阴，即“阴不足，以甘补之”。全方合用，共奏泻心火、滋肾水，交通心肾的功效。

[原文]

(304) 少阴病，得之一二日，口中和[①]，其背恶寒者，当灸之，附子汤主之。

附子汤方

附子二枚，炮，去皮，破八片　茯苓三两　人参二两　白术四两　芍药三两

上五味，以水八升，煮取三升，去滓，温服一升，日三服。

[注释]

①口中和：指口中不苦，亦不燥渴。

[白话解]

得了少阴病大约一两天的时候，口中不苦，也不觉得口干燥或者口渴，只是觉得背部怕冷，此时当外用灸法，内服汤药，应该用附子汤治疗。

附子汤方

附子二枚，炮制后，去掉外边的黑皮，破开成八片　茯苓三两　人参二两　白术四两　芍药三两

以上五味药物，用八升水，煮取三升药汁，滤去药渣，每次

温服一升，每天服用三次。

[方解]

附子汤，本方重用附子为君药，具有温经回阳，祛湿止痛的作用；配以人参温补元阳以扶正祛邪；配以白术、茯苓以健脾祛湿；佐用芍药活血通络止痛，全方合用共奏补阳化湿、温经止痛之功。

[原文]

(305) 少阴病，身体痛，手足寒，骨节痛，脉沉者，附子汤主之。

[白话解]

得了少阴病，身体骨节疼痛，手足冰冷，脉象沉，应该用附子汤治疗。

[原文]

(306) 少阴病，下利便脓血者，桃花汤主之。

桃花汤方

赤石脂一斤，一半全用，一半筛末　干姜一两　粳米一升

上三味，以水七升，煮米令熟，去滓，温服七合，内赤石脂末方寸匕，日三服。若一服愈，余勿服。

[白话解]

得了少阴病，腹泻并且便中有脓血的，应该用桃花汤治疗。

桃花汤方

赤石脂一斤，一半入药煎，一半筛末用　干姜一两　粳米一升

以上三味药物，加入七升水煎煮，到了把粳米煮熟的时候，滤去药渣，放入大约一方寸匕量的赤石脂末，每次服用七合药汤，每天服用三次。如果服用一次药病就好了，剩下的就不要再

喝了。

[方解]

方中重用赤石脂温阳涩肠，固脱止利，其中此药一半入汤煎用，取其温涩之气，从整体把握，一半为末冲服，使其直接附着于肠壁上，加强收敛涩肠的功效，体现了局部论治。干姜温中散寒，粳米补益脾胃。诸药合用，共奏温阳涩肠固脱之效，主治下利滑脱不禁。

[原文]

(307) 少阴病，二三日至四五日，腹痛，小便不利，下利不止，便脓血者，桃花汤主之。

[白话解]

得了少阴病二三天到四五天的时候，腹中疼痛，小便不通，大便滑脱不禁，并且兼见脓血，应该用桃花汤治疗。

[原文]

(308) 少阴病，下利便脓血者，可刺。

[白话解]

得了少阴病，腹泻，大便带脓血，可针刺治疗。

[原文]

(309) 少阴病，吐利，手足逆冷，烦躁欲死者，吴茱萸汤主之。

吴茱萸汤方

吴茱萸一升　人参二两　生姜六两，切　大枣十二枚，擘

上四味，以水七升，煮取二升，去滓，温服七合，日三服。

[方解]

详见阳明病篇第243条。

[白话解]

得了少阴病，上吐下泻，手足厥冷，病人极度烦躁而难以忍受，应该用吴茱萸汤治疗。

[原文]

(310) 少阴病，下利咽痛，胸满心烦，猪肤汤主之。

猪肤汤方

猪肤一斤

上一味，以水一斗，煮取五升，去滓，加白蜜一升，白粉[1]五合，熬香，和令相得[2]，温分六服。

[注释]

①白粉：即米粉。

②和令相得：即调和均匀。

[白话解]

得了少阴病，腹泻，咽痛，胸中满闷不舒而心烦，应该用猪肤汤治疗。

猪肤汤方

猪肤一斤

以上一味药物，用一斗水，煮取五升药汁，滤去渣滓，加入一升白蜜和五合炒香的米粉，搅拌均匀，分六次温服。

[方解]

本方由猪肤、白蜜、米粉组成，为甘润平补之剂。猪肤即新鲜猪皮，甘润微寒，滋阴润肺而能退虚热；白蜜甘寒，滋阴润燥，亦能清虚热；米粉甘淡，炒香能够和胃补脾。诸药合用，则肺胃得滋，咽喉得养，如此便津生热退，烦热除而咽痛止。

[原文]

(311) 少阴病，二三日，咽痛者，可与甘草汤。不差，与桔梗汤。

甘草汤方

甘草二两

上一味，以水三升，煮取一升半，去滓，温服七合，日二服。

桔梗汤方

桔梗一两　甘草二两

上二味，以水三升，煮取一升，去滓，温分再服。

[白话解]

患少阴病二三日，咽痛的，可用甘草汤治疗；如果不见缓解，可用桔梗汤治疗。

甘草汤方

甘草二两

以上一味药物，用三升水，煮取一升半药汁，滤去药渣，每次温服七合，每天服用两次。

桔梗汤方

桔梗一两　甘草二两

以上两味药物，用三升水，煮取一升药汁，滤去渣滓，分两次温服。

[方解]

甘草汤中一味甘草，生用清热解毒，消痈肿而利咽喉，药力更专。

桔梗汤中桔梗宣肺散结，利咽止痛，与生甘草合用，乃治疗实热咽痛的基础方，适用于热客咽喉而病情较轻者。

[原文]

(312) 少阴病，咽中伤，生疮[1]，不能语言，声不出者，苦酒汤主之。

苦酒汤方

半夏十四枚，洗，破如枣核　　鸡子一枚，去黄，内上苦酒[2]，着鸡子壳中

上二味，内半夏著苦酒中，以鸡子壳置刀环中，安火上，令三沸，去滓，少少含咽之。不差，更作三剂。

[注释]

①生疮：指咽部损伤，局部发生肿胀或是溃烂。

②苦酒：即米醋。

[白话解]

得了少阴病，咽喉部有所损伤而出现疮疡，不能说话，发声困难，应该用苦酒汤治疗。

苦酒汤方

半夏十四枚，洗净，切成枣核大小　　鸡子一枚，去掉鸡蛋黄，在蛋壳盛入米醋

以上两味药物，将半夏放入醋中，用鸡蛋壳盛上，放置在刀环上，再把刀环放在火上，沸腾三滚后，滤去渣滓，每次含少量慢慢咽下去。如果没有效果，再服用三剂。

[方解]

本方由半夏、鸡子清、苦酒组成。半夏涤痰散结，鸡子清甘寒养阴，苦酒消肿敛疮。半夏得鸡子清相助，则有利咽之功而无燥津之弊，半夏得苦酒相助，则辛开苦泄，增强涤痰敛疮之功。服用方法是少少含咽，意在使药效直接持久地作用于咽部。

[原文]

(313) 少阴病，咽中痛，半夏散及汤主之。

半夏散及汤方

半夏洗　桂枝去皮　甘草炙

上三味，等分，各别捣筛已，合治之。白饮和服方寸匕，日三服。若不能散服者，以水一升，煎七沸，内散两方寸匕，更煮三沸，下火令小冷，少少咽之。半夏有毒，不当散服。

[白话解]

少阴病，咽痛，应该用半夏散治疗，或是改作汤剂也可以。

半夏散及汤方

半夏洗　桂枝去皮　甘草炙

以上三味药物，每味剂量相等，分别捣碎筛出细末，再混合均匀。每次用白米汤送服方寸匕的量，每日服用三次。如果无法这样服用散剂，可以用一升水，待水沸七八次的时候，放入两方寸匕量的药末，再煮沸两三次，稍微冷却一下，每次含咽少许。也有说法是半夏有毒，不能作散剂服用。

[方解]

方中半夏涤痰开结，桂枝通阳散寒，合甘草辛甘化阳，甘草又可缓急止痛，三药合用，共奏通阳散寒，涤痰开结之功。值得一提的是，此方打碎作散剂，既可用白饮冲散服用，又可将散剂入水煎服。服用方法是少量缓慢含咽，意在使药力直接持久地作用于咽部。

[原文]

(314) 少阴病，下利，白通汤主之。

白通汤方

葱白四茎　干姜一两　附子一枚，生，去皮，破八片

上三味，以水三升，煮取一升，去滓，分温再服。

[白话解]

得了少阴病，腹泻，应该用白通汤治疗。

白通汤方

葱白四茎　干姜一两　附子一枚，生，去皮，切成八片

以上三味药物，用三升水，煮取一升药汁，滤去药渣，分两次温服。

[方解]

白通汤即四逆汤去甘草加葱白。方中生附子、干姜破阴回阳，葱白辛散通利，宣通上下，以挽救阴阳格拒。

[原文]

(315) 少阴病，下利脉微者，与白通汤。利不止，厥逆无脉，干呕烦者，白通加猪胆汁汤主之。服汤脉暴出[1]者死，微续[2]者生。

白通加猪胆汁汤方

葱白四茎　干姜一两　附子一枚，生，去皮，破八片　人尿五合　猪胆汁一合

上五味，以水三升，煮取一升，去滓，内胆汁、人尿，和令相得，分温再服。若无胆，亦可用。

[注释]

①脉暴出：指脉搏突然浮大。

②微续：指脉搏从无至有，由小到大，逐渐浮起。

[白话解]

得了少阴病，腹泻，脉象微的，用白通汤，服用白通汤后，若是腹泻不止，四肢厥冷，脉搏不见鼓动，并且干呕、心烦的，用白通加猪胆汁汤主治。服药后，如果脉搏突然浮大，此非佳兆，乃是阴液枯竭，孤阳外越的表现；若脉象由小到大，逐渐浮起，是阳气渐复的良好转归。

白通加猪胆汁汤方

葱白四茎　干姜一两　附子一枚，生，去皮，切成八片　人尿五合　猪胆汁一合

以上五味药物，用三升水，煮取一升药汁，滤去药渣，放入猪胆汁和人尿，搅拌均匀，使药性相合。如果没有猪胆，也可以使用。

[方解]

白通加猪胆汁方乃白通汤原方加人尿、猪胆汁组成，其中白通汤破阴回阳，猪胆汁与人尿咸寒苦降，能引阳药入阴中，以解阴阳格拒之势，充分发挥白通汤原方的作用。此外，人尿、猪胆汁尚有滋阴养液的功效。

[原文]

(316) 少阴病，二三日不已，至四五日，腹痛，小便不利，四肢沉重疼痛，自下利者，此为有水气。其人或咳，或小便利，或下利，或呕者，真武汤主之。

真武汤方

茯苓三两　芍药三两　白术二两　生姜三两，切　附子一枚，炮，去皮，破八片

上五味，以水八升，煮取三升，去滓，温服七合，日三服。若咳者，加五味子半升、细辛一两、干姜一两；若小便利者，去茯苓；若下利者，去芍药，加干姜二两；若

呕者，去附子加生姜，足前为半斤。

[白话解]

得了少阴病二三天后病情没有好转，到了四五天的时候，腹痛，小便不通畅，四肢沉重并且疼痛，未经攻下而腹泻，这是阳虚并挟有水气的缘故，应该用真武汤治疗。病人有时又会有或咳嗽，或小便通利，或腹泻，或呕吐等症状，治疗处方当随证加减。

真武汤方

茯苓三两　芍药三两　白术二两　生姜三两，切　附子一枚，炮，去皮，破八片

以上五味药物，用八升水，煮取三升药汁，滤去药渣，每次趁温服七合，每日服用三次，如果咳嗽，加用半升五味子、一两细辛和一两干姜；如果小便通畅，就去掉茯苓；如果腹泻，就去掉芍药，加二两干姜；如果呕吐，就去掉附子，加大生姜的量，加至半斤。

[方解]

方中炮附子温振阳气，恢复少阴真阳，肾阳复则下焦气化功能才能复原，自能蒸腾水邪，使水邪不再泛滥；白术苦温燥湿，健脾制水；茯苓淡渗利水，辅佐白术健脾，脾气健运，则水湿下渗；生姜宣散水气，助附子敷布阳气；芍药活血脉、利小便，并能制约姜、附燥烈之性。诸药合用，共奏温阳利水之功。加减法：如果咳嗽，加干姜、细辛温散水气，五味子敛肺止咳；如果小便通利，便不宜再用茯苓渗利，故减之；如果下利严重，就须去掉苦泄之性的芍药，而加上干姜以增强温阳之效；如果呕吐，则加重生姜的量以温胃降逆，至于附子的去留，后世多有争议，认为附子为温肾主药，以不去为妥。

[原文]

(317) 少阴病，下利清谷，里寒外热，手足厥逆，脉微欲绝，身反不恶寒，其人面色赤，或腹痛，或干呕，或咽痛，或利止脉不出者，通脉四逆汤主之。

通脉四逆汤方

甘草二两，炙　附子大者一枚，生用，去皮，破八片　干姜三两，强人可四两

上三味，以水三升，煮取一升二合，去滓，分温再服，其脉即出者愈。面色赤者，加葱九茎；腹中痛者，去葱，加芍药二两；呕者，加生姜二两；咽痛者，去芍药，加桔梗一两；利止脉不出者，去桔梗，加人参二两。病皆与方相应者，乃服之。

[白话解]

少阴病，腹泻，完谷不化，真寒盛于内而假热浮于外，手足厥冷，脉象微小而按之若无，身体反而不怕冷，应该用通脉四逆汤治疗。若是病人出现脸色发红，或腹痛，或干呕，或咽痛，或腹泻止而脉搏伏隐不现等症状的，治疗处方当随证加减。

通脉四逆汤方

甘草二两，炙　附子大者一枚，生用，去皮，破八片　干姜三两，强人可四两

以上三味药物，用三升水，煮取一升二合药汁，滤去药渣，分两次温服，服后，脉搏显现则病将愈。脸色发红的，加用九茎葱白；腹痛则去掉葱白，加用二两芍药；呕吐则加用生姜二两；咽痛则不用芍药，加用一两桔梗；泄泻止后脉搏仍不显现的话，就去掉桔梗，加用二两人参。只有在病证与方药适用相合的时候才能这样用。

[方解]

通脉四逆汤与四逆汤药味相同，但重用附子，倍用干姜，取

其大辛大热之性，以急急祛除体内阴寒，达到破阴回阳，通达内外的效果。加减法：面赤，加葱白宣通上下阳气；腹痛，加芍药破阴结以缓急止痛；干呕，加生姜温胃散寒降逆；咽痛，加桔梗利咽止痛；若是利止脉不出，则加人参补气阴。

[原文]

(318) 少阴病，四逆，其人或咳，或悸，或小便不利，或腹中痛，或泄利下重[①]者，四逆散主之。

四逆散方

甘草炙　枳实破，水渍，炙干　柴胡　芍药

上四味，各十分[②]，捣筛，白饮和服方寸匕，日三服。咳者，加五味子、干姜各五分，并主下利；悸者，加桂枝五分；小便不利者，加茯苓五分；腹中痛者，加附子一枚，炮令坼[③]；泄利下重者，先以水五升，煮薤白三升，煮取三升，去滓，以散三方寸匕，内汤中，煮取一升半，分温再服。

[注释]

①泄利下重：泄泻且有里急后重之感。

②分：即份。

③坼（chè，音同彻）：指裂开之意。

[白话解]

少阴病，四肢逆冷，可用四逆散主治。如果病人出现或咳嗽，或心悸，或小便不通畅，或腹痛，或泄泻且里急后重等症状的，治疗处方当随证加减。

四逆散方

甘草炙　枳实破，水渍，炙干　柴胡　芍药

以上四味药物，分别用十份，捣碎筛末后，每次用白米汤送服一方寸匕的量，每日服用三次。咳嗽，则分别加入五份五味子和干姜，并且还可以治疗泄泻；心悸，加入五份桂枝；小便不通畅，则加入五份茯苓；腹痛，加入一枚附子，并破开；泄泻且有里急后重之感，就先用五升水，三升薤白，煮取三升药汁，滤去药渣，把三方寸匕量的三剂放入药汤中，再煮取一升半的药汁，分两次温服。

[方解]

四逆散方中柴胡疏肝解郁，透达阳气；芍药苦泄破结，通络止痛；枳实行气导滞；甘草调和诸药。诸药同用，共奏舒畅气机，透达郁阳之机。加减法：若咳嗽，加干姜、五味子温肺止咳；若心悸，加桂枝温通心阳；若小便不利，加茯苓淡渗利湿；若腹中痛，加附子温阳止痛；若泄泻并有下重感，乃寒凝气滞的缘故，故加薤白温阳行气导滞。

[原文]

(319) 少阴病，下利六七日，咳而呕渴，心烦不得眠者，猪苓汤主之。

猪苓汤方

猪苓去皮　茯苓　阿胶　泽泻　滑石各一两

上五味，以水四升，先煮四物，取二升，去滓，内阿胶烊尽，温服七合，日三服。

[白话解]

少阴病，腹泻六七日，又见咳嗽，呕吐，口渴，心烦难耐而不得安睡等症状时，应该用猪苓汤治疗。

猪苓汤方

猪苓去皮　茯苓　阿胶　泽泻　滑石各一两

以上五味药物，用四升水，先煮猪苓、茯苓、泽泻和滑石四味药物，煮取二升药汁，滤去药渣，放入阿胶烊化，每次温服七合，每天服用三次。

［方解］

猪苓汤方中猪苓、茯苓、泽泻淡渗利水；滑石甘寒，清热利水；阿胶乃血肉有情之品，咸寒润下，有育阴清热之效，对阴伤且有热者尤其适用。

[原文]

(320) 少阴病，得之二三日，口燥咽干者，急下之，宜大承气汤。

大承气汤方

枳实五枚，炙　厚朴半斤，去皮，炙　大黄四两，酒洗　芒硝三合

上四味，以水一斗，先煮二味，取五升，去滓，内大黄，更煮取二升，去滓，内芒硝，更上火令一两沸，分温再服。一服得利，止后服。

［方解］

详见阳明病篇第208条。

［白话解］

得了少阴病大约二三天的时候，就出现口燥咽干的症状，当用急下存阴治法，可以尝试用大承气汤来治疗。

[原文]

(321) 少阴病，自利清水，色纯青，心下必痛，口干燥者，可下之，宜大承气汤。

[白话解]

得了少阴病，泻下稀水，大便呈青色，胃脘部疼痛，口干舌燥的，可以使用下法，可以尝试用大承气汤来治疗。

[原文]

(322) 少阴病，六七日，腹胀不大便者，急下之，宜大承气汤。

[白话解]

得了少阴病，大概六七天之后，出现腹部胀满便秘的症状，应该赶快使用下法，可以尝试用大承气汤来治疗。

[原文]

(323) 少阴病，脉沉者，急温之，宜四逆汤。

四逆汤方

甘草二两，炙　干姜一两半　附子一枚，生用，去皮，破八片

上三味，以水三升，煮取一升二合，去滓，分温再服。强人可大附子一枚，干姜三两。

[白话解]

得了少阴病，脉象沉的，应该赶快使用温法，回阳救逆，可以尝试用四逆汤来治疗。

四逆汤方

甘草二两，炙　干姜一两半　附子一枚，生用，去皮，切成八片

以上三味药物，加入三升水，煮到一升二合，去掉药渣，分两次温服。身体强壮的人可以加大附子的用量，干姜可以用到三两。

[方解]

四逆汤方中附子为君，温肾回阳，干姜温脾散寒，甘草调中

补虚，三药合用具有温补脾肾，回阳散寒的功效。

[原文]

(324) 少阴病，饮食入口则吐，心中温温欲吐[1]，复不能吐。始得之，手足寒，脉弦迟者，此胸中实，不可下也，当吐之。若膈上有寒饮，干呕者，不可吐也，当温之，宜四逆汤。

[注释]

①温温（yùn，音同运）欲吐：温温欲吐，用来形容想吐的感觉，即恶心。

[白话解]

得了少阴病，病人刚刚吃完东西就吐了，感觉恶心，想吐又吐不出来。刚刚得病的时候，手足发凉，脉象弦迟的，这是胸中有实邪，不可以使用下法，应当使用吐法。如果是心胸中有寒饮停聚而造成干呕的，不可以使用吐法，应该使用温法，可以尝试用四逆汤来治疗。

[原文]

(325) 少阴病，下利，脉微涩，呕而汗出，必数更衣，反少者，当温其上，灸之。《脉经》云，灸厥阴可五十壮。

[白话解]

得了少阴病，腹泻，脉象微涩，呕吐而且出汗，病人应当腹泻的次数增多，反而减少的，应该温暖上腹部，因此应当使用灸法治疗。

辨厥阴病脉证并治第十二

厥利呕哕附，合一十九法，方一十六首

[题解]

本篇主要介绍厥阴病症状、体征、脉象特点及治则治法。

厥阴病是六经病发展的最后一个阶段，也是病情发展最严重的阶段。厥阴病病情复杂，变化多端。根据其病变部位主要涉及足厥阴肝经、手厥阴心包经，及相应脏腑肝和心包。

[原文]

(326) 厥阴之为病，消渴①，气上撞心②，心中疼热③，饥而不欲食，食则吐蛔④，下之利不止。

[注释]

①消渴：为厥阴病的一个症状，与“消渴病”不同。“消”，指水分的消失、排泄。“渴”，指口渴，大量饮水而不解，兼有小便多。

②气上撞心：“心”，泛指心胸部位，亦有医家认为是“心包”。气上撞心，指病人自觉有一股气由下而上冲逆心胸。

③心中疼热：“心中”，指胃脘部，亦有医家认为是心胸。心中疼热，指病人自觉胃脘部或心胸部位有灼痛感。

④吐蛔：“蛔”，指蛔虫。吐蛔，指病人食入则吐，有蛔吐蛔，无蛔则吐食。

[白话解]

厥阴病的主要症状是，口渴但饮水不解，有气上冲心胸，并伴有灼热感，虽然感觉饥饿但是不想进食，进食之后则呕吐，如果使用攻下的药物就会泄泻不止。

[原文]

(327) 厥阴中风[1]，脉微浮为欲愈；不浮，为未愈。

[注释]

①厥阴中风：指厥阴经感受风邪，通常伴有低热、汗出等中风症状。

[白话解]

得了厥阴病又感受了风邪，如果脉象稍稍见浮，说明疾病即将痊愈，预后较好；如果没有出现浮脉，说明疾病尚未好转。

[原文]

(328) 厥阴病，欲解时，从丑至卯[1]上。

[注释]

①丑至卯：指丑、寅、卯三个时辰，即凌晨 1 时至 7 时，此为少阳之气从生发到旺盛的时间，有助于厥阴病向愈。

[白话解]

厥阴病即将痊愈的时间，一般在凌晨 1 点到 7 点。

[原文]

(329) 厥阴病，渴欲饮水者，少少[1]与之愈。

[注释]

①少少："少"，通"稍"。少少，即稍稍，稍微的意思。

[白话解]

得了厥阴病，口渴想要喝水的，让病人稍微喝一点水，就能痊愈了。

[原文]

(330) 诸四逆厥[1]者，不可下之，虚家[2]亦然。

[注释]

①四逆厥："厥"，指厥冷。四逆厥，指手足逆冷，由手足上至肘膝。

②虚家：指平素正气不足，体质弱的人。

[白话解]

手足逆冷，正气不足的病人，不能使用下法，否则会损伤阳气，使病情加重。

[原文]

(331) 伤寒，先厥后发热而利者，必自止[1]，见厥复利。

[注释]

①此文语序应为：伤寒，利，先厥，后发热者，（利）必自止。

[白话解]

得了伤寒病，腹泻，如果先出现手足逆冷而后发热，那么腹泻一般在出现发热时就会停止。如果发热再转变为手足逆冷，那么腹泻就会复发。

[原文]

(332) 伤寒始发热六日，厥反九日而利。凡厥利者，当不能食，今反能食者，恐为除中[1]，食以索饼[2]，不发热者，知胃气尚在，必愈，恐暴热[3]来出而复去也。后日脉之，其热续在者，期之旦日[4]夜半愈。所以然者，本发热六日，厥反九日，复发热三日，并前六日，亦为九日，与厥相应，故期之旦日夜半愈。后三日脉之而脉数，其热不罢者，此为热气有余，必发痈脓也。

[注释]

①除中：证名。“除”，可理解为消除，消失。“中”，指中气，胃气。除中，脾胃大伤，胃气败绝，而反引食自救的反常病证。此为回光返照之象，为病情恶化的表现。

②食以索饼：“食”，读“饲”，喂食之意。索饼，指麦粉做成的条状食物，类似于今之面条。

③暴热：指突然发热。由胃气败绝，真阳外泄所致。

④旦日：明日。

[白话解]

得了伤寒病，起初发热六天，四肢逆冷反而有九天，而且病人还有腹泻。凡是四肢逆冷伴有腹泻的，通常不能吃东西，现在反而能吃，恐怕是胃气败绝的先兆，这种情况可以给病人吃点面条。病人吃了面条之后没有出现发热，说明胃气仍在，预后良好；如果病人出现突然发热，不久之后热就退下去了，这是胃气衰败阳气外泄的危险证候。三天之后，如果病人继续发热的，那么就可以推断出在第二天的半夜病就好了。因为本来发热六天，四肢逆冷九天，后来又发热三天，加上以前的六天，也是九天，四肢逆冷的天数一样，所以就可以推断出在第二天的半夜病就好了。如果又过三天之后，病人出现数脉，而且还在发热的，这是体内阳气太过导致的，可能会继发痈脓。

[原文]

(333) 伤寒[1]脉迟六七日，而反与黄芩汤彻其热[2]。脉迟为寒，今与黄芩汤，复除其热，腹中应冷，当不能食；今反能食，此名除中，必死。

[注释]

①伤寒，脉迟六七日：此为省略句，应为“伤寒，脉迟，(发热) 六七日”

②彻其热：“彻”，指除，治疗。彻其热，即退热的意思。

[白话解]

得了伤寒病，脉迟，发热，大概六七天了，（应该用辛温解表的方法治疗）反而用黄芩汤退热。脉迟是寒证，再使用黄芩汤清热，会造成肠胃受凉不能吃东西；现在反而能吃东西，这种病症叫除中，很难治好。

[原文]

(334) 伤寒先厥后发热，下利必自止，而反汗出，咽中痛者，其喉为痹[1]。发热无汗，而利必自止，若不止，必便脓血，便脓血者，其喉不痹。

[注释]

①其喉为痹；“痹”，通“闭”，指闭塞不通。其喉为痹，即咽喉红肿疼痛。

[白话解]

得了伤寒病，腹泻，四肢逆冷，之后发热的，这种情况不用治疗，腹泻就会停止，如果出现出汗的，咽喉就会肿痛。发热不出汗，那么腹泻会自然停止。如果腹泻没有停止，一定会出现大便中带脓血，大便带脓血的，咽喉就不会肿痛。

[原文]

(335) 伤寒一二日至四五日厥者，必发热。前热者，后必厥；厥深者，热亦深；厥微者，热亦微。厥应下之，而反发汗者，必口伤烂赤[①]。

［注释］

①口伤烂赤：指口舌生疮，糜烂红肿疼痛。即口疮。

［白话解］

得了伤寒病，大概得病一二天到三四天之后，出现四肢逆冷的，一定伴有发热，先发热的以后一定会出现四肢逆冷，如果四肢逆冷严重的，发热也严重，如果四肢逆冷轻，发热也轻。这种四肢发凉（是由于热郁于内）应该用下法，如果发汗的话，一定会导致口疮。

［原文］

(336) 伤寒病，厥五日，热亦五日，设六日当复厥，不厥者自愈。厥终不过五日，以热五日，故知自愈。

［白话解］

得了伤寒病，手足逆冷五天，发热也是五天，照例第六天应当重新出现手足逆冷，但是没有出现的，疾病就好了。如果手足逆冷没有超过五天，但是发热五天的（这是阳气恢复的表现），可以推断出疾病可以自愈。

［原文］

(337) 凡厥者，阴阳气不相顺接，便为厥。厥者，手足逆冷者是也。

［白话解］

大凡厥证都是由于阴阳失调，阳气不能与阴气相顺接而造成的。厥的症状就是手足逆冷。

[原文]

(338) 伤寒脉微而厥，至七八日肤冷，其人躁，无暂安时者，此为脏厥[①]，非蛔厥[②]也。蛔厥者其人当吐蛔。令病者静，而复时烦者，此为脏寒[③]。蛔上入其膈，故烦，须臾复止，得食而呕，又烦者，蛔闻食臭[④]出，其人常自吐蛔。蛔厥者，乌梅丸主之。又主久利。

乌梅丸方

乌梅三百枚　细辛六两　干姜十两　黄连十六两　当归四两　附子六两，炮，去皮　蜀椒四两，出汗　桂枝去皮，六两　人参六两　黄柏六两

上十味，异捣筛，合治之，以苦酒[⑤]渍乌梅一宿，去核，蒸之五斗米下，饭熟捣成泥，和药令相得，内臼中，与蜜杵二千下，丸如梧桐子大，先食饮服十丸，日三服，稍加至二十丸。禁生冷、滑物、臭食等。

[注释]

①脏厥：真阳火虚，脏气垂绝而致的四肢厥冷。

②蛔厥：指胃肠有寒，蛔虫窜扰而致的手足逆冷。

③脏寒：指脾胃虚寒。

④食臭："臭"，通"嗅"。食臭，即食物的气味。

⑤苦酒：即米醋。

[白话解]

得了伤寒病，脉微，而且四肢逆冷，大概到七、八天的时候，病人全身发冷，感到烦躁没有一刻安静的时候，这种病证叫脏厥，不是蛔厥。蛔厥，病人会吐蛔虫。让病人安静下来，一会儿又时不时的出现烦躁的，这种病证叫脏寒。蛔虫由于内脏寒冷而向上窜到膈，因此就出现心中发烦的症状，不久就又停止了，

吃过东西之后，又出现心烦的症状，这是蛔虫闻到了食物的味道而窜入膈的缘故，病人应当吐蛔虫。这种蛔厥，应该用乌梅丸来治疗，乌梅丸也可以治疗慢性腹泻。

乌梅丸方

乌梅三百枚　细辛六两　干姜十两　黄连十六两　当归四两　附子六两，炮，去皮　蜀椒四两，出汗　桂枝六两，去皮　人参六两　黄柏六两

以上十味药物，除了乌梅，其余的药分别捣细筛末，然后混在一起，用米醋浸泡乌梅一宿，去掉核，放到五斗米里蒸，米蒸熟之后，把米和乌梅捣成泥状，与药粉和匀，放入药臼内，加入蜂蜜，用棒槌捣二千下，然后制成像梧桐子大的药丸，在吃饭之前，服用十丸，一天服三次，以后可以慢慢增加到每次二十丸。服药期间禁止吃生冷的、黏腻的、味道重的食物。

[方解]

乌梅丸方中醋制乌梅为主药，酸以制蛔，具有安蛔止痛的功效；附子、干姜、细辛、蜀椒、桂枝皆味辛，具有伏蛔，辛温散寒的功效；黄连、黄柏味苦驱蛔，清热除烦；人参、当归补益气血；粳米、蜂蜜和胃缓急。诸药合用，具有温里散寒，安蛔止痛的功效。

[原文]

(339) 伤寒热少微厥，指头寒，嘿嘿不欲食，烦躁，数日小便利，色白者，此热除也，欲得食，其病为愈。若厥而呕，胸胁烦满[①]者，其后必便血。

[注释]

①满（mèn，音同闷）：满，指自觉胸中堵塞不畅，烦闷不舒。

[白话解]

得了伤寒病，发热严重，手足逆冷比较轻，只是指头发凉，不想说话吃东西，烦躁，几天后，小便畅快，颜色清白，这是内热快要消除的表现，如果想吃东西了，那么疾病就快好了。如果手足逆冷而且呕吐，胸胁烦躁发闷的，那么一定会便血。

[原文]

(340) 病者手足厥冷，言我不结胸，小腹满，按之痛者，此冷结在膀胱关元也。

[白话解]

病人手足逆冷，自己说没有结胸的症状，只是小腹胀满，按之则痛，这是寒气凝结在下焦膀胱关元的缘故。

[原文]

(341) 伤寒发热四日，厥反三日，复热四日，厥少热多者，其病当愈。四日至七日，热不除者，必便脓血。

[白话解]

得了伤寒病，发热四天，手足逆冷三天，之后又发热四天，手足逆冷较轻，发热严重，那么疾病就应该治好了。发热四到七天，还在发热的，之后一定会便脓血。

[原文]

(342) 伤寒厥四日，热反三日，复厥五日，其病为进，寒多热少，阳气退，故为进也。

[白话解]

得了伤寒病，手足逆冷四天，发热只有三天，接着又有五天手足逆冷这是病情加重了，手足逆冷重，发热轻，这是阳气衰退的表现，因此说病情加重了。

[原文]

(343) 伤寒六七日，脉微，手足厥冷，烦躁，灸厥阴，厥不还者，死。

[白话解]

得了伤寒病，大概六七天之后，脉微，手足逆冷，烦躁不安，应该灸厥阴经，如果手足逆冷不能恢复的，说明病情严重，很难治好。

[原文]

(344) 伤寒发热，下利厥逆，躁不得卧者，死。

[白话解]

得了伤寒病，发热，腹泻，手足逆冷，烦躁不安不能入睡的，病情严重，很难治好。

[原文]

(345) 伤寒发热，下利至甚，厥不止者，死。

[白话解]

得了伤寒病，发热，腹泻特别严重，手足逆冷不能自行缓解的，病情严重，很难治好。

[原文]

(346) 伤寒六七日，不利，便①发热而利，其人汗出不止者，死。有阴无阳故也。

[注释]

①便：可理解为忽然。

[白话解]

得了伤寒病，大概六、七天，没有腹泻，病人突然发热而且腹泻，如果汗出不止的，病情严重，很难治好，这是阴气胜，阳气将竭的缘故。

[原文]

(347) 伤寒五六日，不结胸，腹濡[①]，脉虚复厥者，不可下，此亡血，下之死。

[注释]

①濡（ruǎn，音同软）：即柔软的意思，与结胸的腹部硬满相对。

[白话解]

得了伤寒病，大概五六天，没有结胸的症状，腹部按之柔软，脉虚，如果再次出现手足逆冷的，不可以使用下法，这是失血过多导致的，使用下法会使病情恶化，危及生命。

[原文]

(348) 发热而厥，七日下利者，为难治。

[白话解]

发热伴有手足逆冷，到第七天又出现腹泻的，很难治愈。

[原文]

(349) 伤寒脉促，手足厥逆，可灸之。

[白话解]

得了伤寒病，脉象快而有间歇，手足逆冷的，可以使用灸法。

[原文]

(350) 伤寒脉滑而厥者，里有热，白虎汤主之。

白虎汤方

知母六两　石膏一斤，碎，绵裹　甘草二两，炙　粳米六合

上四味，以水一斗，煮米熟汤成，去滓。温服一升，日三服。

[白话解]

得了伤寒病，脉象滑而手足逆冷的，是因为体内热邪较盛，这种情况应该使用白虎汤来治疗。

白虎汤方

知母六两　石膏一斤，碎，绵裹　甘草二两，炙　粳米六合

以上四味药物，加入一斗水，把粳米煮熟就可以了，去掉药渣。一次温服一升，一天服三次。

[方解]

此为邪热郁闭，不能外达而导致的热厥证。白虎汤中石膏辛寒清热，助热外达；知母助石膏清热；粳米、炙甘草益气和中。诸药合用，具有清热之功。

[原文]

(351) 手足厥寒，脉细欲绝者，当归四逆汤主之。

当归四逆汤方

当归三两　桂枝三两，去皮　芍药三两　细辛三两　甘草二两，炙　通草二两　大枣二十五枚，擘

上七味，以水八升，煮取三升，去滓，温服一升，日三服。

[白话解]

手足逆冷严重，脉细若有若无似乎不能连续的，应该使用当归四逆汤来治疗。

当归四逆汤方

当归三两　桂枝三两，去皮　芍药三两　细辛三两　甘草二两，炙　通草二两　大枣二十五枚，掰开

以上八味药物，加入八升水，煮到三升，去掉药渣，每次温服一升，一天服三次。

[方解]

当归四逆汤中当归补益肝血，同时有行血的功效，配芍药补益营血；桂枝、细辛温经散寒通阳；通草通行血脉，助桂枝、细辛温通阳气；炙甘草、大枣补中益气生血。诸药合用，具有补益阴血，通阳散寒救逆之功。

[原文]

（352）若其人内有久寒者，宜当归四逆加吴茱萸生姜汤。

当归四逆加吴茱萸生姜汤方

当归三两　芍药三两　甘草二两，炙　通草二两　桂枝三两，去皮　细辛三两　生姜半斤，切　吴茱萸二升　大枣二十五枚，擘

上九味，以水六升，清酒六升和，煮取五升，去滓。温分五服。

[白话解]

如果病人体内素有里寒的，可以尝试使用当归四逆加吴茱萸生姜汤来治疗。

当归四逆加吴茱萸生姜汤方

当归三两　芍药三两　甘草二两，炙　通草二两　桂枝三两，去皮　细辛三两　生姜半斤，切　吴茱萸二升　大枣二十五枚，掰开

以上九味药物，加入水和清酒各六升，煮到五升，去掉药渣。分五次温服。

[方解]

当归四逆加吴茱萸生姜汤即当归四逆汤加吴茱萸、生姜。其中吴茱萸入厥阴经，具有暖肝的功效；生姜温胃散寒。诸药合用，可达到温经养血，温胃暖肝的作用。

[原文]

（353）大汗出，热不去，内拘急，四肢疼，又下利，厥逆而恶寒者，四逆汤主之。

四逆汤方

甘草二两，炙　干姜一两半　附子一枚，生用，去皮，破八片

上三味，以水三升，煮取一升二合，去滓。分温再服。若强人可用大附子一枚，干姜三两。

[白话解]

病人汗出多，发热不退，腹内痉挛疼痛，同时伴有腹泻，手足逆冷而身体怕冷的，应该使用四逆汤来治疗。

四逆汤方

甘草二两，炙　干姜一两半　附子一枚，生用，去皮，破八片

以上三味药物，加入三升水，煮到一升二合，去掉药渣，分两次温服。身体强壮的人可以加大附子的用量，干姜可以用到三两。

[方解]

此为真寒假热之证。四逆汤中附子温补肾阳，回阳救逆；干

姜温中散寒，可止下利；甘草调和药性，益气和中。诸药合用，具有温里散寒，回阳救逆之功。

[原文]

(354) 大汗，若大下利而厥冷者，四逆汤主之。

[白话解]

病人汗出多，如果腹泻严重伴有手足逆冷的，应该使用四逆汤来治疗。

[原文]

(355) 病人手足厥冷，脉乍紧者，邪结在胸中。心下满而烦，饥不能食者，病在胸中，当须吐之，宜瓜蒂散。

瓜蒂散方

瓜蒂 赤小豆

上二味，各等分，异捣筛，合内臼中，更治之。别以香豉一合，用热汤七合，煮作稀糜，去滓取汁。和散一钱匕，温顿服之。不吐者，少少加，得快吐乃止。诸亡血虚家，不可与瓜蒂散。

[白话解]

病人手足逆冷，脉象突然出现紧象的，这是寒邪凝结在胸中导致的。如果病人自觉胃中嘈杂不适，虽然有饥饿感但不想吃东西的，这是邪气凝结在胸中导致的，应当使用吐法，可以尝试使用瓜蒂散来治疗。

瓜蒂散方

瓜蒂　赤小豆

以上二味药物，剂量相同，分别捣细筛末，放到药臼中混和均匀。另外取一合香豉，加入七合热水，煮成稀粥状就可以了，去掉香豉，取用药汁。在药汁中放入一钱匕的药末，一次全部服下，温服。服完药物后，如果病人没有出现呕吐，就可以多服用一些，如果病人呕吐顺畅，那么就可以停药了。平时血虚、体质弱的人不可以使用瓜蒂散。

[方解]

此为寒痰阻滞胸阳之厥证。瓜蒂散中瓜蒂具有涌吐痰涎之功，赤小豆具有利水之功，助痰涎随小便而去；香豉除烦同时载药上行，助瓜蒂催吐之功。诸药合用，具有涌吐寒痰之功。

[原文]

(356) 伤寒厥而心下悸，宜先治水，当服茯苓甘草汤，却治其厥；不尔，水渍入胃，必作利也。

茯苓甘草汤方

茯苓二两　甘草一两，炙　生姜三两，切　桂枝二两，去皮

上四味，以水四升，煮取二升，去滓。分温三服。

[注释]

①不尔：否则。

[白话解]

伤寒病，手足逆冷，而且心下悸动不安的，应该先治疗水饮，治疗水饮可以使用茯苓甘草汤，然后再治疗手足逆冷；否则，水邪入胃，一定会发生腹泻。

茯苓甘草汤方

茯苓二两　甘草一两，炙　生姜三两，切　桂枝二两，去皮

以上四味药物，加入四升水，煮到二升，去掉药渣。分三次温服。

[原文]

(357) 伤寒六七日，大下后，寸脉沉而迟，手足厥逆，

下部脉不至，咽喉不利，唾脓血，泄利不止者，为难治。麻黄升麻汤主之。

麻黄升麻汤方

麻黄二两半，去节　升麻一两一分　当归一两一分　知母十八铢　黄芩十八铢　葳蕤十八铢　芍药六铢　天门冬六铢，去心　桂枝六铢，去皮　茯苓六铢　甘草六铢，炙　石膏六铢，碎，绵裹　白术六铢　干姜六铢

上十四味，以水一斗，先煮麻黄一两沸，去上沫，内诸药，煮取三升，去滓，分温三服，相去如炊三斗米顷①，令尽汗出愈。

[注释]

①相去如炊三斗米顷："去"，即间隔。相去如炊三斗米顷，就是服药的间隔时间大概是煮熟三斗米饭的时间。

[白话解]

得了伤寒病，大概六七天，使用峻下法之后，寸脉出现沉迟之象，手足逆冷，摸不到尺脉搏动，咽喉不适，咳吐脓血，腹泻不止的，很难治愈，应当使用麻黄升麻汤来治疗。

麻黄升麻汤方

麻黄二两半，去节　升麻一两一分　当归一两一分　知母十八铢　黄芩十八铢　葳蕤十八铢　芍药六铢　天门冬六铢，去心　桂枝六铢，去皮　茯苓六铢　甘草六铢，炙　石膏六铢，打碎，用棉布裹上　白术六铢　干姜六铢

以上十四味药，加入一斗水，先煎麻黄，水开一两次后，撇去漂着的浮沫，再加入其他药物，煮到三升，去掉药渣，分三次温服，每次服药的时间大概间隔煮熟三斗米饭的时间，服完药后，出汗了，病就好了。

[方解]

麻黄升麻汤中知母、黄芩、石膏、葳蕤、天冬滋阴，清上焦

之热；桂枝、白术、干姜、茯苓温阳健脾，除下焦之寒；当归、芍药滋阴养血。诸药合用，具有发越郁阳，清上温下，滋阴和阳之功。

[原文]

(358) 伤寒四五日，腹中痛，若转气下趣[1]少腹者，此欲自利也。

[注释]

①趣：通“趋”，趋势，趋向。

[白话解]

得了伤寒病大概四五天，腹痛，如果自觉有气体转入小腹的，这是即将腹泻的征兆。

[原文]

(359) 伤寒本自寒下[1]，医复吐下之，寒格[2]更逆吐下，若食入口即吐，干姜黄芩黄连人参汤主之。

干姜黄芩黄连人参汤方

干姜　黄芩　黄连　人参各三两

上四味，以水六升，煮取二升，去滓，分温再服。

[注释]

①寒下：寒性腹泻。

②寒格：指上热下寒，寒热格拒之证。

[白话解]

得了伤寒病，本来就有脾胃虚寒腹泻的症状，医生坚持用吐法和下法，会导致体内寒气凝结，阳气格拒于外的“寒格证”，从而使上吐下泻的症状更加严重；如果出现饮食入口就吐出来的症状，应该使用干姜黄芩黄连人参汤来治疗。

干姜黄芩黄连人参汤方

干姜　黄芩　黄连　人参各三两

以上四味药物，加入六升水，煮到二升，去掉药渣，分两次温服。

［方解］

干姜黄芩黄连人参汤方中干姜温中散寒止利；黄连、黄芩味苦燥湿厚肠止泻；人参补益脾胃。诸药合用，具有清上温下，调和脾胃之功。

［原文］

（360）下利，有微热而渴，脉弱者，今自愈。

［白话解］

腹泻，伴有低烧、口渴，脉象弱的，这种情况不需要治疗就可以痊愈。

［原文］

（361）下利，脉数，有微热汗出，今自愈，设复紧，为未解。

［白话解］

腹泻，脉象数，伴有低烧出汗，这种情况不需要治疗就可以痊愈。假如脉象又出现紧象，说明疾病暂时不能痊愈。

［原文］

（362）下利，手足厥冷，无脉者，灸之不温，若脉不还，反微喘者，死。少阴负趺阳者①，为顺也。

［注释］

①少阴负趺阳：“少阴”，即太溪脉。“趺阳”，即冲阳脉。少

阴负趺阳，即太溪脉小于冲阳脉，是胃气尚存的佳兆。

[白话解]

腹泻，手足逆冷，摸不到脉搏，用灸法治疗后，手足不能回暖，如果依然没有脉搏，反而出现微微喘咳的症状，为病情严重，预后不良。如果太溪脉小于冲阳脉，说明胃气尚存，是疾病有好转的征兆。

[原文]

（363）下利，寸脉反浮数，尺中自涩者，必清①脓血。

[注释]

①清：如厕，可理解为“便”，“排出”。清脓血，即便脓血。

[白话解]

腹泻，寸脉反而出现浮数之象，尺脉有涩象的，一定会便脓血。

[原文]

（364）下利清谷，不可攻表，汗出必胀满。

[白话解]

腹泻，大便中夹杂未消化的食物的，不可以发汗治疗，病人汗出之后，一定会出现腹部胀满的症状。

[原文]

（365）下利，脉沉弦者，下重也；脉大者为未止；脉微弱数者，为欲自止，虽发热，不死。

[白话解]

腹泻，脉象沉弦的，肛门部有重滞的感觉；脉象大的，腹泻暂时还不能停止；脉象微弱而且伴有数象的，腹泻即将停止，虽然有发热，但是也不会有危险。

[原文]

(366) 下利，脉沉而迟，其人面少赤，身有微热，下利清谷者，必郁冒[①]，汗出而解，病人必微厥。所以然者，其面戴阳[②]，下虚故也。

[注释]

①郁冒：病证名。指头晕目眩，眼前发黑，一时不能视物。可理解为眩晕。

②戴阳：病证名。指阴寒阳虚，虚阳上越，而致面色发红。其特点为两颧面赤如妆。

[白话解]

腹泻，脉象沉而且显现迟象，病人面色有点儿红，身体稍稍发热，大便夹有未消化食物的，一定会出现郁冒，使用汗法可以缓解，但是病人一定会手足轻微发凉。之所以病人出现戴阳证，是因为阴寒阳虚，致使虚阳上越。

[原文]

(367) 下利，脉数而渴者，今自愈；设不差，必清脓血，以有热故也。

[白话解]

腹泻，脉象数而且口渴的，可以自行痊愈；如果没有痊愈，一定会便脓血，因为下焦有热邪。

[原文]

(368) 下利后脉绝，手足厥冷，晬时脉还，手足温者，生，脉不还者，死。

[白话解]

腹泻之后，不能摸到脉搏跳动，手足逆冷，经过一天一夜脉搏出现，手足转温的可以痊愈，脉搏没有出现的，说明病情严重，很难治愈。

[原文]

(369) 伤寒下利，日十余行，脉反实者，死。

[白话解]

得了伤寒病，一天泄泻十几次，反而出现实脉的，说明病情严重，很难治愈。

[原文]

(370) 下利清谷，里寒外热，汗出而厥者，通脉四逆汤主之。

通脉四逆汤方

甘草二两，炙　附子大者一枚，生，去皮，破八片　干姜三两，强人可四两

上三味，以水三升，煮取一升二合，去滓。分温再服，其脉即出者愈。

[白话解]

腹泻，大便中夹杂着未消化的食物，寒邪在里，身体发热，出汗，手足逆冷的，应该使用通脉四逆汤来治疗。

通脉四逆汤方

甘草二两，炙　附子大者一枚，生，去皮，破八片　干姜三两，强人可四两

通脉四逆汤的煎服法及注意事项在少阴病篇已有介绍，此处不再赘述。

[原文]

(371) 热利[①]下重[②]者，白头翁汤主之。

白头翁汤方

白头翁二两　黄连　黄柏　秦皮各三两

上四味，以水七升，煮取二升，去滓，温服一升；不愈，更服一升。

[注释]

①热利：湿热性质的腹泻。其症状特点包括下利臭秽，或便脓血，舌红苔黄，脉滑数等。

②下重：指大便时有肛门坠胀感，大便不易排出。

[白话解]

腹泻，大便臭秽，而且肛门有坠胀感，应该用白头翁汤来治疗。

白头翁汤方

白头翁二两　黄连　黄柏　秦皮各三两

以上四味药物，用七升水，煎煮至二升，去掉药渣，每次温服一升；如果服药后没有好转，再服用一升。

[方解]

白头翁汤中白头翁、秦皮清热解毒，凉血止痢；黄芩、黄柏清热燥湿，厚肠止泻。诸药合用，具有清热燥湿，凉血止痢之效。

[原文]

(372) 下利，腹胀满，身体疼痛者，先温其里，乃攻其表。温里宜四逆汤，攻表宜桂枝汤。

[白话解]

腹泻，腹部胀满，身体疼痛的，应当先用温法祛除体内的寒邪，再使用汗法祛除体表的寒邪。温里选用四逆汤，祛除体表寒邪使用桂枝汤。

[原文]

(373) 下利，欲饮水者，以有热故也，白头翁汤主之。

[白话解]

腹泻，想要喝水的，是因为体内有热邪，应该用白头翁汤来治疗。

[原文]

(374) 下利，谵语者，有燥屎也，宜小承气汤。

小承气汤方

大黄四两，酒洗　枳实三枚，炙　厚朴二两，去皮，炙

上三味，以水四升，煮取一升二合，去滓。分二服，初一服，谵语止，若更衣者，停后服，不尔，尽服之。

[白话解]

腹泻，神志不清，妄言乱语的，是大便干燥胶结于肠道不能排出而导致的，可以尝试用小承气汤来治疗。

小承气汤方

大黄四两，酒洗　枳实三枚，炙　厚朴二两，去皮，炙

以上三味药物，用四升水煎煮，煮取一升二合的药液，去掉药渣。分二次服用，第一次服完药后，谵语就应该停止了，如果解过大便了，就停止服药，如果没有，就将一付药全部喝完。

[原文]

(375) 下利后更烦，按之心下濡者，为虚烦也，宜栀子豉汤。

栀子豉汤方

肥栀子十四个，擘　香豉四合，绵裹

上二味，以水四升，先煮栀子，取二升半，内豉，更煮取一升半，去滓。分再服，一服得吐，止后服。

［白话解］

（病人自觉心烦）腹泻后心烦加重，胃脘部用手按压柔软，这是热邪在胃导致的，可以尝试用栀子豉汤来治疗。

栀子豉汤方

肥栀子十四个，掰开　香豉四合，用棉布裹上

以上二味药物，用四升水煎，先煎栀子，得到二升半的药液，去掉药渣。分两次服用，如果第一次服药后就出现呕吐，那么就可以停药了。

［原文］

（376）呕家有痈脓者，不可治呕，脓尽自愈。

［白话解］

平素经常呕吐的人，身体有痈疡的，不用治疗，脓液排干净后呕吐就自行痊愈了。

［原文］

（377）呕而脉弱，小便复利，身有微热见厥者难治。四逆汤主之。

［白话解］

呕吐而且脉象弱，（起初小便不利）小便再次通利，身体微微发热而且手足逆冷的，很难治愈。应该用四逆汤来治疗。

［原文］

（378）干呕①，吐涎沫②，头痛者，吴茱萸汤主之。

吴茱萸汤方

吴茱萸一升，汤洗七遍　人参三两　大枣十二枚，擘　生姜六两，切

上四味，以水七升，煮取二升，去滓。温服七合，日三服。

[注释]

①干呕：有声无物者，为干呕。

②涎沫：唾沫，即口水。

[白话解]

干呕，吐出口水，头痛的，应该用吴茱萸汤来治疗。

吴茱萸汤方

吴茱萸一升，用热水洗七遍　人参三两　大枣十二枚，掰开　生姜六两，切

以上四味药物，用七升水煎，煎至二升药液，去掉药渣。一次温服七合，一天服三次。

[原文]

(379) 呕而发热者，小柴胡汤主之。

小柴胡汤方

柴胡八两　黄芩三两　人参三两　甘草三两，炙　生姜三两，切　半夏半升，洗　大枣十二枚，擘

上七味，以水一斗二升，煮取六升，去滓，更煎取三升。温服一升，日三服。

[白话解]

呕吐而且发热的，应该用小柴胡汤来治疗。

小柴胡汤方

柴胡八两　黄芩三两　人参三两　甘草三两，炙　生姜三两，切　半夏半升，洗　大枣十二枚，掰开

小柴胡汤的煎服方法及注意事项太阳病篇已有介绍，此处不再赘述。

[原文]

(380) 伤寒大吐大下之，极虚，复极汗者，以其人外气怫郁，复与之水，以发其汗，因得哕①。所以然者，胃中寒冷故也。

[注释]

①哕：一指呃逆，即气逆上冲，咽喉间呃呃连声，声短而频，不能自制。一指干呕。

[白话解]

伤寒病，使用峻吐峻下的方法治疗后，胃气极其虚弱，又出了很多汗，医生认为这是邪气郁于体表导致的，然后用喝水的办法让病人发汗，结果病人出现呃逆。之所以这样，是因为脾胃虚寒不能运化水饮。

[原文]

(381) 伤寒，哕而腹满，视其前后①，知何部不利，利之即愈。

[注释]

①前后：指前后二阴，代指大小便。

[白话解]

得了伤寒病，呃逆而且腹部胀满，通过观察大小便的情况，了解是大便不通还是小便不利的原因，使其通畅，疾病就可以痊愈了。

卷七

辨霍乱病脉证并治第十三

合六法，方六首

[题解]

本篇主要介绍霍乱的症状、体征、脉象特点及治则治法。

霍乱是以突发呕吐下利为主要临床表现的病证。以发病突然，中焦气机升降逆乱，呕吐下利交作为特点。

[原文]

(382) 问曰：病有霍乱者何？答曰：呕吐而利，此名霍乱。

[白话解]

提问：什么样的病是霍乱呢？回答：呕吐和腹泻同时发作的疾病，就叫霍乱。

[原文]

(383) 问曰：病发热，头痛，身疼，恶寒，吐利者，此属何病？答曰：此名霍乱。霍乱自吐下，又利止，复更发热也。

[白话解]

提问：发烧头痛，身体疼，怕冷，呕吐，腹泻的，这属于什么病呢？回答：这叫做霍乱。霍乱本病的症状是呕吐与腹泻同时发作，也有腹泻停止后，再次发热的。

[原文]

(384) 伤寒，其脉微涩者，本是霍乱，今是伤寒，却四五日至阴经，上转入阴必利，本呕下利者，不可治也。欲似大便而反失气，仍不利者，此属阳明也，便必硬，十三日愈，所以然者，经尽故也。下利后，当便硬，硬则能食者愈，今反不能食，到后经中，颇能食，复过一经能食，过之一日，当愈。不愈者，不属阳明也。

[白话解]

症像是伤寒病，脉象微涩的，这是霍乱，如果得了伤寒病，再过大概四五天，疾病发展到阴经时必定会腹泻，霍乱开始就有呕吐腹泻并作，所以不能用同种方法治愈。本来想大便，然而只是排气，大便仍不畅通的，这是阳明病，大便一定是硬的，十三天会痊愈，这是因为邪气在经内传尽。腹泻之后，大便应该硬，大便硬而且能进食的会痊愈，如今大便虽硬反而不能吃东西，行过一经之后，能吃一些东西了，再行过一经之后，就能正常吃东西了，再过一天就应该痊愈了，如果没有痊愈，就不属于阳明。

[原文]

(385) 恶寒，脉微而复利，利止，亡血也，四逆加人参汤主之。

四逆加人参汤方

甘草二两，炙　附子一枚，生，去皮，破八片　干姜一两半　人参一两

上四味，以水三升，煮取一升二合，去滓，分温再服。

[白话解]

怕冷，脉微而腹泻再次发作，腹泻停止的，这是亡血导致

的，应该用四逆加人参汤来治疗。

四逆加人参汤方

甘草二两，炙　附子一枚，生，去皮，破八片　干姜一两半　人参一两

以上四味药物，加入三升水，煮到一升二合，去掉药渣。分两次温服。

［方解］

四逆加人参汤方为四逆汤加人参一两而成。四逆汤回阳救逆，人参益气固脱，滋阴生津。全方具有回阳救逆，益气生津之功。

［原文］

（386）霍乱，头痛发热，身疼痛，热多欲饮水者，五苓散主之；寒多不用水者，理中丸主之。

理中丸方

人参　干姜　甘草炙　白术各三两

上四味，捣筛，蜜和为丸，如鸡子黄许大。以沸汤数合，和一丸，研碎，温服之，日三四，夜二服。腹中未热，益至三四丸，然不及汤。汤法，以四物依两数切，用水八升，煮取三升，去滓，温服一升，日三服。若脐上筑者，肾气动也，去术加桂四两；吐多者，去术，加生姜三两；下多者，还用术；悸者，加茯苓二两；渴欲得水者，加术，足前成四两半；腹中痛者，加人参，足前成四两半；寒者，加干姜，足前成四两半；腹满者，去术，加附子一枚。服汤后如食顷，饮热粥一升许，微自温，勿发揭衣被。

［白话解］

得了霍乱，头疼发烧，全身疼痛，体内热邪较重想要喝水

的，应该使用五苓散治疗；体内寒邪较重不想喝水的，应该用理中丸来治疗。

理中丸方

人参　干姜　甘草炙　白术各三两

人参、干姜、炙甘草、白术四味药物，捣碎筛细粉，用蜜将药粉制成像鸡蛋黄大小的药丸备用。在服用时，用适量开水化开一丸，温服，白天服三到四次，晚上服两次。如果服药后没有腹部发热的感觉，就增加到三四丸。但是理中丸的效果不如理中汤。

理中丸作汤剂方法及其加减法：理中丸的四味药物等分根据实际情况选择用量，然后切制，加入八斗水，煮到三升，去掉药渣，温服一升，一天服三次。如果脐上跳动的，这是肾阳虚不能制水，水气上逆所致，应该去掉白术加四两桂枝；呕吐严重的，去掉白术加生姜三两；腹泻严重的，依旧使用白术；心悸的，应该加二两茯苓；口渴想要喝水的，加大白术用量至四两半；腹痛的，加大人参用量至四两半；寒邪重的，加大干姜用量至四两半；腹部胀满的，去掉白术，加一枚附子。服用理中汤之后，大约相隔一顿饭的时间，喝一升左右的粥，有微微发热的感觉，不要擅自脱衣揭被。

[方解]

理中汤方中人参、炙甘草益气健脾；干姜温中散寒；白术健脾燥湿。全方具有温中散寒，健脾燥湿的功效。

[原文]

(387) 吐利止，而身痛不休者，当消息[①]和解其外，宜桂枝汤小和之。

桂枝汤方

桂枝三两，去皮　芍药三两　生姜三两　甘草二两，炙　大枣十二枚，擘

上五味，以水七升，煮取三升，去滓，温服一升。

[注释]

①消息：斟酌。

[白话解]

（得了霍乱病）呕吐、腹泻停止了，然而全身疼痛不止的，可以斟酌使用解表的方法，可以尝试用桂枝汤来稍微发一下汗。

桂枝汤方

桂枝三两，去掉皮　芍药三两　生姜三两　甘草二两，炙　大枣十二枚，掰开

这五味药，加入七升水，煮到还剩下三升的时候，去掉药渣，每次温服一升。

[原文]

（388）吐利汗出，发热恶寒，四肢拘急，手足厥冷者，四逆汤主之。

四逆汤方

甘草二两，炙　干姜一两半　附子一枚，生，去皮，破八片

上三味，以水三升，煮取一升二合，去滓，分温再服。强人可大附子一枚、干姜三两。

[白话解]

（得了霍乱病）呕吐，腹泻，出汗，发烧，怕冷，四肢痉挛疼痛，手足逆冷的，应该用四逆汤来治疗。

四逆汤方

甘草二两，炙　干姜一两半　附子一枚，生用去掉皮，切成八片

以上三味药物，加入三升水，煮到一升二合的时候，去掉药

渣，分两次温服。身体强健的人可加重附子和干姜的用量。

[原文]

（389）既吐且利，小便复利，而大汗出，下利清谷，内寒外热，脉微欲绝者，四逆汤主之。

[白话解]

（得了霍乱病）既呕吐又腹泻，小便恢复通利，而且出汗多，大便夹杂未消化的食物，脉象微弱有断绝不续之象，应该用四逆汤来治疗。

[原文]

（390）吐已下断，汗出而厥，四肢拘急不解，脉微欲绝者，通脉四逆加猪胆汤主之。

通脉四逆加猪胆汤方

甘草二两，炙　干姜三两，强人可四两　附子大者一枚，生，去皮，破八片　猪胆汁半合

上四味，以水三升，煮取一升二合，去滓，内猪胆汁，分温再服，其脉即来。无猪胆，以羊胆代之。

[白话解]

呕吐和腹泻都停止了，但是出汗而且手足逆冷，四肢痉挛疼痛不能缓解，脉象微弱有断绝之象的，应该用通脉四逆加猪胆汤来治疗。

通脉四逆加猪胆汤方

甘草二两，炙　干姜三两，强人可四两　附子大者一枚，生，去皮，破八片　猪胆汁半合

以上四味药物，加入三升水，煮到一升二合，去掉药渣，在药液中加入猪胆汁，分两次温服，病人的脉象就会恢复。如果没

有猪胆，还可以用羊胆代替。

[方解]

通脉四逆加猪胆汤为通脉四逆汤加猪胆汁而成。通脉四逆汤具有通阳散寒，回阳救逆之功；猪胆汁性苦寒，可引干姜、附子辛温之药入阴经，以防格拒。诸药合用，具有回阳救逆，益阴和阳之功。

[原文]

(391) 吐利发汗，脉平，小烦者，以新[①]虚不胜谷气故也。

[注释]

①新：副词，可理解为“才”，“刚刚”。

[白话解]

(得了霍乱病) 呕吐腹泻出汗之后，脉象平和，心中有些许烦躁的，这是因为病刚好，胃气尚且虚弱，不能消化食物。

辨阴阳易差后劳复病脉证并治第十四

合六法，方六首

［题解］

本篇主要介绍阴阳易、差后劳复之病的症状、体征、脉象特点及治则治法。

阴阳易，即阴易、阳易。阳易，指病后因房事导致男病传于女者，反之则为阴易。

差后劳复病，指由于饮食起居失常，劳作过度伤及正气，而致疾病复发。

［原文］

（392）伤寒，阴阳易之为病，其人身体重，少气，少腹里急，或引阴中拘挛，热上冲胸，头重不欲举，眼中生花花一作眵，膝胫拘急者，烧裈散主之。

烧裈散方

妇人中裈，近隐处，取烧作灰。

上一味，水服方寸匕，日三服，小便即利，阴头微肿，此为愈矣。妇人病取男子裈烧服。

［白话解］

伤寒病，是由于阴阳易导致的，病人感觉全身困重，少气无力，小腹拒急疼痛，有的牵涉阴部拘挛，自觉有一股热气向上冲逆心胸，头困重得不想抬起来，眼睛视物模糊“花”，有的医家认为应作“眵”，即眼睛分泌物增多，膝及小腿痉挛疼痛，应该用烧裈散来治疗。

取妇女内裤，取靠近隐秘处的一块布料，烧成灰。用水冲服一方寸匕，小便通利，阴头微微肿起，这是痊愈了。如果是妇女患此病则取男子的内裤作灰。

[方解]

男女裈裆，皆为秽浊之物，烧灰取其火性，具有通散引邪外出之功。(伤寒阴阳易，主以烧裈散，取推本寻因之意，引邪下行，但本证究属何病，本方疗效如何仍待进一步探讨。)

[原文]

(393) 大病差后，劳复者，枳实栀子豉汤主之。

枳实栀子豉汤方

枳实三枚，炙　栀子十四个，擘　豉一升，绵裹

上三味，以清浆水七升，空煮取四升，内枳实、栀子，煮取二升，下豉，更煮五六沸，去滓，温分再服，覆令微似汗。若有宿食者，内大黄如博棋子[1]五六枚，服之愈。

[注释]

①博棋子：指较大的围棋子。

[白话解]

重病痊愈之后，因为操劳过度而复发的，应该用枳实栀子豉汤来治疗。

枳实栀子汤方

枳实三枚，炙　栀子十四个，掰开　豉一升，绵裹

先将七升淘米水的澄清液煮到四升，然后再加入枳实、栀子，煮到二升，加豆豉，再煮开五六次就可以了，去掉药渣，分两次温服，盖上被子感到微微有汗出的样子就可以了。如果体内有不消化的食物，可以加五六片如棋子大的大黄，服用之后就可

以痊愈。

[方解]

枳实栀子豉汤中枳实下气消痞，栀子清热除烦，香豉清热解郁。诸药合用，具有清热解郁，行气消痞之功。

[原文]

(394) 伤寒差以后，更发热，小柴胡汤主之。脉浮者，以汗解之；脉沉实一作紧者，以下解之。

小柴胡汤方

柴胡八两　人参二两　黄芩二两　甘草二两，炙　生姜二两　半夏半升，洗　大枣十二枚，擘

上七味，以水一斗二升，煮取六升，去滓，再煎取三升。温服一升，日三服。

[白话解]

伤寒病痊愈之后，又出现发烧的症状，应该用小柴胡汤来治疗。脉浮的，应该使用汗法；脉沉实的有医家认为此处为“紧”，应该使用下法。

小柴胡汤方

柴胡八两　人参二两　黄芩二两　甘草二两，炙　生姜二两　半夏半升，洗　大枣十二枚，掰开

以上七味药物，加入一斗二升水，煮到六升，去掉药渣，再将药液熬至三升。每次温服一升，一天服三次。

[原文]

(395) 大病差后，从腰以下有水气者，牡蛎泽泻散主之。

牡蛎泽泻散方

牡蛎熬　泽泻　蜀漆暖水洗，去腥　葶苈子熬　商陆根熬　海藻洗，去咸　栝楼根各等分

上七味，异捣，下筛为散，更于臼中治之。白饮和服方寸匕，日三服。小便利，止后服。

[白话解]

重病痊愈之后，腰以下出现水肿的，应该用牡蛎泽泻散来治疗。

牡蛎泽泻散方

牡蛎用米粉炒　泽泻　蜀漆用温水清洗，去掉腥味　葶苈子用米粉炒　商陆根用米粉炒　海藻洗，去掉咸味　栝楼根各等分

以上七味药物，分别捣烂筛成散，然后放入药臼内合制为散。用米汤冲服一方寸匕，一天服三次。小便通利之后，不再服用。

[方解]

方中牡蛎软坚散结，泽泻利水渗湿，蜀漆祛痰逐水，葶苈子宣肺泻水，商陆利水消肿，海藻去咸，专于利水，使水从小便而去；栝楼根生津止渴，与牡蛎相配具有软坚利水之功。诸药合用，具有软坚散结，利水消肿之效。

[原文]

(396) 大病差后，喜唾，久不了了，胸上有寒，当以丸药温之，宜理中丸。

理中丸方

人参　白术　甘草炙　干姜各三两

上四味，捣筛，蜜和为丸，如鸡子黄许大。以沸汤数

合，和一丸，研碎，温服之，日三服。

[白话解]

重病痊愈之后，经常口吐唾沫，久不能愈的，这是脾肺虚寒，应该使用温法治疗，可以尝试用理中丸来治疗。

理中丸方

人参　干姜　甘草炙　白术各三两

人参、干姜、炙甘草、白术四味药物，捣碎筛细粉，用蜜将药粉制成像鸡蛋黄大小的药丸备用。在服用时，用适量开水化开一丸，温服，白天服三到四次，晚上服两次。如果服药后没有腹部发热的感觉，就增加到三四丸。

[原文]

(397) 伤寒解后，虚羸少气，气逆欲吐，竹叶石膏汤主之。

竹叶石膏汤方

竹叶二把　石膏一斤　半夏半升，洗　麦门冬一升，去心　人参二两　甘草二两，炙　粳米半斤

上七味，以水一斗，煮取六升，去滓，内粳米，煮米熟汤成，去米。温服一升，日三服。

[白话解]

伤寒病痊愈后，身体虚弱消瘦，少气无力，气机上逆，想要呕吐，应该用竹叶石膏汤来治疗。

竹叶石膏汤方

竹叶二把　石膏一斤　半夏半升，洗　麦门冬一升，去心　人参二两　甘草二两，炙　粳米半斤

以上七味药物，加入一斗水，煮到六升，去掉药渣后加入粳

米，粳米煮熟后去掉粳米就可以了。每次温服一升，一天服三次。

[方解]

竹叶石膏汤方中竹叶、石膏清热除烦，人参、甘草益气生津，麦冬、粳米滋养胃阴，半夏和胃降逆止呕。诸药合用，具有清热和胃，益气生津之效。

[原文]

(398) 病人脉已解，而日暮微烦，以病新差，人强与谷，脾胃气尚弱，不能消谷，故令微烦，损谷则愈。

[白话解]

病人的脉象已恢复正常，然而日落的时候心中有点儿烦躁，因为疾病刚刚好转，过分的进食，脾胃之气尚且虚弱，不能消化过多的食物，因此出现心中微微烦躁的症状，减少食量就会好的，不必用药。

辨不可发汗病脉证并治第十五

一法方本缺

[题解]

此篇主要阐述了不可发汗的病脉证治。

[原文]

夫以为疾病至急，仓卒寻按，要者难得，故重集诸可与不可方治，比之三阴三阳篇中，此易见也。又时有不止是三阳三阴，出在诸可与不可中也。

[白话解]

因为疾病来的非常快，在仓促之间往往抓不住疾病的要领。所以，把各种方证的可与不可方治集中在了一块，这样比散在于三阴三阳篇中容易查找。又有些内容在三阴三阳篇没有论述到的，可以在可与不可治篇中找得到。

[原文]

少阴病，脉细沉数，病为在里，不可发汗。

[白话解]

见“辨少阴病脉证并治”第285条。

[原文]

脉浮紧者，法当身疼痛，宜以汗解之。假令尺中迟者，不可发汗。何以知然？以荣气不足，血少故也。

[白话解]

见“辨太阳病脉证并治”第50条。

[原文]

少阴病，脉微，不可发汗，亡阳故也。

[白话解]

见“辨少阴病脉并治”第286条上半条。

[原文]

脉濡而弱，弱反在关，濡反在巅，微反在上，涩反在下。微则阳气不足，涩则无血。阳气反微，中风汗出而反躁烦。涩则无血，厥而且寒。阳微发汗，躁不得眠。

[白话解]

如果脉象濡而且弱，弱表现在关脉上，濡反而在寸部，浮取脉微，沉取脉涩。微脉因于阳气不足，涩脉提示血虚。阳气不足的情况下，出现中风汗出，就会表现出平常没有的烦躁。涩脉提示血虚，所以手足逆冷不温。如果在阳气不足的情况下发汗，就会出现烦躁不能入睡的情况。

[原文]

动气在右，不可发汗。发汗则衄而渴，心苦烦，饮即吐水。

动气在左，不可发汗。发汗则头眩，汗不止，筋惕肉瞤。

动气在上，不可发汗。发汗则气上冲，正在心端。

动气在下，不可发汗。发汗则无汗，心中大烦，骨节苦疼，目运，恶寒，食则反吐，谷不得前。

[白话解]

脐右有气跳动，不可以发汗。发汗则会出现鼻衄并且口渴，心中烦躁不安，并且出现饮水后吐水的情况。

动气出现在脐左边，不可以发汗。发汗则会出现头目晕眩，汗出不止，筋脉抽搐肌肉瞤动的情况。

动气出现在脐上边，不可以发汗。发汗则会出现气上冲心端的情况。

动气出现在脐下边，不可以发汗。发汗则会出现无汗出，心中烦躁的厉害，关节疼痛，眼睛紧闭怕冷，不能进食，食则呕吐，严重的饭菜都不能放到面前、看见饭就恶心。

[原文]

咽中闭塞，不可发汗。发汗则吐血，气微绝，手足厥冷，欲得踡卧，不能自温。

[白话解]

咽喉有塞闭不适的，不可以发汗。误用发汗就会发生吐血，气息微弱欲绝，手足逆冷，喜欢踡缩而卧，身体不温的变证。

[原文]

诸脉得数动微弱者，不可发汗，发汗则大便难，腹中干，胃躁而烦。其形相象，根本异源。

[白话解]

凡出现脉象动数微弱的，不可以发汗。发汗则会导致排便困难，腹中干燥，胃部烦躁不适。虽然病症表现的很相像，却是不同的原因引起的。

[原文]

脉濡而弱，弱反在关，濡反在巅，弦反在上，微反在下。弦为阳运，微为阴寒，上实下虚，意欲得温。微弦为虚，不可发汗。发汗则寒栗，不能自还。

[白话解]

如果脉象濡而且弱，主要表现在关脉上，沉取无力为弱，浮取无力为濡，寸口脉弦，尺部脉微。脉弦因为阳气运动于外，脉微因为内有寒邪，形成上实下虚的证候，身体想要得到温暖。脉象出现微弦为虚象，不可以发汗。发汗则会出现战栗，不能自止。

[原文]

咳者则剧，数吐涎沫，咽中必干，小便不利，心中饥烦，晬时而发，其形似疟，有寒无热，虚而寒栗，咳而发汗，蜷而苦满，腹中复坚。

[白话解]

出现严重咳嗽，口中频频吐出涎沫，咽喉一定缺少濡润而干燥，小便不顺畅，心中烦躁，定时发作，表现得像疟疾一样，但是只有怕冷没有发热的情况，阳气虚就会出现寒战。这种剧烈咳嗽的人如果误用发汗，会导致身体蜷缩，满闷难受，腹中坚满等变证。

[原文]

厥，脉紧，不可发汗。发汗则声乱，咽嘶，舌萎，声不得前。

[白话解]

手足逆冷，脉紧，不可以用发汗的方法。误用发汗就会出现语声散乱，咽喉嘶哑，舌头萎软无力，甚至声音发不出来的变证。

[原文]

诸逆发汗，病微者难差，剧者言乱，目眩者

死，一云谵言目眩睛乱者死命将难全。

[白话解]

凡是出现手足逆冷的病人采用汗法，病情轻的会使病人难以康复；病情重的出现言语错乱、头目晕眩，预后不好，即使不死，性命恐怕难以保全。

[原文]

太阳病，得之八九日，如疟状，发热恶寒，热多寒少，其人不呕，清便续自可，一日二三度发，脉微而恶寒者，此阴阳俱虚，不可更发汗也。

[白话解]

见“辨太阳病脉证并治”第 23 条上半节，“续”作“欲”，“一日二三度发”下有“脉微缓者，为欲愈也”八字，“不可更发汗”下有“更下、更吐”四字。

[原文]

太阳病，发热恶寒，热多寒少。脉微弱者，无阳也，不可发汗。

[白话解]

见“辨太阳病脉证并治”第 27 条。“无阳也”前有“此”字。“不可发汗”句下有“宜桂枝二越婢一汤”八字。

[原文]

咽喉干燥者，不可发汗。

[白话解]

见“辨太阳病脉证并治”第 83 条。

[原文]

亡血不可发汗，发汗则寒栗而振。

[白话解]

见“辨太阳病脉证并治”第87条，“亡血”下有一“家”字。

[原文]

衄家不可发汗，汗出必额上陷，脉急紧，直视不能眴，不得眠。

[白话解]

见“辨太阳病脉证并治”第86条。

[原文]

汗家不可发汗，发汗必恍惚心乱，小便已阴疼，宜禹余粮丸。

[白话解]

见“辨太阳病脉证并治”第88条。“汗家不可发汗”，作“汗家重发汗”，“发汗必恍惚心乱”无“发汗”二字。

[原文]

淋家不可发汗，发汗必便血。

[白话解]

见“辨太阳病脉证并治”第84条。

[原文]

疮家虽身疼痛，不可发汗，汗出则痓。

[白话解]

见“辨太阳病脉证并治”第85条。

[原文]

下利不可发汗，汗出必胀满。

[白话解]

腹泻的病人不可以发汗，汗出就会出现胀满的情况。

[原文]

咳而小便利，若失小便者，不可发汗，汗出则四肢厥逆冷。

[白话解]

有咳嗽并且小便多，或者小便失禁的病人不可以发汗。如果误用发汗的治法，就会出现四肢逆冷的症状。

[原文]

伤寒一二日至四五日，厥者必发热，前厥者后必热，厥深者热亦深，厥微者热亦微。厥应下之，而反发汗者，必口伤烂赤。

[白话解]

见“辨厥阴病脉证并治”第335条。

[原文]

伤寒，脉弦细，头痛发热者，属少阳，少阳不可发汗。

[白话解]

见“辨少阳病脉证并治”第265条上半节。

[原文]

伤寒头痛，翕翕发热，形象中风，常微汗出，自呕者，下之益烦，心懊侬如饥；发汗则致痓，身强难以伸屈；熏之则发黄，不得小便；久则发咳唾。

[白话解]

伤寒有头痛的症状，发热温度不高，看起来像太阳中风，常常有微汗出，同时伴有呕吐的病人，误用下法就会更加烦躁，心中烦躁不安像饿了一样，如果误用发汗则会导致痉证，身体强直难以屈伸，误用火熏则会出现全身发黄，没有小便，时间长了会发生咳嗽唾脓。

[原文]

太阳与少阳并病，头项强痛，或眩冒，时如结胸，心下痞硬者，不可发汗。

[白话解]

见“辨太阳病脉证并治”第142条。“心下痞硬者”下有“当刺大椎第一间，肺俞肝俞”十一字。“不可发汗”前有一“慎”字。“不可发汗”后有“发汗则谵语，脉弦。五日谵语不止，当刺期门”。

[原文]

太阳病发汗，因致痓。

[白话解]

太阳病发汗不当，可导致身体痉挛。

[原文]

少阴病，咳而下利，谵语者，此被火气劫故也。小便必难，以强责少阴汗也。

[白话解]

见“辨太阴病脉证并治”第284条。“此被火气劫故也”上，没有“此”字。

[原文]

少阴病，但厥无汗，而强发之，必动其血，未知从何道出，或从口鼻，或从目出者，是名下厥上竭，为难治。

[白话解]

见“辨太阴病脉证并治”第294条。

辨可发汗病脉证并治第十六

合四十一法，方一十四首

［题解］

本篇主要阐述可发汗病脉证并治。

［原文］

大法，春夏宜发汗。

［白话解］

按照治病的一般法则，春夏季节适宜用发汗法。

［原文］

凡发汗，欲令手足俱周，时出似絷絷然，一时间许益佳。不可令如水流离。若病不解，当重发汗。汗多者必亡阳，阳虚，不得重发汗也。

［白话解］

凡用汗法，让手足四肢都有汗出，汗出时微微有汗，稍坐片刻汗就下去了最好。不可以让病人大汗淋漓。如果病没有好，应当再发一次汗。但发汗多定会损伤阳气，阳气虚的人不可以再发汗。

［原文］

凡服汤发汗，中病便止，不必尽剂也。

［白话解］

凡是用汤药发汗的病人，药达病所就停止再用药，不必把药都吃完。

[原文]

凡云可发汗，无汤者，丸散亦可用，要以汗出为解，然不如汤随证良验。

[白话解]

凡是可以发汗的病证，如果没有汤剂，丸散剂也可以，要以出汗作为病情缓解的标准。但是丸取剂没有汤剂便于随证加减的效果好。

[原文]

太阳病，外证未解，脉浮弱者，当以汗解，宜桂枝汤。

桂枝汤方

桂枝三两，去皮　芍药三两　甘草二两，炙　生姜三两，切　大枣十二枚，擘

上五味，以水七升，煮取三升，去滓，温服一或，啜粥，将息如初法。

[白话解]

见“辨太阳病脉证并治”第42条。

[原文]

脉浮而数者，可发汗，属桂枝汤证。

[白话解]

脉象浮而且数的，可以发汗，属于桂枝汤证。

[原文]

阳明病，脉迟，汗出多，微恶寒者，表未解也。可发汗，属桂枝汤证。

[白话解]

阳明病，脉象迟，出汗多，有轻微恶寒症状，是因为表证还没有解除。可以发汗，属于桂枝汤证。

[原文]

夫病脉浮大，问病者，言但便硬尔。设利者，为大逆。硬为实，汗出而解。何以故？脉浮当以汗解。

[白话解]

如果病家脉象浮大，问病人，病人回答只是大便硬。如果是腹泻，病情则非常严重。大便硬为实，（说明里气未虚）汗一出就会好了。为什么这样呢？因为脉浮（是正气抗邪于外）所以用汗法。

[原文]

伤寒，其脉不弦紧而弱，弱者必渴，被火必谵语，弱者发热脉浮，解之，当汗出愈。

[白话解]

见“辨太阳病脉证并治”第113条。“伤寒”前多“形作”二字。

[原文]

病人烦热，汗出即解，又如疟状，日晡所发热者，属阳明也。脉浮虚者，当发汗，属桂枝汤证。

[白话解]

病人有烦躁发热，一出汗就好了，而又出现像疟疾那样于傍晚发热的症状，这属于阳明证。如果脉象浮而且虚，应当发汗，属于桂枝汤证。

[原文]

病常自汗出者，此为荣气和，荣气和者，外不谐，以卫气不共荣气谐和故尔。以荣行脉中，卫行脉外，复发其汗，荣卫和则愈，属桂枝汤证。

[白话解]

见“辨太阳病脉证并治”第53条。“属桂枝汤证”作“宜桂枝汤”。

[原文]

病人脏无他病，时发热自汗出而不愈者，此卫气不和也。先其时发汗则愈，属桂枝汤证。

[白话解]

见“辨太阳病脉证并治”第54条。“属桂枝汤证”作“宜桂枝汤”。

[原文]

脉浮而紧，浮则为风，紧则为寒，风则伤卫，寒则伤荣，荣卫俱病，骨节烦疼，可发其汗，宜麻黄汤。

麻黄汤方

麻黄三两，去节　桂枝二两　甘草一两，炙　杏仁七十个，去皮尖

上四味，以水八升，先煮麻黄，减二升，去上沫，内诸药，煮取二升半，去滓，温服八合。温覆取微似汗，不须啜粥，余如桂枝将息。

[白话解]

见“辨脉法”第20条。“脉浮而紧”作“寸口脉浮而紧”，“可发其汗”作“当发其汗也”，无“宜麻黄汤”四字。

[原文]

太阳病不解，热结膀胱，其人如狂，血自下，下者愈。其外未解者，尚未可攻，当先解其外，属桂枝汤证。

[白话解]

见“辨太阳病脉证并治”第106条上半节。该条无“属桂枝汤证”五字。

[原文]

太阳病，下之微喘者，表未解也，宜桂枝加厚朴杏子汤。

桂枝加厚朴杏子汤方

桂枝三两，去皮　芍药三两　生姜三两，切　甘草二两，炙　厚朴二两，炙，去皮　杏仁五十个，去皮尖　大枣十二枚，擘

上七味，以水七升，煮取三升，去滓，温服一升。

[白话解]

见“辨太阳病脉证并治”第43条。“表未解”后有“故”字。末句作“桂枝加厚朴杏子汤主之”。

[原文]

伤寒脉浮紧，不发汗，因致衄者，属麻黄汤证。

[白话解]

见“辨太阳病脉证并治”第55条。“属麻黄汤证”作“麻黄汤证主之”。

[原文]

阳明病，脉浮，无汗而喘者，发汗则愈，属麻黄汤证。

[白话解]

见“辨阳明病脉证并治”第235条。“属麻黄汤证”作“宜麻黄汤”。

[原文]

太阴病，脉浮者，可发汗，属桂枝汤证。

[白话解]

见“辨太阴病脉证并治”第276条。“属桂枝汤证”作“宜桂枝汤”。

[原文]

太阳病，脉浮紧，无汗，发热，身疼痛，八九日不解，表证仍在，当复发汗。服汤已微除，其人发烦目瞑，剧者必衄，衄乃解。所以然者，阳气重故也。属麻黄汤证。

[白话解]

见“辨太阳病脉证并治”第46条。“服汤”作“服药”。末句“属麻黄汤证”作“麻黄汤主之”。

[原文]

脉浮者，病在表，可发汗，属麻黄汤证。

[白话解]

见“辨太阳病脉证并治”第51条。“属麻黄汤证”作“宜麻黄汤”。

[原文]

伤寒，不大便六七日，头痛有热者，与承气汤。其小便清者，知不在里，续在表也，当须发汗。若头痛者，必衄，属桂枝汤证。

[白话解]

见“辨太阳病脉证并治”第56条。“续”作“仍”，“属桂枝汤证”作“宜桂枝汤”。

[原文]

下利腹胀满，身体疼痛者，先温其里，乃攻其表。温里宜四逆汤，攻表宜桂枝汤。

四逆汤方

甘草二两，炙　干姜一两半　附子一枚，生，去皮，破八片

上三味，以水三升，煮取一升二合，去滓，分温再服。强人可大附子一枚，干姜三两。

[白话解]

见“辨厥阴病脉证并治”第372条。

[原文]

下利后，身疼痛，清便自调者，急当救表，宜桂枝汤发汗。

[白话解]

见“辨太阳病脉证并治”第91条。该条原文为“伤寒医下之，续得下利，清谷不止，身疼痛者，急当救里。后身疼痛，清便自调者，急当救表。救里宜四逆汤，救表宜桂枝汤”。

[原文]

太阳病，头痛，发热，汗出，恶风寒者，属桂枝汤证。

[白话解]

见“辨太阳病脉证并治”第13条。“恶风”后无“寒者”两字。末句“属桂枝汤证”作“桂枝汤主之”。

[原文]

太阳中风，阳浮而阴弱，阳浮者，热自发，阴弱者，汗自出，啬啬恶寒，淅淅恶风，翕翕发热，鼻鸣干呕者，属桂枝汤证。

[白话解]

见“辨太阳病脉证并治”第12条。“属桂枝汤证”作“桂枝汤主之”。

[原文]

太阳病，发热汗出者，此为荣弱卫强，故使汗出，欲救邪风，属桂枝汤证。

[白话解]

见《辨太阳病脉证并治》第95条。“邪风”后有“者”，“属桂枝汤证”作“宜桂枝汤”。

[原文]

太阳病，下之后，其气上冲者，属桂枝汤证。

[白话解]

见“辨太阳病脉证并治”第15条。末句为“可与桂枝汤”。

[原文]

太阳病，初服桂枝汤，反烦不解者，先刺风池、风府，却与桂枝汤则愈。

[白话解]

见“辨太阳病脉证并治”第24条。

[原文]

烧针令其汗，针处被寒，核起而赤者，必发奔豚。气从少腹上撞心者，灸其核上各一壮，与桂枝加桂汤。

桂枝加桂汤方

桂枝五两，去皮　甘草二两，炙　大枣十二枚，擘　芍药三两　生姜三两，切

上五味，以水七升，煮取三升，去滓，温服一升。本云，桂枝汤，今加桂满五两。所以加桂者，以能泄奔豚气也。

［白话解］

见“辨太阳病脉证并治”第117条。“撞”作“冲”，末句并有“更加桂二两也”。

［原文］

太阳病，项背强几几，反汗出恶风者，宜桂枝加葛根汤。

桂枝加葛根汤方

葛根四两　麻黄三两，去节　甘草二两，炙　芍药三两　桂枝二两　生姜三两　大枣十二枚，擘

上七味，以水一斗，煮麻黄、葛根，减二升，去上沫，内诸药，煮取三升，去滓，温服一升。覆取微似汗，不须啜粥助药力，余将息依桂枝法。

［白话解］

见“辨太阳病脉证并治”第14条。末句作“桂枝加葛根汤主之”。

［原文］

太阳病，项背强几几，无汗恶风者，属葛根汤证。

[白话解]

见“辨太阳病脉证并治”第31条。无“者”字，末句作“葛根汤主之”。

[原文]

太阳与阳明合病，必自下利，不呕者，属葛根汤证。

[白话解]

见“辨太阳病脉证并治”第32条。“太阳与阳明合病”后有“者”字，无“不呕者”三字，末句作“葛根汤主之”。

[原文]

太阳与阳明合病，不下利，但呕者，宜葛根加半夏汤。

葛根加半夏汤方

葛根四两　半夏半升，洗　大枣十二枚，擘　桂枝去皮，二两　芍药二两　甘草二两，炙　麻黄三两，去节　生姜三两

上八味，以水一斗，先煮葛根、麻黄，减二升，去上沫，内诸药，煮取三升，去滓，温服，覆取微似汗。

[白话解]

见“辨太阳病脉证并治”第33条。“宜葛根加半夏汤”作“葛根加半夏汤主之”。

[原文]

太阳病，桂枝证，医反下之，利遂不止。脉促者，表未解也；喘而汗出者，宜葛根黄芩黄连汤。

葛根黄芩黄连汤方

葛根八两　黄连三两　黄芩三两　甘草二两，炙

上四味，以水八升，先煮葛根，减二升，内诸药，煮

取二升，去滓，分温再服。

[白话解]

见“辨太阳病脉证并治”第34条。“宜葛根黄芩黄连汤”作“葛根黄芩黄连汤主之”。

[原文]

太阳病，头痛发热，身疼腰痛，骨节疼痛，恶风无汗而喘者，属麻黄汤证。

[白话解]

见“辨太阳病脉证并治”第35条。无“属”字，无“证”字，最后有“主之”二字。

[原文]

太阳与阳明合病，喘而胸满者，不可下，属麻黄汤证。

[白话解]

见“辨太阳病脉证并治”第36条。“属”作“宜”，无“证”字。

[原文]

太阳中风，脉浮紧，发热恶寒，身疼痛，不汗出而烦躁者，大青龙汤主之。若脉微弱，汗出恶风者，不可服之。服之则厥逆，筋惕肉瞤，此为逆也。大青龙汤方。

大青龙汤方

麻黄六两，去节　桂枝二两，去皮　杏仁四十枚，去皮尖　甘草二两，炙　石膏如鸡子大，碎　生姜三两，切　大枣十二枚，擘

上七味，以水九升，先煮麻黄，减二升，去上沫，内诸药，煮取三升，温服一升。覆取微似汗。汗出多者，温

粉扑之。一服汗者，勿更服。若复服，汗出多者，亡阳遂虚恶风烦躁，不得眠也。

[白话解]

见“辨太阳病证脉并治”第38条。

[原文]

阳明中风，脉弦浮大而短气，腹都满，胁下及心痛，久按之气不通，鼻干不得汗，嗜卧，一身及目悉黄，小便难，有潮热，时时哕，耳前后肿，刺之小差，外不解，过十日，脉续浮者，与小柴胡汤。脉但浮，无余证者，与麻黄汤。不溺，腹满加哕者，不治。

小柴胡汤方

柴胡八两　黄芩三两　人参三两　甘草三两，炙　生姜三两，切　半夏半升，洗　大枣十二枚，擘

上七味，以水一斗二升，煮取六升，去滓，再煎取三升，温服一升，日三服。

[白话解]

见“辨阳明病脉证并治”第231、232条。“过十日”作“病过十日”，“不溺”作“若不溺”。

[原文]

太阳病，十日以去，脉浮而细，嗜卧者，外已解也。设胸满胁痛者，与小柴胡汤。脉但浮者，与麻黄汤。

[白话解]

见“辨太阳病脉证并治”第37条。“脉浮而细，嗜卧者”作“脉浮细而嗜卧者”。

[原文]

伤寒脉浮缓，身不疼但重，乍有轻时，无少阴证者，可与大青龙汤发之。

[白话解]

见“辨太阳病脉证并治”第39条。无“可与”二字。

[原文]

伤寒表不解，心下有水气，干呕，发热而咳，或渴，或利，或噎，或小便不利、少腹满，或喘者，宜小青龙汤。

小青龙汤方

麻黄二两，去节　芍药二两　桂枝二两，去皮　甘草二两，炙　细辛二两　五味子半升　半夏半升，洗　干姜三两

上八味，以水一斗，先煮麻黄，减二升，去上沫，内诸药，煮取三升，去滓，温服一升。若渴，去半夏，加栝楼根三两。若微利，去麻黄，加荛花如一鸡子，熬令赤色。若噎，去麻黄，加附子一枚，炮。若小便不利，少腹满，去麻黄，加茯苓四两。若喘，去麻黄，加杏仁半升，去皮尖。

[白话解]

见“辨太阳病脉证并治”第40条。“宜小青龙汤”作“小青龙汤主之”。

[原文]

伤寒心下有水气，咳而微喘，发热不渴。服汤已渴者，此寒去欲解也。属小青龙汤证。

[白话解]

见“辨太阳病脉证并治”第41条。“属小青龙汤证”作“小

青龙汤主之”。

[原文]

中风往来寒热，伤寒五六日以后，胸胁苦满，嘿嘿不欲饮食，烦心喜呕，或胸中烦而不呕，或渴，或腹中痛，或胁下痞硬，或心下悸、小便不利，或不渴、身有微热，或咳者，属小柴胡汤证。

[白话解]

见“辨太阳病脉证并治”第96条。“中风往来寒热，伤寒五六日以后”作“伤寒五六日，中风，往来寒热”，“烦心”作“心烦”，“属小柴胡汤证”作“小柴胡汤证主之”。

[原文]

伤寒四五日，身热恶风，颈项强，胁下满，手足温而渴者，属小柴胡汤证。

[白话解]

见“辨太阳病脉证并治”第99条。无“属”字，无“证”字，最后有“主之”二字。

[原文]

伤寒六七日，发热微恶寒，支节烦疼，微呕，心下支结，外证未去者，柴胡桂枝汤主之。

柴胡桂枝汤方

柴胡四两　黄芩一两半　人参一两半　桂枝一两半，去皮　生姜一两半，切　半夏二合半，洗　芍药一两半　大枣六枚，擘　甘草一两，炙

上九味，以水六升，煮取三升，去滓，温服一升，日三服。本云，人参汤，作如桂枝法，加半夏柴胡黄芩，如

柴胡法，今著人参，作半剂。

[白话解]

见“辨太阳病脉证并治”第146条。

[原文]

少阴病，得之二三日，麻黄附子甘草汤微发汗。以二三日无证，故微发汗也。

麻黄附子甘草汤方

麻黄二两，去根节　甘草二两，炙　附子一枚，炮，去皮，破八片

上三味，以水七升，先煮麻黄一二沸，去上沫，内诸药，煮取二升半，去滓，温服八合，日三服。

[白话解]

见“辨太阴病脉证并治”第302条。

[原文]

脉浮，小便不利，微热消渴者，与五苓散，利小便发汗。

五苓散方

猪苓十八铢，去皮　茯苓十八铢　白术十八铢　泽泻一两六铢　桂枝半两，去皮

上五味，捣为散，以白饮和服方寸匕，日三服，多饮暖水，汗出愈。

[白话解]

见“辨太阳病脉证并治”第71条下半节。“脉浮”前有“若”字，“与五苓散，利小便发汗”作“五苓散主之”。

卷八

辨发汗后病脉证并治第十七

合二十五法，方二十四首

[题解]

本篇主要阐述表证汗后的脉证和治法。

[原文]

二阳并病，太阳初得病时，发其汗，汗先出不彻，因转属阳明，续自微汗出，不恶寒。若太阳病证不罢者，不可下，下之为逆，如此可小发汗。设面色缘缘正赤者，阳气怫郁在表，当解之熏之。若发汗不彻，不足言，阳气怫郁不得越，当汗不汗，其人烦躁，不知痛处，乍在腹中，乍在四肢，按之不可得，其人短气，但坐以汗出不彻故也，更发汗则愈。何以知汗出不彻？以脉涩故知也。

[白话解]

见“辨太阳病脉证并治”第48条。

[原文]

未持脉时，病人叉手自冒心，师因教试令咳，而不即咳者，此必两耳聋无闻也。所以然者，以重发汗，虚故如此。

[白话解]

见“辨太阳病脉证并治”第75条。“叉手”作“手叉”，“而不即咳者”作“而不咳者”。

[原文]

发汗后，饮水多必喘，以水灌之亦喘。

[白话解]

见“辨太阳病脉证并治”第75条下半节。

[原文]

发汗后，水药不得入口为逆，若更发汗，必吐下不止。

[白话解]

见“辨太阳病脉证并治”第76条上半节。

[原文]

阳明病，本自汗出，医更重发汗，病已差，尚微烦不了了者，必大便硬故也。以亡津液，胃中干燥，故令大便硬。当问其小便日几行，若本小便日三四行，今日再行，故知大便不久出。今为小便数少，以津液当还入胃中，故知不久必大便也。

[白话解]

见“辨太阳病脉证并治”第203条。

[原文]

发汗多，若重发汗者，亡其阳，谵语。脉短者死，脉自和者不死。

[白话解]

见“辨太阳病脉证并治”第211条。

[原文]

伤寒发汗已，身目为黄，所以然者，以寒湿在里不解故也。以为不可下也，于寒湿中求之。

[白话解]

见“辨阳明病脉证并治”第259条。

[原文]

病人有寒，复发汗，胃中冷，必吐蚘。

[白话解]

见“辨太阳病脉证并治”第89条。

[原文]

太阳病，发汗，遂漏不止，其人恶风，小便难，四肢微急，难以屈伸者，属桂枝加附子汤。

桂枝加附子汤方

桂枝三两，去皮　芍药三两　甘草二两，炙　生姜三两，切　大枣十二枚，擘　附子一枚，炮

上六味，以水七升，煮取三升，去滓，温服一升。本云，桂枝汤今加附子

[白话解]

见“辨太阳病脉证并治”第20条。无“属”字，最后有“主之”二字。

[原文]

太阳病，初服桂枝汤，反烦不解者，先刺风池、风府，却与桂枝汤则愈。

桂枝汤方

桂枝三两，去皮　芍药三两　生姜三两，切　甘草二两，炙　大枣十二枚，擘

上五味，以水七升，煮取三升，去滓，温服一升。须臾啜热稀粥一升，以助药力。

[白话解]

见“辨太阳病脉证并治”第24条。

[原文]

服桂枝汤，大汗出，脉洪大者，与桂枝汤，如前法。若形似疟，一日再发者，汗出必解，属桂枝二麻黄一汤。

桂枝二麻黄一方

桂枝一两十七铢　芍药一两六铢　麻黄十六铢，去节　生姜一两六铢　杏仁十六个，去皮尖　甘草一两二铢，炙　大枣五枚，擘

上七味，以水五升，先煮麻黄一二沸，去上沫，内诸药，煮取二升，去滓，温服一升，日再服。本云，桂枝汤二分，麻黄汤一分，合为二升，分再服，今合为一方。

[白话解]

见“辨太阳病脉证并治”第25条。“属桂枝二麻黄一汤”作“宜桂枝二麻黄一汤”。

[原文]

服桂枝汤，大汗出后，大烦渴不解，脉洪大者，属白虎加人参汤。

白虎加人参汤方

知母六两　石膏一斤，碎，绵裹　甘草二两，炙　粳米六合　人参二两

上五味，以水一斗，煮米熟汤成去滓，温服一升，日

三服。

[白话解]

见“辨太阳病脉证并治”第26条。“属白虎加人参汤”作“白虎加人参汤主之”。

[原文]

伤寒脉浮，自汗出，小便数，心烦，微恶寒，脚挛急，反与桂枝欲攻其表，此误也。得之便厥，咽中干，烦躁，吐逆者，作甘草干姜汤与之，以复其阳；若厥愈足温者，更作芍药甘草汤与之，其脚即伸；若胃气不和，谵语者，少与调胃承气汤；若重发汗，复加烧针者，与四逆汤。

甘草干姜汤方

甘草四两，炙　干姜二两

上二味，以水三升，煮取一升五合，去滓，分温再服。

芍药甘草汤方

白芍药四两　甘草四两，炙

上二味，以水三升，煮取一升五合，去滓，分温再服。

调胃承气汤方

大黄四两，去皮，清酒洗　甘草二两，炙　芒硝半升

上三味，以水三升，煮取一升，去滓，内芒硝，更上微火煮，令沸，少少温服之。

[白话解]

见“辨太阳病脉证并治”第29条。“与四逆汤”作“四逆汤主之”。

[原文]

太阳病，脉浮紧，无汗，发热，身疼痛，八九日不解，

表证仍在，此当复发汗。服汤已微除，其人发烦目瞑，剧者必衄，衄乃解。所以然者，阳气重故也，宜麻黄汤。

麻黄汤方

麻黄三两，去节　桂枝二两，去皮　甘草一两，炙　杏仁七十个，去皮尖

上四味，以水九升，先煮麻黄减二升，去上沫，内诸药，煮取二升半，去滓，温服八合，覆取微似汗，不须啜粥。

[白话解]

见“辨太阳病脉证并治”第46条。“此当复发汗”作“此当发其汗”，“服汤”作“服药”，“宜麻黄汤”作“麻黄汤主之”。

[原文]

伤寒发汗已解，半日许复烦，脉浮数者，可更发汗，属桂枝汤证。

[白话解]

见“辨太阳病脉证并治”第57条。“属桂枝汤证”作“宜桂枝汤”。

[原文]

发汗后，身疼痛，脉沉迟者，属桂枝加芍药生姜各一两人参三两新加汤。

桂枝加芍药生姜各一两人参三两新加汤方

桂枝三两，去皮　芍药四两　生姜四两　甘草二两，炙　人参三两　大枣十二枚，擘

上六味，以水一斗二升，煮取三升，去滓，温服一升。本云，桂枝汤今加芍药生姜人参。

[白话解]

见“辨太阳病脉证并治”第62条。无“属”，最后有“主之”二字。

[原文]

发汗后，不可更行桂枝汤，汗出而喘，无大热者，可与麻黄杏子甘草石膏汤。

麻黄杏子甘草石膏汤方

麻黄四两，去节　杏仁五十个，去皮尖　甘草二两，炙　石膏半斤，碎

上四味，以水七升，先煮麻黄，减二升，去上沫，内诸药，煮取二升，去滓，温服一升。本云，黄耳杯。

[白话解]

见“辨太阳病脉证并治”第63条。

[原文]

发汗过多，其人叉手自冒心，心下悸，欲得按者，属桂枝甘草汤。

桂枝甘草汤方

桂枝二两，去皮　甘草二两，炙

上二味，以水三升，煮取一升，去滓，顿服。

[白话解]

见“辨太阳病脉证并治”第64条。无“属”字，最后有“主之”二字。

[原文]

发汗后，其人脐下悸者，欲作奔豚，属茯苓桂枝甘草大枣汤。

茯苓桂枝甘草大枣汤方

茯苓半斤　桂枝四两，去皮　甘草二两，炙　大枣十五枚，擘

上四味，以甘澜水一斗，先煮茯苓减二升，内诸药，煮取三升，去滓，温服一升，日三服。

作甘澜水法：取水三升，置大盆内，以杓扬之水上有珠子五六千颗相逐，取用之。

[白话解]

见“辨太阳病脉证并治”第 65 条。无“属”字，最后有“主之”二字。

[原文]

发汗后，腹胀满者，属厚朴生姜半夏甘草人参汤。

厚朴生姜半夏甘草人参汤方

厚朴半斤，炙　生姜半斤　半夏半升，洗　甘草二两，炙　人参一两

上五味，以水一斗，煮取三升，去滓，温服一升，日三服。

[白话解]

见“辨太阳病脉证并治”第 66 条。无“属”字，最后有“主之”二字。

[原文]

发汗，病不解，反恶寒者，虚故也，属芍药甘草附子汤。

芍药甘草附子汤方

芍药三两　甘草三两　附子一枚，炮，去皮，破六片

上三味，以水三升，煮取一升二合，去滓，分温三服。疑非仲景方。

[白话解]

见“辨太阳病脉证并治”第68条。无“属”字，最后有“主之”二字。

[原文]

发汗后，恶寒者，虚故也；不恶寒，但热者，实也，当和胃气，属调胃承气汤证。

[白话解]

见“辨太阳病脉证并治”第70条。“属调胃承气汤证”作“与调胃承气汤”。

[原文]

太阳病，发汗后，大汗出，胃中干，烦躁不得眠，欲得饮水者，少少与饮之，令胃气和则愈。若脉浮，小便不利，微热消渴者，属五苓散。

五苓散方

猪苓十八铢，去皮　泽泻一两六铢　白术十八铢　茯苓十八铢　桂枝半两，去皮

上五味，捣为散，以白饮和服方寸匕，日三服，多饮暖水，汗出愈。

[白话解]

见“辨太阳病脉证并治”第71条。无“属”字，最后有“主之”二字。

[原文]

发汗已，脉浮数，烦渴者，属五苓散证。

[白话解]

见“辨太阳病脉证并治”第72条。无“属”字，无“证”

字，最后有“主之”二字。

[原文]

伤寒，汗出而渴者，宜五苓散；不渴者，属茯苓甘草汤。

茯苓甘草汤方

茯苓二两　桂枝二两　甘草一两，炙　生姜一两

上四味，以水四升，煮取二升，去滓，分温三服。

[白话解]

见“辨太阳病脉证并治”第73条。无“宜”字，最后有“主之”二字。

无“属”字，最后有“主之”二字。

[原文]

太阳病发汗，汗出不解，其人仍发热，心下悸，头眩，身瞤动，振振欲擗一作僻地者，属真武汤。

真武汤方

茯苓三两　芍药三两　生姜三两，切　附子一枚，炮，去皮，破八片　白术二两

上五味，以水八升，煮取三升，去滓，温服七合，日三服。

[白话解]

见“辨太阳病脉证并治”第82条。无“属”字，最后有“主之”二字。

[原文]

伤寒汗出解之后，胃中不和，心下痞硬，干噫食臭，

胁下有水气，腹中雷鸣，下利者，属生姜泻心汤。

生姜泻心汤方

生姜四两　甘草三两，炙　人参三两　干姜一两　黄芩三两　半夏半升，洗　黄连一两　大枣十二枚，擘

上八味，以水一斗，煮取六升，去滓，再煎取三升，温服一升，日三服。生姜泻心汤本云，理中人参黄芩汤去桂枝、术，加黄连，并泻肝法。

[白话解]

见“辨太阳病脉证并治”第157条。无“属”字，最后有“主之”二字。

[原文]

伤寒发热，汗出不解，心中痞硬，呕吐而下利者，属大柴胡汤。

大柴胡汤方

柴胡半斤　枳实四枚，炙　生姜五两　黄芩三两　芍药三两　半夏半升，洗　大枣十二枚，擘

上七味，以水一斗二升，煮取六升，去滓，再煎取三升，温服一升，日三服。一方加大黄二两，若不加，恐不名大柴胡汤。

[白话解]

见“辨太阳病脉证并治”第165条。无“属”字，最后有“主之”二字。

[原文]

阳明病，自汗出，若发汗，小便自利者，此为津液内竭，虽硬不可攻之。须自欲大便，宜蜜煎导而通之。若土

瓜根及大猪胆汁，皆可为导。

蜜煎方

食蜜七合

上一味，于铜器内，微火煎，当须凝如饴状，搅之勿令焦著，欲可丸，并手捻作梃，令头锐，大如指许，长二寸。当热时急作，冷则硬。以内谷道中，以手急抱，欲大便时，乃去之。疑非仲景意，已试甚良。

[白话解]

见“辨阳明病脉证并治”第233条。

[原文]

太阳病三日，发汗不解，蒸蒸发热者，属胃也，属调胃承气汤证。

[白话解]

见“辨阳明病脉证并治”第248条。无“属”字，无“证”字，最后有“主之”二字。

[原文]

大汗出，热不去，内拘急，四肢疼，又下利厥逆而恶寒者，属四逆汤证。

[白话解]

见“辨厥阴病脉证并治”第353条。无“属”字，无“证”字，最后有“主之”二字。

[原文]

发汗后不解，腹满痛者，急下之，宜大承气汤。

大承气汤方

大黄四两，酒洗　厚朴半斤，炙　枳实五枚，炙　芒硝三合

上四味，以水一斗，先煎二物，取五升，内大黄，更煮二升，去滓，内芒硝，更一二沸，分再服。得利者。止后服。

[白话解]

见“辨阳明病脉证并治”第254条。无“后”字。

[原文]

发汗多，亡阳谵语者，不可下，与柴胡桂枝汤，和其荣卫，以通津液，后自愈。

柴胡桂枝汤方

柴胡四两　桂枝一两半，去皮　黄芩一两半　芍药一两半　生姜一两半　大枣六个，擘　人参一两半　半夏二合半，洗　甘草二两，炙

上九味，以水六升，煮取三升，去滓，温服一升，日三服。

[白话解]

用汗法发汗，汗出过多，亡失阳气出现谵语的病人，不可以用下法，当用柴胡桂枝汤，调和荣卫，令其津液通达后，自会痊愈。

辨不可吐第十八

合四证

[题解]

本篇阐述不可吐之脉证。

[原文]

太阳病，当恶寒发热，今自汗出，反不恶寒发热，关上脉细数者，以医吐之过也。若得病一二日吐之者，腹中饥，口不能食；三四日吐之者，不喜糜粥，欲食冷食，朝食暮吐。以医吐之所致也，此为小逆。

[白话解]

见“辨太阳病脉证并治”第120条。无“若得病”三字。

[原文]

太阳病吐之，但太阳病当恶寒，今反不恶寒，不欲近衣者，此为吐之内烦也。

[白话解]

见“辨太阳病脉证并治”第121条。无“者”。

[原文]

少阴病，饮食入口则吐，心中温温欲吐，复不能吐，始得之，手足寒，脉弦迟者，此胸中实，不可下也。若膈上有寒饮，干呕者，不可吐也，当温之。

[白话解]

见“辨太阴病脉证并治”第324条。“不可下也”后有“当吐之”。最后有“宜四逆汤”。

[原文]

诸四逆厥者，不可吐之，虚家亦然。

[白话解]

见“辨厥阴病脉证并治”第330条。“吐”作“下”。

辨可吐第十九

合二法，五证

[题解]

本篇主要阐述可吐之病脉证治及注意事项。

[原文]

大法，春宜吐。

[白话解]

按照一般的治疗法则，春天宜于使用吐法。

[原文]

凡用吐，汤中病便止，不必尽剂也。

[白话解]

凡是用吐法治疗疾病，汤药达到病所即可，不必把药都喝完。

[原文]

病如桂枝证，头不痛，项不强，寸脉微浮，胸中痞硬，气上撞咽喉，不得息者，此为有寒，当吐之。

[白话解]

见“辨太阳病脉证并治”第166条。“撞”作“冲”，“此为有寒”作“此为胸有寒也”，最后有“宜瓜蒂散”。

[原文]

病胸上诸实，胸中郁郁而痛，不能食，欲使人按之，而反有涎唾，下利日十余行，其脉反迟，寸口脉微滑，此可吐之。吐之，利则止。

[白话解]

在胸部以上的各种实证，胸中隐隐作痛，不能吃饭，想要人帮着按着，口中反而有涎唾，每天腹泻十多次，脉象反而迟，寸口脉微滑，这种情况可以用吐法。吐出来，腹泻也就止住了。

[原文]

少阴病，饮食入口则吐，心中温温欲吐，复不能吐者，宜吐之。

[白话解]

见“辨太阴病脉证并治”第324条。无“者”，有“始得之，手足寒，脉弦迟者，此胸中实，不可下也，当吐之。”

[原文]

宿食在上脘者，当吐之。

[白话解]

宿食在胃以上的，当用吐法。

[原文]

病手足逆冷，脉乍结，以客气在胸中，心下满而烦，欲食不能食者，病在胸中，当吐之。

[白话解]

见“辨厥阴病脉证并治”第355条。“病手足逆冷”作“病人手足厥冷”“脉乍结”作“脉乍紧者”，“以客气在胸中”作“邪结在胸中”，“欲食”作“饥”，“当吐之”作“当须吐之，宜瓜蒂散”。

卷九

辨不可下病脉证并治第二十

合四法，方六首

[题解]

本篇主要阐述了不可下的病脉证治。

[原文]

脉濡而弱，弱反在关，濡反在巅，微反在上，涩反在下。微则阳气不足，涩则无血，阳气反微，中风汗出而反躁烦；涩则无血，厥而且寒。阳微则不可下，下之则心下痞硬。

[白话解]

关脉濡而弱，寸脉反见微，尺脉反见涩。微主阳气不足，涩主阴血亏虚。阳气不足，就容易出现中风多汗，兼见烦躁；阴血不足，就会出现形寒怕冷、四肢厥冷。阳气微不能用攻下法，误用攻下，就会导致心下痞结胀硬的变证。

[原文]

动气在右，不可下。下之则津液内竭，咽燥鼻干，头眩心悸也。

动气在左，不可下。下之则腹内拘急，食不下，动气更剧，虽有身热，卧则欲踡。

动气在上，不可下。下之则掌握热烦，身上浮冷[1]，热汗自泄，欲得水自灌[2]。

动气在下，不可下。下之则腹胀满，卒起头眩，食则下清谷，心下痞也。

[注释]

①浮冷：体表发冷。

②欲得水自灌：想要用水浇洗。

[白话解]

脐部右边有动气，不可以使用攻下法。误用下法则在内的津液耗竭，引起咽喉鼻腔干燥，头眩心悸等变证。

脐部左边有动气，不可以使用攻下法。误用攻下，就会引起腹中拘挛疼痛，饮食不进，气筑筑然跳动更加厉害，身体虽发热，却喜踡曲而睡卧。

脐的上面有动气，不可用攻下法。误下则会掌心烦热，身体表面发冷，热汗外泄，想要用水浇洗。

脐下有气筑筑然跳动，不能用攻下法。误用攻下法，则可导致腹部胀满，如果骤然站起即感头晕，饮食不消化，泻下的全是不消化的食物，心下痞塞等症。

[原文]

咽中闭塞，不可下。下之则上轻下重，水浆不下，卧则欲踡，身急痛，下利日数十行。

[白话解]

咽中闭塞不利，不可以使用攻下法。误用攻下法会引起上轻下重，水浆不入，踡缩而卧睡。身体拘急疼痛，并且每日腹泻数十次。

[原文]

诸外实者，不可下。下之则发微热，亡脉厥者，当脐握热。

[白话解]

凡是表有实邪的，不能攻下。如果误用攻下就会引起身发微热，脉搏摸不到，四肢厥冷，脐部有握拳大小一处发热。

[原文]

诸虚者不可下，下之则大渴。求水者易愈，恶水者剧。

[白话解]

凡是虚证，不能用攻下法。如果误用攻下，就会导致口渴得很厉害。如果渴而想喝水的，容易治愈；如果渴又不愿喝水的，其病情严重。

[原文]

脉濡而弱，弱反在关，濡反在巅，弦反在上，微反在下。弦为阳运，微为阴寒，上实下虚，意欲得温。微弦为虚，虚者不可下也。微则为咳，咳则吐涎。下之则咳止，而利因不休，利不休，则胸中如虫啮。粥入则出，小便不利，两胁拘急，喘息为难，颈背相引，臂则不仁，极寒反汗出，身冷若冰，眼睛不慧，语言不休，而谷气多入，此为除中。口虽欲言，舌不得前。

[白话解]

关部脉濡而弱，寸部脉弦，尺部脉微。弦是阳气扰动在上，微是阴寒盛于下，上虽实而下焦虚寒，所以病人喜欢温暖。微弦之本质属于正气虚，正气虚所以不能攻下。脉微而咳嗽，咳时吐出涎沫，是阳气虚弱、水寒犯肺所致，不能攻下。如果误用攻下，咳嗽虽止，却引起腹泻不止，胸中疼痛而烦扰不安，有如虫咬，食粥就立即吐出，小便不通畅，两胁拘急疼痛，呼吸困难，颈部及背部拘急牵引不舒，臂部麻木，失去知觉。如果虚寒极甚，则反见汗出，身冷如冰，眼睛看不清物体，讲话叨叨不断，食欲旺盛，进食很多，这就是除中危候。此时病人虽然想说话，却舌体缩短、强硬，不能灵活运转。

[原文]

脉濡而弱，弱反在关，濡反在巅，浮反在上，数反在下。浮为阳虚，数为无血。浮为虚，数为热。浮为虚，自汗出而恶寒；数生痛，振而寒栗。微弱在关，胸下为急，喘汗而不得呼吸，呼吸之中，痛在于胁，振寒相搏，形如疟状。医反下之，故令脉数发热，狂走见鬼，心下为痞，小便淋漓，必腹甚硬，小便则尿血也。

[白话解]

关脉濡弱，寸脉反浮，尺脉反数。浮为阳气虚，数是阴血少。浮脉为虚证，数脉为热证。阳气虚弱不能固外，所以自汗出而怕冷；阴血少，不能濡润温养，所以身体疼痛、振寒战栗。如果关脉微弱，为中气虚衰，所以胸中憋闷难受，喘息，出汗，呼吸困难，呼吸牵引胸胁疼痛，时发寒战，好像疟疾一样。如果误用攻下，就会导致脉数、发热、发狂奔走、如见鬼状、胃脘部痞塞、小便淋漓不畅、小腹部坚硬、尿血等变证。

[原文]

脉濡而紧，濡则卫气微，紧则荣中寒。阳微卫中风，发热而恶寒，荣紧胃气冷，微呕心内烦。医谓有大热，解肌而发汗，亡阳虚烦躁，心下苦痞坚，表里俱虚竭，卒起而头眩，客热在皮肤，怅快[1]不得眠。不知胃气冷，紧寒在关元，技巧无所施，汲水灌其身。客热应时罢，栗栗而振寒，重被而覆之，汗出而冒巅，体惕而又振，小便为微难。寒气因水发，清谷不容间，呕变[2]反肠出[3]，颠倒不得安，手足为微逆，身冷而内烦，迟欲从后救，安可复追还。

[注释]

①怅快：失意不乐的神态。

②呕变：呕吐带有异味。

③反肠出：直肠脱出，就是脱肛。

[白话解]

脉象濡而紧，濡是卫气虚弱，紧是营中受寒。阳气不足，卫中风邪，所以发热、怕冷；营受寒邪，胃中虚冷，所以微微呕吐、心烦不安。证属阳虚兼表，治当扶阳解表。医生却认为肌表热甚，单用解肌发表药治疗，致汗出亡阳，烦躁不安，胃脘部痞胀硬结；表里俱虚，所以骤然站起即感头晕，自觉肌表发热，苦闷不能安眠。医生仍不知道是胃中虚寒、下焦寒甚所致，不循辨证论治规律，反而用冷水浇灌在病人身上，体表之热虽然立即消退，却引起寒栗振战，须盖几床棉被。结果又导致汗出、头目昏晕、全身筋肉跳动、身体振颤。里寒因用冷水浇灌治疗而更甚，所以出现腹泻不止，完谷不化，脱肛，呕吐，起卧不安，手足微有厥冷，身上发冷而心中烦躁的症状。如果治疗稍迟，就无法挽救。

[原文]

脉浮而大，浮为气实，大为血虚。血虚为无阴，孤阳独下阴部者，小便当赤而难，胞中当虚，今反小便利而大汗出，法应卫家当微，今反更实，津液四射，荣竭血尽，干烦而不眠，血薄肉消，而成暴液。医复以毒药攻其胃，此为重虚，客阳去有期，必下如污泥而死。

[白话解]

脉象浮而大，浮是气实，大为血虚。血虚则阴亏，阴虚则阳亢。如果膀胱空虚，阳热乘虚下乘，小便应当黄赤短涩，现反见小便通畅而大汗出，照理阳气应虚衰，现阳气反而盛实，致使津液大量外泄，营血受到煎熬而虚竭，出现口干、心烦不能安睡、肉消形瘦等证。医生如再用峻猛药攻下，必使阴液更伤，阴竭而阳脱，势必出现大便泻下如污泥的变证，预后不良。

[原文]

脉浮而紧，浮则为风，紧则为寒，风则伤卫，寒则伤荣，荣卫俱病，骨节烦疼，当发其汗，而不可下也。

[白话解]

脉象浮而紧，浮为感受风邪，紧为感受寒邪。感受风邪则损伤卫阳，感受寒邪则损伤营阴。风寒之邪同时感受，则营卫俱病，所以有骨节疼痛等证，应当用发汗法治疗，而不能使用攻下法。

[原文]

趺阳脉迟而缓，胃气如经也。趺阳脉浮而数，浮则伤胃，数则动脾，此非本病，医特下之所为也。荣卫内陷，其数先微，脉反但浮，其人必大便硬，气噫而除。何以言之？本以数脉动脾，其数先微，故知脾气不治，大便硬，气噫而除。今脉反浮，其数改微，邪气独留，心中则饥，邪热不杀谷，潮热发渴，数脉当迟缓，脉因前后度数如法，病者则饥。数脉不时，则生恶疮也。

[白话解]

见“辨脉法”第21条。

[原文]

脉数者，久数不止。止则邪结，正气不能复，正气却结于脏，故邪气浮之，与皮毛相得。脉数者不可下，下之必烦，利不止。

[白话解]

脉象数的，一般主热，表现为长时间跳得快而不歇止。如果数脉中而见歇止，是邪气结滞、正气郁结的缘故。脉数的，不能用攻下法治疗，如果误用攻下，就会引起心烦、下利不止的变证。

[原文]

少阴病，脉微，不可发汗，亡阳故也。阳已虚，尺中弱涩者，复不可下之。

[白话解]

见“辨少阴病脉证并治”第286条，“尺中”作“尺脉”。

[原文]

脉浮大，应发汗，医反下之，此为大逆也。

[白话解]

脉象浮大，当用发汗法治疗，医生却反而用攻下法治疗，这是严重的治疗错误。

[原文]

脉浮而大，心下反硬，有热属脏者，攻之，不令发汗。

属腑者，不令溲数。溲数则大便硬，汗多则热愈，汗少则便难，脉迟尚未可攻。

[白话解]

见“辨脉法”第23条。

[原文]

二阳并病，太阳初得病时，而发其汗，汗先出不彻，因转属阳明，续自微汗出，不恶寒。若太阳证不罢者，不可下，下之为逆。

[白话解]

见“辨太阳病脉证并治”第48条上半节。“而发其汗”无“而”字，“太阳证”作“太阳病证”。

[原文]

结胸证，脉浮大者，不可下，下之即死。

[白话解]

见“辨太阳病脉证并治”第132条。“脉”字前有“其”字，“即死”作“则死”。

[原文]

太阳与阳明合病，喘而胸满者，不可下。

[白话解]

见“辨太阳病脉证并治”第36条。“不可下”后有“宜麻黄汤”。

[原文]

太阳与少阳合病者，心下硬，颈项强而眩者，不可下。

[白话解]

见“辨太阳病脉证并治”第171条。首句作“太阳少阳并病”,“眩者”句后有“当刺大椎、肺俞、肝俞”,“不可下”作“慎勿下之”。

[原文]

诸四逆厥者,不可下之,虚家亦然。

[白话解]

见“辨厥阴病脉证并治”第330条。

[原文]

病欲吐者,不可下。

[白话解]

病泛泛欲吐的,不可用攻下法。

[原文]

太阳病,有外证未解,不可下,下之为逆。

[白话解]

见《太阳病篇》第44条。“外证未解”前无“有”字,“不可下”后有“也”字,末有“欲解外者,宜桂枝汤”。

[原文]

病发于阳,而反下之,热入因作结胸;病发于阴,而反下之,因作痞。

[白话解]

见“辨太阳病脉证并治上”第131条上半节。末作“因作痞也”。

[原文]

夫病阳多者热，下之则硬。

[白话解]

凡病属阳气亢盛的发热，不能攻下。若误用攻下，则会引起心下痞结胀硬的变证。

[原文]

本虚，攻其热必哕。

[白话解]

见“辨阳明病脉证并治”第194条末句。“本虚”作“以其人本虚”。

[原文]

无阳阴强，大便硬者，下之，必清谷腹满。

[白话解]

阳虚阴盛而大便硬结的，不能攻下。如果误用攻下，就会引起腹泻完谷不化、腹部胀满的变证。

[原文]

太阴之为病，腹满而吐，食不下，自利益甚，时腹自痛。下之，必胸下结硬。

[白话解]

见“辨太阳病脉证并治”第273条。“下之”作“若下之”。

[原文]

厥阴之为病，消渴，气上撞心，心中疼热，饥而不欲食，食则吐蛔，下之利不止。

[白话解]

见“辨厥阴病脉证并治”第326条。

[原文]

少阴病，饮食入口则吐，心中温温欲吐，复不能吐。始得之，手足寒，脉弦迟者，此胸中实，不可下也。

[白话解]

见“辨少阳病脉证并治”第324条上半节。

[原文]

伤寒五六日，不结胸，腹濡，脉虚复厥者，不可下。此亡血，下之死。

[白话解]

见“辨厥阴病脉证并治”第347条。

[原文]

伤寒，发热头痛，微汗出，发汗则不识人；熏之则喘，不得小便，心腹满；下之则短气，小便难，头痛背强；加温针则衄。

[白话解]

得了伤寒病，头痛发热，微微出汗，证属阳明里热。如果误用发汗，则里热更甚，产生神昏不识人的变证；误用火熏法治疗，则火邪内迫，出现气喘、小便不通、胃脘及腹部胀闷等变证；误用攻下，则耗伤津液，出现短气、小便解出困难、头痛、项背强急不舒等变证；误用温针，则致热盛动血，出现鼻衄等变证。

[原文]

伤寒脉阴阳俱紧，恶寒发热，则脉欲厥。厥者，脉初来大，渐渐小，更来渐大，是其候也。如此者恶寒，甚者翕翕汗出，喉中痛；若热多者，目赤脉多，睛不慧。医复发之，咽中则伤；若复下之，则两目闭，寒多便清谷，热多便脓血；若熏之，则身发黄；若熨之，则咽燥。若小便利者，可救之；若小便难者，为危殆。

［白话解］

得了伤寒病，寸关尺三部脉俱紧，发热怕冷的，属太阳表实，如果少阴阳气内虚的，则将出现厥脉。所谓厥脉，是指脉象初来时大，渐渐变小，再来又渐渐变大。出现这种证候的病人，如果怕冷严重的，就会见身体翕翕然汗出，咽喉中疼痛；如果发热重的，就会有目睛发红、脉络多、视物不清的症状。此时，如果医生再用发汗法治疗，就会使咽中受损、破溃；如果再行攻下，就会出现两目难睁，寒多的，就腹泻完谷不化，热多的，就泻下脓血便；如果误用火熏法治疗，就会出现肌肤发黄；如果用火熨法治疗，就会出现咽喉干燥。出现这些变证的病人，如果小便通利的，尚可治疗；如果小便难出的，则属危候。

［原文］

伤寒发热，口中勃勃气出，头痛目黄，衄不可制，贪水者必呕，恶水者厥。若下之，咽中生疮，假令手足温者，必下重便脓血。头痛目黄者，若下之，则目闭。贪水者，若下之，其脉必厥，其声嘤，咽喉塞；若发汗，则战栗，阴阳俱虚。恶水者，若下之，则里冷不嗜食，大便完谷出；若发汗，则口中伤，舌上白胎，烦躁。脉数实，不大便六七日，后必便血；若发汗，则小便自利也。

［白话解］

外感病，发热，口中热气勃勃而出，头痛，眼睛发黄，衄血不止，如果想要喝水的，喝水后就一定呕吐，不愿喝水的，就会产生手足厥冷。假如误用攻下，就会引起咽中溃烂生疮，其手足温暖的，还会出现泻下脓血、里急后重的症状。病人头痛目黄的，如果误用攻下，就会导致双目紧闭难睁。病人想喝水的，如果误用攻下，就会引起脉厥、声音不清晰、咽喉闭塞疼痛的变证；误用发汗，就会导致阴阳俱虚，出现畏寒战栗。病人不愿喝水的，如果误用攻下，致阴寒内感，就会出现不思饮食、大便完谷不化；误用发汗，就会引起口中生疮、烦躁不安、舌生白苔等变证。如果脉象数实，不解大便六七天，是热瘀于内，以后可能出现便血；倘若再用发汗法治疗，则会引起小便自遗的变证。

[原文]

得病二三日，脉弱，无太阳、柴胡证，烦躁，心下痞，至四日，虽能食，以承气汤少少与，微和之，令小安。至六日，与承气汤一升。若不大便六七日，小便少，虽不大便，但头硬，后必溏，未定成硬，攻之必溏；须小便利，屎定硬，乃可攻之。

[白话解]

见“辨阳明病脉证并治”第251条。“痞”作“硬”，“至四日”作“至四五日”，“以承气汤”作“以小承气汤”，“小便少”作“小便少者”，“虽不大便”作“虽不受食”，“但头硬”作“但初头硬”，末有“宜大承气汤”。

[原文]

脏结无阳证，不往来寒热，其人反静，舌上胎滑者，不可攻也。

[白话解]

见“辨太阳病脉证并治”第130条。

[原文]

伤寒呕多，虽有阳明证，不可攻之。

[白话解]

见“辨太阳病脉证并治”第204条。

[原文]

阳明病，潮热，大便微硬者，可与大承气汤；不硬者，不可与之。若不大便六七日，恐有燥屎，欲知之法，少与小承气汤，汤入腹中，转失气者，此有燥屎也，乃可攻之；若不转失气者，此但初头硬，后必溏，不可攻之，攻之必胀满不能食也。欲饮水者，与水则哕。其后发热者，大便必复硬而少也，宜小承气汤和之。不转失气者，慎不可攻也。大承气汤。

大承气汤方

大黄四两　厚朴八两，炙　枳实五枚，炙　芒硝三合

上四味，以水一斗，先煮二味，取五升，下大黄，煮取二升，去滓，下芒硝，再煮一二沸，分二服，利则止后服。

小承气汤方

大黄四两，酒洗　厚朴二两，炙，去皮　枳实三枚，炙

上三味，以水四升，煮取一升二合，去滓，分温再服。

[白话解]

见“辨太阳病脉证并治”第209条。“大便必复硬而少也”作“必大便复硬而少也”，“宜小承气汤和之”作“以小承气汤和之”。

[原文]

伤寒中风，医反下之，其人下利日数十行，谷不化，腹中雷鸣，心下痞硬而满，干呕，心烦不得安。医见心下痞，谓病不尽，复下之，其痞益甚。此非结热，但以胃中虚，客气上逆，故使硬也，属甘草泻心汤。

甘草泻心汤方

甘草四两，炙　黄芩三两　干姜三两　大枣十二枚，擘　半夏半升，洗　黄连一两

上六味，以水一斗，煮取六升，去滓，再煎取三升，温服一升，日三服。

[白话解]

见“辨太阳病脉证并治”第158条。“属甘草泻心汤”作“甘草泻心汤主之”。

[原文]

下利脉大者，虚也，以强下之故也。设脉浮革，因而肠鸣者，属当归四逆汤。

当归四逆汤方

当归三两　桂枝三两，去皮　细辛三两　甘草二两，炙　通草二两　芍药三两　大枣二十五枚，擘

上七味，以水八升，煮取三升，去滓，温服一升半，日三服。

[白话解]

腹泻而脉大的，属正气虚弱，这是强行攻下所造成的。假如脉象浮革，并见肠鸣的，为血虚里寒，可用当归四逆汤治疗。

[原文]

阳明病，身合色赤，不可攻之。必发热，色黄者，小便不利也。

[白话解]

见“辨阳明病脉证并治”第206条。“身合色赤”作“面合色赤”。

[原文]

阳明病，心下硬满者，不可攻之。攻之利遂不止者死，利止者愈。

[白话解]

见“辨阳明病脉证并治”第205条。

[原文]

阳明病，自汗出，若发汗，小便自利者，此为津液内竭，虽硬不可攻之。须自欲大便，宜蜜煎导而通之，若土瓜根及猪胆汁，皆可为导。

蜜煎方

食蜜七合

上一味，于铜器内，微火煎，当须凝如饴状，搅之勿令焦著，欲可丸，并手捻作梃，令头锐，大如指，长二寸许。当热时急作，冷则硬。以内谷道中，以手急抱，欲大便时，乃去之。疑非仲景意，已试甚良。又大猪胆一枚，泻汁，和少许法醋，以灌谷道内。如一食顷，当大便出宿食恶物，甚效。

[白话解]

见《阳明病篇》第233条。“须自欲大便”作“当须自欲大便”，“猪胆汁”前有一“大”字。

辨可下病脉证并治第二十一

合四十四法，方一十一首

[题解]

本篇主要阐述可下之病脉证治。

[原文]

大法，秋宜下。

[白话解]

按照一般的治疗法则，秋季宜用下法。

[原文]

凡可下者，用汤胜丸散，中病便止，不必尽剂也。

[白话解]

凡可用下法的病，用汤剂的效果胜过丸散剂，大便一通就可以停药，不必把药都吃完。

[原文]

阳明病，发热，汗多者，急下之，宜大柴胡汤。

大柴胡汤方

柴胡八两　枳实四枚，炙　生姜五两　黄芩三两　芍药三两　大枣十二枚，擘　半夏半升，洗

上七味，以水一斗二升，煮取六升，去滓，更煎取三升，温服一升，日三服。一方云，加大黄二两。若不加，恐不成大柴胡汤。

[白话解]

见“辨阳明病脉证并治”第253条。末句作“宜大承气汤”。

[原文]

少阴病，得之二三日，口燥咽干者，急下之，宜大承气汤。

大承气汤方

大黄四两，酒洗　厚朴半斤，炙，去皮　枳实五枚，炙　芒硝三合

上四味，以水一斗，先煮二物，取五升，内大黄，更煮取二升，去滓，内芒硝，更上微火一两沸，分温再服。得下余勿服。

[白话解]

见“辨太阴病脉证并治”第320条。

[原文]

少阴病，六七日，腹满不大便者，急下之，宜大承气汤。

[白话解]

见“辨少阴病脉证并治”第322条。“腹满”作“腹胀”。

[原文]

少阴病，下利清水，色纯青，心下必痛，口干燥者，可下之，宜大柴胡、大承气汤。

[白话解]

见“辨少阴病脉证并治”第321条。“下利”作“自利”，无“大柴胡”。

[原文]

下利，三部脉皆平，按之心下硬者，急下之，宜大承气汤。

[白话解]

得了腹泻，寸关尺三部的脉象都很平缓，病人的胃部用手触按感觉坚硬，急当用攻下的方法，可以尝试用大承气汤来治疗。

[原文]

下利，脉迟而滑者，内实也，利未欲止，当下之，宜大承气汤。

[白话解]

得了腹泻，脉象迟而且滑，这是内有实证的表现，腹泻不止者，当用攻下的方法，可以尝试用大承气汤来治疗。

[原文]

阳明少阳合病，必下利，其脉不负者，为顺也。负者，失也，互相克贼，名为负也。脉滑而数者，有宿食，当下之，宜大承气汤。

[白话解]

见“辨阳明病脉证并治”第256条。“有宿食”后有“也”字。

[原文]

问曰：人病有宿食，何以别之？师曰：寸口脉浮而大，按之反涩，尺中亦微而涩，故知有宿食。当下之，宜大承气汤。

［白话解］

提问：如果一个人内有宿食，应当怎么分辨呢？老师回答说：寸口脉浮而且大，重按反而涩，尺脉也是脉微而且涩。所以知道病人有宿食。应该采用下法，可以尝试用大承气汤来治疗。

［原文］

下利，不欲食者，以有宿食故也，当下之，宜大承气汤。

［白话解］

腹泻，病人没有食欲的，这是因为内有宿食，应该采用下法，可以尝试用大承气汤来治疗。

［原文］

下利差，至其年月日时复发者，以病不尽故也，当下之，宜大承气汤。

［白话解］

腹泻已经好了，到一定时间以后又复发了，这是因为病邪没有除尽。应该采用攻下的方法，可以尝试用大承气汤来治疗 。

［原文］

病腹中满痛者，此为实也，当下之，宜大承气、大柴胡汤。

［白话解］

病人腹中撑胀并且疼痛，这是因为内有实邪，应该采用攻下的方法，可以尝试用大承气汤或大柴胡汤来治疗。

［原文］

下利，脉反滑，当有所去，下乃愈，宜大承气汤。

[白话解]

得了腹泻，脉象反而滑，这是因为病邪从下而去，应该采用攻下的方法，可以尝试用大承气汤来治疗。

[原文]

腹满不减，减不足言，当下之，宜大柴胡、大承气汤。

[白话解]

见“辨阳明病脉证并治”第255条。无“大柴胡”三字。

[原文]

伤寒后脉沉，沉者，内实也，下之解，宜大柴胡汤。

[白话解]

伤寒证好了以后，脉象沉。之所以沉，是因为内有实邪，应该采用攻下的方法，可以尝试用大柴胡汤来治疗。

[原文]

伤寒六七日，目中不了了，睛不和，无表里证，大便难，身微热者，此为实也，急下之，宜大承气、大柴胡汤。

[白话解]

见“辨阳明病脉证并治”第252条。无“大柴胡”三字。

[原文]

太阳病未解，脉阴阳俱停，必先振栗汗出而解。但阴脉微者，下之而解，宜大柴胡汤。

[白话解]

见“辨太阳病脉证并治”第94条，“振栗汗出而解”后有“但阳脉微者，先汗出而解”，“宜大柴胡汤”作“若欲下之，宜调胃承气汤”。

[原文]

脉双弦而迟者，必心下硬，脉大而紧者，阳中有阴也，可下之，宜大承气汤。

[白话解]

左右脉都弦而且迟，必然伴有心下硬满，脉大而且紧的，是阳中有阴的表现，可用下法，可以尝试用大承气汤来治疗。

[原文]

结胸者，项亦强，如柔痉状，下之则和。

[白话解]

见“辨太阳病脉证并治”第131条。后有“宜大陷胸丸”。

[原文]

病人无表里证，发热七八日，虽脉浮数者，可下之，宜大柴胡汤。

[白话解]

病人没有表证和里证的表现，发热七八天了，虽然脉象浮数，可以用下法，可以考虑用大柴胡汤来治疗。

[原文]

太阳病，六七日表证仍在，脉微而沉，反不结胸，其人发狂者，以热在下焦，少腹当硬满，而小便自利者，下血乃愈。所以然者，以太阳随经，瘀热在里故也，宜下之，宜抵当汤。

抵当汤方

水蛭三十枚，熬　桃仁二十枚，去皮尖　虻虫三十枚，去翅足，熬　大黄三两，去皮，破六片上四味，以水五升，煮取三升，去滓，温服一升。不下者，更服。

[白话解]

见“辨太阳病脉证并治”第124条。“而小便自利者”无“而”字，无“宜下之”三字，“以抵当汤”作“抵当汤主之”。

[原文]

太阳病，身黄，脉沉结，少腹硬满，小便不利者，为无血也；小便自利，其人如狂者，血证谛，属抵当汤证。

[白话解]

见“辨太阳病脉证并治”第125条。“少腹硬满”作“少腹硬”，“血证谛”后有“也”字，“属抵当汤证”作“抵当汤主之”。

[原文]

伤寒有热，少腹满，应小便不利，今反利者，为有血也。当下之，宜抵当丸。

抵当丸方

大黄三两　桃仁二十五个，去皮尖　虻虫去翅足，熬　水蛭各二十个，熬

上四味，捣筛，为四丸，以水一升，煮一丸，取七合，服之。晬时当下血，若不下者，更服。

[白话解]

见“辨太阳病脉证并治”第126条。“当下之”后有“不可余药”四字。

[原文]

阳明病，发热汗出者，此为热越，不能发黄也；但头

汗出，身无汗，剂颈而还，小便不利，渴引水浆者，以瘀热在里，身必发黄，宜下之，以茵陈蒿汤。

茵陈蒿汤方

茵陈蒿六两　栀子十四个，擘　大黄二两，破

上三味，以水一斗二升，先煮茵陈，减六升，内二味，煮取三升，去滓，分温三服。小便当利，尿如皂荚汁状，色正赤，宿腹减，黄从小便去也。

[白话解]

见“辨阳明病脉证并治”第236条。“以瘀热在里”作“此为瘀热在里”，无“宜下之”三字，“以茵陈蒿汤”作“茵陈蒿汤主之”。

[原文]

阳明证，其人喜忘者，必有蓄血。所以然者，本有久瘀血，故令喜忘。屎虽硬，大便反易，其色必黑，宜抵当汤下之。

[白话解]

见“辨阳明病脉证并治”第237条。“其色必黑”后有“者”。

[原文]

汗出谵语者，以有燥屎在胃中，此为风也。须下者，过经乃可下之。下之若早者，语言必乱，以表虚里实故也。下之愈，宜大柴胡、大承气汤。

[白话解]

见“辨阳明病脉证并治”第217条。“下之若早者”无

“者”，无“大柴胡”。

[原文]

病人烦热，汗出则解，又如疟状，日晡所发热者，属阳明也。脉实者，可下之，宜大柴胡、大承气汤。

[白话解]

见“辨阳明病脉证并治”第240条。“可下之，宜大柴胡、大承气汤”作“宜下之，脉浮虚者，宜发汗，下之与大承气汤，发汗宜桂枝汤”。

[原文]

阳明病，谵语有潮热，反不能食者，胃中有燥屎五六枚也；若能食者，但硬耳，属大承气汤证。

[白话解]

见《辨阳明病脉证并治》第215条。“胃中有燥屎五六枚也”作“胃中必有燥屎五六枚也”，“属大承气汤证”作“宜大承气汤下之”。

[原文]

下利谵语者，有燥屎也，属小承气汤。

小承气汤方

大黄四两　厚朴二两，炙，去皮　枳实三枚，炙

上三味，以水四升，煮取一升二合，去滓，分温再服。若更衣者，勿服之。

[白话解]

见“辨厥阴病脉证并治”第374条。“属”作“宜”。

[原文]

得病二三日，脉弱，无太阳、柴胡证，烦躁，心下痞，

至四五日，虽能食，以承气汤少少与微和之，令小安，至六日，与承气汤一升。若不大便六七日，小便少者，虽不大便，但初头硬，后必溏，此未定成硬也，攻之必溏。须小便利，屎定硬，乃可攻之，宜大承气汤。

[白话解]

见“辨阳明病脉证并治”第251条。“心下痞”作“心下硬”，“以承气汤”作“以小承气汤”，“虽不大便”作“虽不受食”，“此未定成硬也”作“未定成硬”。

[原文]

太阳病中风，下利呕逆，表解者，乃可攻之。其人漐漐汗出，发作有时，头痛，心下痞硬满，引胁下痛，干呕则短气，汗出不恶寒者，此表解里未和也，属十枣汤。

十枣汤方

芫花熬赤　甘遂　大戟各等分

上三味，各异捣筛，秤已，合治之。以水一升半，煮大肥枣十枚，取八合，去枣，内药末，强人服重一钱匕，羸人半钱，温服之，平旦服。若下少，病不除者，明日更服，加半钱。得快下利后，糜粥自养。

[白话解]

见“辨太阳病脉证并治”第152条。“太阳病中风”作“太阳中风”，“干呕则短气”作“干呕短气”，“属十枣汤”作“十枣汤主之”。

[原文]

太阳病不解，热结膀胱，其人如狂，血自下，下者愈。其外未解者，尚未可攻，当先解其外；外解已，但少腹急结者，乃可攻之，宜桃核承气汤。

桃核承气汤方

桃仁五十枚，去皮尖　大黄四两　甘草二两，炙　芒硝二两　桂枝二两，去皮

上五味，以水七升，煮四物，取二升半，去滓，内芒硝，更上火煎微沸，先食温服五合，日三服，当微利。

[白话解]

见“辨太阳病脉证并治”第106条。“其外未解者”作“其外不解者”。

[原文]

伤寒七八日，身黄如橘子色，小便不利，腹微满者，属茵陈蒿汤证。

[白话解]

见“辨阳明病脉证并治”第260条。无“属”字，无“证”字，最后有“主之”二字。

[原文]

伤寒发热，汗出不解，心中痞硬，呕吐而下利者，属大柴胡汤证。

[白话解]

见“辨太阳病脉证并治”第165条。无“属”字，最后有“主之”二字。

[原文]

伤寒十余日，热结在里，复往来寒热者，属大柴胡汤证。

[白话解]

见“辨太阳病脉证并治”第136条上半节。末句作“与大柴胡汤”。

[原文]

但结胸，无大热者，以水结在胸胁也，但头微汗出者，属大陷胸汤。

大陷胸汤方

大黄六两　芒硝一升　甘遂末一钱匕

上三味，以水六升，先煮大黄，取二升，去滓，内芒硝，更煮一二沸，内甘遂末，温服一升。

[白话解]

见“辨太阳病脉证并治”第136条下半节。“以水结在胸胁也”作“此”为水结在胸胁也，无“属”字，最后有“主之”二字。

[原文]

伤寒六七日，结胸热实，脉沉而紧，心下痛，按之石硬者，属大陷胸汤证。

[白话解]

见“辨太阳病脉证并治”第135条。无“属”字，无“证”字，最后有“主之”二字。

[原文]

阳明病，其人多汗，以津液外出，胃中燥，大便必硬，硬则谵语，属小承气汤证。

[白话解]

见“辨阳明病脉证并治”第213条。无“属”字，无“证”

字，最后有“主之”二字。

[原文]

阳明病不吐不下，心烦者，属调胃承气汤。

调胃承气汤方

大黄四两，酒洗　甘草二两，炙　芒硝半升

上三味，以水三升，煮取一升，去滓，内芒硝，更上火微煮令沸，温顿服之。

[白话解]

见“辨阳明病脉证并治”第207条。“属”作“可与”。

[原文]

阳明病脉迟，虽汗出不恶寒者，其身必重，短气腹满而喘，有潮热者，此外欲解，可攻里也。手足濈然汗出者，此大便已硬也，大承气汤主之；若汗出多，微发热恶寒者，外未解也，桂枝汤主之。其热不潮，未可与承气汤；若腹大满不通者，与小承气汤，微和胃气，勿令至大泄下。

桂枝汤方

桂枝去皮　芍药　生姜切，各三两　甘草二两，炙　大枣十二枚，擘

上五味，以水七升，煮取三升，去滓，温服一升。服汤后，饮热稀粥一升余，以助药力，取微似汗。

[白话解]

见“辨阳明病脉证并治”第208条。“若汗出多”作“若汗多”，“外未解也”下无“桂枝汤主之”，“与小承气汤”作“可与小承气汤”。

[原文]

阳明病潮热，大便微硬者，可与大承气汤；不硬者，

不可与之。若不大便六七日，恐有燥屎。欲知之法，少与小承气汤，汤入腹中，转失气者，此有燥屎也，乃可攻之。若不转失气者，此但初头硬，后必溏，不可攻之，攻之必胀满不能食也，欲饮水者，与水则哕。其后发热者，大便必复硬而少也，宜以小承气汤和之。不转失气者，慎不可攻也。

[白话解]

见“辨阳明病脉证并治”第209条。“大便必复硬而少也，宜以小承气汤和之。”作“必大便复硬而少也，以小承气汤和之。”

[原文]

阳明病，谵语，发潮热，脉滑而疾者，小承气汤主之。因与承气汤一升，腹中转气者，更服一升；若不转气者，勿更与之。明日又不大便，脉反微涩者，里虚也，为难治，不可更与承气汤。

[白话解]

见“辨阳明病脉证并治”第214条。“不可更与承气汤”后有“也”字。

[原文]

二阳并病，太阳证罢，但发潮热，手足漐漐汗出，大便难，而谵语者，下之则愈，宜大承气汤。

[白话解]

见“辨阳明病脉证并治”第220条。

[原文]

病人小便不利，大便乍难乍易，时有微热，喘冒不能卧者，有燥屎也，属大承气汤证。

［白话解］

见“辨阳明病脉证并治”第 242 条。“属大承气汤证”作“宜大承气汤”。

［原文］

大下后，六七日不大便，烦不解，腹满痛者，此有燥屎也。所以然者，本有宿食故也，属大承气汤证。

［白话解］

见“辨阳明病脉证并治”第 241 条。“属大承气汤证”作“宜大承气汤”。

卷十

辨发汗吐下后病脉证并治第二十二

合四十八法，方三十九首

[题解]

本篇主要阐述了发汗吐下后的病脉证治。

[原文]

师曰：病人脉微而涩者，此为医所病也。大发其汗，又数大下之，其人亡血，病当恶寒，后乃发热，无休止时。夏月盛热，欲著复衣，冬月盛寒，欲裸其身。所以然者，阳微则恶寒，阴弱则发热，此医发其汗，使阳气微，又大下之，令阴气弱。五月之时，阳气在表，胃中虚冷，以阳气内微，不能胜冷，故欲着著衣；十一月之时，阳气在里，胃中烦热，以阴气内弱，不能胜热，故欲裸其身。又阴脉迟涩，故知亡血也。

[白话解]

见“辨脉篇”第22条。

[原文]

寸口脉浮大，而医反下之，此为大逆。浮则无血，大则为寒，寒气相搏，则为肠鸣。医乃不知，而反饮冷水，令汗大出，水得寒气，冷必相搏，其人则噎。

[白话解]

见“辨脉篇”第25条。

[原文]

太阳病三日，已发汗，若吐，若下，若温针，仍不解者，此为坏病，桂枝不中与之也。观其脉证，知犯何逆，随证治之。

[白话解]

见“辨太阳病脉证并治”第16条上半节。

[原文]

脉浮数者，法当汗出而愈。若下之，身重，心悸者，不可发汗，当自汗出乃解。所以然者，尺中脉微，此里虚，须表里实，津液和，便自汗出愈。

[白话解]

见“辨太阳病脉证并治”第49条。“津液和”作“津液自和”。

[原文]

凡病若发汗，若吐，若下，若亡血，无津液，阴阳脉自和者，必自愈。

[白话解]

见“辨太阳病脉证并治”第58条。“无津液”作“亡津液”，“阴阳脉自和者”作“阴阳自和者”。

[原文]

大下之后，复发汗，小便不利者，亡津液故也，勿治之，得小便利，必自愈。

[白话解]

见“辨太阳病脉证并治”第59条。

[原文]

下之后，复发汗，必振寒，脉微细。所以然者，以内外俱虚故也。

[白话解]

见“辨太阳病脉证并治”第60条。

[原文]

本发汗，而复下之，此为逆也；若先发汗，治不为逆。本先下之，而反汗之，为逆；若先下之，治不为逆。

[白话解]

见“辨太阳病脉证并治”第90条。

[原文]

太阳病，先下而不愈，因复发汗，以此表里俱虚，其人因致冒，冒家汗出自愈。所以然者，汗出表和故也。得表和，然后复下之。

[白话解]

见“辨太阳病脉证并治”第93条。“得表和”作“里未和”。

[原文]

得病六七日，脉迟浮弱，恶风寒，手足温，医二三下之，不能食，而胁下满痛，面目及身黄，颈项强，小便难者，与柴胡汤，后必下重。本渴饮水而呕者，柴胡不中与也，食谷者哕。

[白话解]

见“辨太阳病脉证并治”第98条。“柴胡不中与也”作“柴胡汤不中与也”。

[原文]

太阳病，二三日不能卧，但欲起，心下必结，脉微弱者，此本有寒分也。反下之，若利止，必作结胸；未止者，四日复下之，此作协热利也。

[白话解]

见“辨太阳病脉证并治”第139条。

[原文]

太阳病，下之，其脉促，不结胸者，此为欲解也。脉浮者，必结胸；脉紧者，必咽痛；脉弦者，必两胁拘急；脉细数者，头痛未止；脉沉紧者，必欲呕；脉沉滑者，协热利；脉浮滑者，必下血。

[白话解]

见“辨太阳病脉证并治”第140条。

[原文]

太阳少阳并病，而反下之，成结胸，心下硬，下利不止，水浆不下，其人心烦。

[白话解]

见“辨太阳病脉证并治”第150条。

[原文]

脉浮而紧，而复下之，紧反入里，则作痞，按之自濡，但气痞耳。

[白话解]

见“辨太阳病脉证并治”第151条。

[原文]

伤寒吐下发汗后，虚烦，脉甚微，八九日心下痞硬，胁下痛，气上冲咽喉，眩冒，经脉动惕者，久而成痿。

[白话解]

见“辨太阳病脉证并治”第160条。“伤寒吐下发汗后”作“伤寒吐下后发汗”。

[原文]

阳明病，能食，下之不解者，其人不能食，若攻其热必哕。所以然者，胃中虚冷故也，以其人本虚，攻其热必哕。

[白话解]

见“辨阳明病脉证并治”第194条。“阳明病”后无“能食，下之不解者”，“其人不能食”作“不能食”，“若攻其热必哕”无“若”字。

[原文]

阳明病，脉迟，食难用饱，饱则发烦，头眩，必小便难，此欲作谷疸，虽下之，腹满如故。所以然者，脉迟故也。

[白话解]

见“辨阳明病脉证并治”第195条。“饱则发烦”作“饱则微烦”。

[原文]

夫病阳多者热，下之则硬；汗多，极发其汗亦硬。

[白话解]

凡是病人阳气偏盛的，大多是热证，误用下法，可致大便硬；出汗多，又大发汗也可致大便硬。

[原文]

太阳病，寸缓关浮尺弱，其人发热，汗出，复恶寒，不呕，但心下痞者，此以医下之也。

[白话解]

见“辨阳明病脉证并治”第244条上半节。

[原文]

太阴之为病，腹满而吐，食不下，自利益甚，时腹自痛。若下之，必胸下结硬。

[白话解]

见“辨太阳病脉证并治”第273条。

[原文]

伤寒大吐大下之，极虚，复极汗者，其人外气怫郁，复与之水，以发其汗，因得哕。所以然者，胃中寒冷故也。

[白话解]

见“辨厥阴病脉证并治”第380条。

[原文]

吐利发汗后，脉平，小烦者，以新虚不胜谷气故也。

[白话解]

见“辨霍乱病脉证并治”第391条。无“后”字。

[原文]

太阳病，医发汗，遂发热恶寒，因复下之，心下痞。表里俱虚，阴阳气并竭，无阳则阴独。复加烧针，因胸烦，面色青黄，肤瞤者，难治。今色微黄，手足温者，易愈。

[白话解]

见“辨太阳病脉证并治”第153条。

[原文]

太阳病，得之八九日，如疟状，发热恶寒，热多寒少，其人不呕，清便欲自可，一日二三度发。脉微缓者，为欲愈也；脉微而恶寒者，此阴阳俱虚，不可更发汗更下更吐也；面色反有热色者，未欲解也，以其不能得小汗出，身必痒，属桂枝麻黄各半汤。

桂枝麻黄各半汤方

桂枝一两十六铢　芍药一两　生姜一两，切　甘草一两，炙　麻黄一两，去节　大枣四枚，擘　杏仁二十四个，汤浸，去皮尖及两人者

上七味，以水五升，先煮麻黄一二沸，去上沫，内诸药，煮取一升八合，去滓，温服六合。本云，桂枝汤三合，麻黄汤三合，并为六合，顿服。

[白话解]

见“辨太阳病脉证并治”第23条。“属桂枝麻黄各半汤”作“宜桂枝麻黄各半汤”。

[原文]

服桂枝汤，或下之，仍头项强痛，翕翕发热，无汗，心下满微痛，小便不利者，属桂枝去桂加茯苓白术汤。

桂枝去桂加茯苓白术汤方

芍药三两　甘草二两，炙　生姜三两，切　白术三两　茯苓三两　大枣十二枚，擘

上六味，以水八升，煮取三升，去滓，温服一升，小便利则愈。本云，桂枝汤，令去桂枝，加茯苓白术。

[白话解]

见“辨太阳病脉证并治”第28条。“属桂枝去桂加茯苓白朮汤”作“桂枝去桂加茯苓白朮汤主之”。

[原文]

太阳病，先发汗不解，而下之，脉浮者不愈。浮为在外，而反下之，故令不愈。今脉浮，故在外，当须解外则愈，宜桂枝汤。

桂枝汤方

桂枝三两，去皮　芍药三两　生姜三两，切　甘草二两，炙　大枣十二枚，擘

上五味，以水七升，煮取三升，去滓，温服一升，须臾啜热稀粥一升，以助药力，取汗。

[白话解]

见“辨太阳病脉证并治”第45条。“而下之”作“而复下之”。

[原文]

下之后，复发汗，昼日烦躁不得眠，夜而安静，不呕，不渴，无表证，脉沉微，身无大热者，属干姜附子汤。

干姜附子汤方

干姜一两　附子一枚，生用，去皮，破八片

上二味，以水三升，煮取一升，去滓，顿服。

[白话解]

见“辨太阳病脉证并治”第61条。“属干姜附子汤”作“干姜附子汤主之”。

[原文]

伤寒若吐若下后，心下逆满，气上冲胸，起则头眩，脉沉紧，发汗则动经，身为振振摇者，属茯苓桂枝白朮甘草汤。

茯苓桂枝白术甘草汤方

茯苓四两　桂枝三两，去皮　白术二两　甘草二两，炙

上四味，以水六升，煮取三升，去滓，分温三服。

[白话解]

见“辨太阳病脉证并治”第67条。“属茯苓桂枝白朮甘草汤”作“茯苓桂枝白朮甘草汤主之”。

[原文]

发汗若下之后，病仍不解，烦躁者，属茯苓四逆汤。

茯苓四逆汤方

茯苓四两　人参一两　附子一枚，生用，去皮，破八片　甘草二两，炙　干姜一两半

上五味，以水五升，煮取二升，去滓，温服七合，日三服。

[白话解]

见“辨太阳病脉证并治”第69条。“若下之后”作“若下之”，“属茯苓四逆汤”作“茯苓四逆汤主之”。

[原文]

发汗吐下后，虚烦不得眠，若剧者，必反覆颠倒，心中懊侬，属栀子豉汤。若少气者，栀子甘草豉汤；若呕者，栀子生姜豉汤。

栀子豉汤方

肥栀子十四枚，擘　香豉四合，绵裹

上二味，以水四升，先煮栀子，得二升半，内豉，煮取一升半，去滓，分为二服，温进一服。得吐者，止后服。

栀子甘草豉汤方

肥栀子十四个，擘　甘草二两，炙　香豉四合，绵裹

上三味，以水四升，先煮二味，取二升半，内豉，煮取一升半，去滓，分二服，温进一服。得吐者，止后服。

栀子生姜豉汤方

肥栀子十四个，擘　生姜五两，切　香豉四合，绵裹

上三味，以水四升，先煮二味，取二升半，内豉，煮取一升半，去滓，分二服，温进一服。得吐者，止后服。

[白话解]

见“辨太阳病脉证并治”第76条下半节。“属栀子豉汤”作“栀子豉汤主之”，“栀子甘草豉汤、栀子生姜豉汤”后均有“主之”二字。

[原文]

发汗若下之，而烦热胸中窒者，属栀子豉汤证。

[白话解]

见“辨太阳病脉证并治”第77条。“属栀子豉汤证”作“栀子豉汤主之”。

[原文]

太阳病，过经十余日，心下温温欲吐，而胸中痛，大便反溏，腹微满，郁郁微烦，先此时极吐下者，与调胃承气汤。若不尔者，不可与。但欲呕，胸中痛，微溏者，此非柴胡汤证。以呕，故知极吐下也，调胃承气汤。

调胃承气汤方

大黄四两，酒洗　甘草二两，炙　芒硝半升

上三味，以水三升，煮取一升，去滓，内芒硝，更上火令沸，顿服之。

[白话解]

见“辨太阳病脉证并治”第123条。“先此时极吐下者”作“先此时自极吐下者”。

[原文]

太阳病，重发汗，而复下之，不大便五六日，舌上燥而渴，日晡所小有潮热，从心下至少腹硬满而痛，不可近者，属大陷胸汤。

大陷胸汤方

大黄六两，去皮，酒洗　芒硝一升　甘遂末一钱匕

上三味，以水六升，煮大黄，取二升，去滓，内芒硝，煮两沸，内甘遂末，温服一升，得快利，止后服。

[白话解]

见“辨太阳病脉证并治”第137条。“属大陷胸汤”作“大陷胸汤主之”。

[原文]

伤寒五六日，已发汗，而复下之，胸胁满微结，小便

不利，渴而不呕，但头汗出，往来寒热，心烦者，此为未解也，属柴胡桂枝干姜汤。

柴胡桂枝干姜汤方

柴胡半斤　桂枝三两，去皮　干姜二两　栝楼根四两　黄芩三两　甘草二两，炙　牡蛎二两，熬

上七味，以水一斗二升，煮取六升，去滓，再煎取三升，温服一升，日三服。初服微烦，后汗出便愈。

[白话解]

见“辨太阳病脉证并治”第147条。“属柴胡桂枝干姜汤”作“柴胡桂枝干姜汤主之”。

[原文]

伤寒发汗，若吐若下，解后，心下痞硬，噫气不除者，属旋覆代赭汤。

旋覆代赭汤方

旋覆花三两　人参二两　生姜五两　代赭一两　甘草三两，炙　半夏半升，洗　大枣十二枚，擘

上七味，以水一斗，煮取六升，去滓，再煎取三升，温服一升，日三服。

[白话解]

见“辨太阳病脉证并治”第161条。“属旋覆代赭汤”作“旋覆代赭汤主之”。

[原文]

伤寒大下之，复发汗，心下痞，恶寒者，表未解也，不可攻痞，当先解表，表解乃攻痞。解表宜桂枝汤，用前方；攻痞宜大黄黄连泻心汤。

大黄黄连泻心汤方

大黄二两，酒洗　黄连一两

上二味，以麻沸汤二升渍之，须臾绞去滓，分温再服。有黄芩，见第四卷中。

［白话解］

见“辨太阳病脉证并治”第164条。“表解乃攻痞”作“表解乃可攻痞”，无“用前方”三字。

[原文]

伤寒若吐下后，七八日不解，热结在里，表里俱热，时时恶风，大渴，舌上干燥而烦，欲饮水数升者，属白虎加人参汤。

白虎加人参汤方

知母六两　石膏一斤，碎　甘草二两，炙　粳米六合　人参三两

上五味，以水一斗，煮米熟汤成，去滓，温服一升，日三服。

［白话解］

见《太阳篇》第168条。“伤寒若吐下后”作“伤寒若吐若下后”，“属白虎加人参汤”作“白虎加人参汤主之”。

[原文]

伤寒若吐若下后，不解，不大便五六日，上至十余日，日晡所发潮热，不恶寒，独语如见鬼状。若剧者，发则不识人，循衣摸床，惕而不安，微喘直视，脉弦者生，涩者死。微者，但发热、谵语者，属大承气汤。

大承气汤方

大黄四两，去皮，酒洗　厚朴半斤，炙　枳实五枚，炙　芒硝三合

上四味，以水一斗，先煮二味，取五升，内大黄，煮取二升，去滓，内芒硝，更煮令一沸，分温再服。得利者，止后服。

[白话解]

见“辨阳明病脉证并治”第212条。“属大承气汤”作“大承气汤主之”，并有“若一服利，则止后服”一句。

[原文]

三阳合病，腹满身重，难以转侧，口不仁，面垢。

[白话解]

见“辨阳明病脉证并治”第219条上半节。

[原文]

谵语遗尿，发汗则谵语，下之则额上生汗，若手足逆冷，自汗出者，属白虎汤。

白虎汤方

知母六两　石膏一斤，碎　甘草二两，炙　粳米六合

上四味，以水一斗，煮米熟汤成，去滓，温服一升，日三服。

[白话解]

见“辨阳明病脉证并治”第219条下半节。“若手足逆冷，自汗出者”作“手足逆冷，若自汗出者”，“属白虎汤”作“白虎汤主之”。

[原文]

阳明病，脉浮而紧，咽燥口苦，腹满而喘，发热汗出，不恶寒，反恶热，身重。若发汗则躁，心愦愦而反谵语；

若加温针，必怵惕烦躁不得眠；若下之，则胃中空虚，客气动膈，心中懊憹，舌上胎者，属栀子豉汤证。

[白话解]

见“辨阳明病脉证并治”第221条。“心愦愦而反谵语”无“而”字，“属栀子豉汤证”作“栀子豉汤主之”。

[原文]

阳明病，下之，心中懊憹而烦，胃中有燥屎者，可攻。腹微满，初头硬，后必溏，不可攻之。若有燥屎者，宜大承气汤。

[白话解]

见“辨阳明病脉证并治”第238条。

[原文]

太阳病，若吐若下若发汗后，微烦，小便数，大便因硬者，与小承气汤和之愈。

小承气汤方

大黄四两，酒洗　　厚朴二两，炙　　枳实三枚，炙

上三味，以水四升，煮取一升二合，去滓，分温二服。

[白话解]

见“辨阳明病脉证并治”第250条。

[原文]

大汗若大下，而厥冷者，属四逆汤。

四逆汤方

甘草二两，炙　　干姜一两半　　附子一枚，生用，去皮，破八片

上三味，以水三升，煮取一升二合，去滓，分温再服，强人可大附子一枚，干姜四两。

[白话解]

见“辨厥阴病脉证并治”第354条。“若大下”作“若大下利”，“属四逆汤”作“四逆汤主之”。

[原文]

太阳病，下之后，其气上冲者，可与桂枝汤；若不上冲者，不得与之。

[白话解]

见“辨太阳病脉证并治”第15条。“可与桂枝汤”后有“方用前法”四字。

[原文]

太阳病，下之后，脉促胸满者，属桂枝去芍药汤。

桂枝去芍药汤方

桂枝三两，去皮　甘草二两，炙　生姜三两　大枣十二枚，擘

上四味，以水七升，煮取三升，去滓，温服一升。本云，桂枝汤，会去芍药。

[白话解]

见“辨太阳病脉证并治”第21条。“属桂枝去芍药汤”作“桂枝去芍药汤主之”。

[原文]

若微寒者，属桂枝去芍药加附子汤。

桂枝去芍药加附子汤方

桂枝三两，去皮　甘草二两，炙　生姜三两，切　大枣十二枚，擘

附子一枚，炮

上五味，以水七升，煮取三升，去滓，温服一升。本云，桂枝汤，今去芍药加附子。

[白话解]

见“辨太阳病脉证并治”第22条。“属桂枝去芍药加附子汤”作“桂枝去芍药加附子汤主之”。

[原文]

太阳病，桂枝证，医反下之，利遂不止，脉促者，表未解也；喘而汗出者，属葛根黄芩黄连汤。

葛根黄芩黄连汤方

葛根半斤　甘草二两，炙　黄芩三两　黄连三两

上四味，以水八升，先煮葛根，减二升，内诸药，煮取二升，去滓，温分再服。

[白话解]

见“辨太阳病脉证并治”第34条。“属葛根黄芩黄连汤”作“葛根黄芩黄连汤主之”。

[原文]

太阳病，下之微喘者，表未解故也，属桂枝加厚朴杏子汤。

桂枝加厚朴杏子汤方

桂枝三两，去皮　芍药三两　生姜三两，切　甘草二两，炙　厚朴二两，炙，去皮　大枣十二枚，擘　杏仁五十个，去皮尖

上七味，以水七升，煮取三升，去滓，温服一升。

[白话解]

见“辨太阳病脉证并治”第43条。“属桂枝加厚朴杏子汤”

作“桂枝加厚朴杏子汤主之”。

[原文]

伤寒，不大便六七日，头痛有热者，与承气汤。其小便清者，知不在里，仍在表也，当须发汗；若头痛者，必衄，宜桂枝汤。

[白话解]

见“辨太阳病脉证并治”第56条。

[原文]

伤寒五六日，大下之后，身热不去，心中结痛者，未欲解也，属栀子豉汤证。

[白话解]

见“辨太阳病脉证并治”第78条。“属栀子豉汤证”作“栀子豉汤主之”。

[原文]

伤寒下后，心烦腹满，卧起不安者，属栀子厚朴汤。

栀子厚朴汤方

栀子十四枚，擘　厚朴四两，炙　枳实四个，水浸，炙令赤

上三味，以水三升半，煮取一升半，去滓，分二服，温进一服。得吐者，止后服。

[白话解]

见“辨太阳病脉证并治”第79条。“属栀子厚朴汤”作“栀子厚朴汤主之”。

[原文]

伤寒，医以丸药大下之，身热不去，微烦者，属栀子

干姜汤。

栀子干姜汤方

栀子十四个，擘　干姜二两

上二味，以水三升半，煮取一升半，去滓，分二服。一服和吐者，止后服。

[白话解]

见“辨太阳病脉证并治”第80条。“属栀子干姜汤”作“栀子干姜汤主之”。

[原文]

凡用栀子汤，病人旧微溏者，不可与服之。

[白话解]

见“辨太阳病脉证并治”第81条。

[原文]

伤寒医下之，续得下利清谷不止，身疼痛者，急当救里；后身疼痛，清便自调者，急当救表。救里宜四逆汤，救表宜桂枝汤。

[白话解]

见“辨太阳病脉证并治”第91条。

[原文]

太阳病，过经十余日，反二三下之，后四五日，柴胡证仍在者，先与小柴胡。呕不止，心下急，郁郁微烦者，为未解也，可与大柴胡汤，下之则愈。

大柴胡汤方

柴胡半斤　黄芩三两　芍药三两　半夏半升，洗　生姜五两　枳

实四枚，炙　大枣十二枚，擘

上七味，以水一斗二升，煮取六升，去滓，再煎取三升，温服一升，日三服。一方加大黄二两，若不加，恐不为大柴胡汤。

[白话解]

见《太阳篇》第103条。“可与大柴胡汤”前无“可”字。

[原文]

伤寒十三日不解，胸胁满而呕，日晡所发潮热，已而微利。此本柴胡，下之不得利，今反利者，知医以丸药下之，此非其治也。潮热者，实也，先服小柴胡汤以解外，后以柴胡加芒硝汤主之。

柴胡加芒硝汤方

柴胡二两十六铢　黄芩一两　人参一两　甘草一两，炙　生姜一两　半夏二十铢，旧云，五枚，洗　大枣四枚，擘　芒硝二两

上八味，以水四升，煮取二升，去滓，内芒硝，更煮微沸，温分再服，不解更作。

[白话解]

见“辨太阳病脉证并治”第104条。“此本柴胡”后有“证”字，“下之不得利”作“下之以不得利”，“先服小柴胡汤以解外”作“先宜服小柴胡汤以解外”。

[原文]

伤寒十三日，过经谵语者，以有热也，当以汤下之。若小便利者，大便当硬，而反下利，脉调和者，知医以丸药下之，非其治也。若自下利者，脉当微厥，今反和者，此为内实也，属调胃承气汤证。

[白话解]

见“辨太阳病脉证并治”第105条。“属调胃承气汤证”作“调胃承气汤主之”。

[原文]

伤寒八九日，下之，胸满烦惊，小便不利，谵语，一身尽重，不可转侧者，属柴胡加龙骨牡蛎汤。

柴胡加龙骨牡蛎汤方

柴胡四两　龙骨一两半　黄芩一两半　生姜一两半，切　铅丹一两半　人参一两半　桂枝一两半，去皮　茯苓一两半　半夏二合半，洗　大黄二两　牡蛎一两半，熬　大枣六枚，擘

上十二味，以水八升，煮取四升，内大黄，切如棋子，更煮一两沸，去滓，温服一升。本云柴胡汤，今加龙骨等。

[白话解]

见“辨太阳病脉证并治”第107条。“属柴胡加龙骨牡蛎汤”作“柴胡加龙骨牡蛎汤主之”。

[原文]

火逆下之，因烧针烦躁者，属桂枝甘草龙骨牡蛎汤。

桂枝甘草龙骨牡蛎汤方

桂枝一两，去皮　甘草二两，炙　龙骨二两　牡蛎二两，熬

上四味，以水五升，煮取二升半，去滓，温服八合，日三服。

[白话解]

见“辨太阳病脉证并治”第118条。“属桂枝甘草龙骨牡蛎汤”作“桂枝甘草龙骨牡蛎汤主之”。

［原文］

太阳病，脉浮而动数，浮则为风，数则为热，动则为痛，数则为虚。头痛发热，微盗汗出，而反恶寒者，表未解也。医反下之，动数变迟，膈内拒痛，胃中空虚，客气动膈，短气躁烦，心中懊憹，阳气内陷，心下因硬，则为结胸，属大陷胸汤证。若不结胸，但头汗出，余处无汗，剂颈而还，小便不利，身必发黄。

［白话解］

见“辨太阳病脉证并治”第 134 条。“属大陷胸汤证”作“大陷胸汤主之”。

［原文］

伤寒五六日，呕而发热者，柴胡汤证具，而以他药下之，柴胡证仍在者，复与柴胡汤。此虽已下之，不为逆，必蒸蒸而振，却发热汗出而解。若心下满而硬痛者，此为结胸也，大陷胸汤主之，用前方。但满而不痛者，此为痞，柴胡不中与之，属半夏泻心汤。

半夏泻心汤方

半夏半升，洗　黄芩三两　干姜三两　人参三两　甘草三两，炙　黄连一两　大枣十二枚，擘

上七味，以水一斗，煮取六升，去滓，再煎取三升，温服一升，日三服。

［白话解］

见“辨太阳病脉证并治”第 149 条。无“用前方”三字，“属半夏泻心汤”作“宜半夏泻心汤”。

[原文]

本以下之，故心下痞，与泻心汤。痞不解，其人渴而口燥烦，小便不利者，属五苓散。

五苓散方

猪苓十八铢，去黑皮　白术十八铢　泽泻一两六铢　桂心半两，去皮　茯苓十八铢

上五味，为散，白饮和服方寸匕，日三服。多饮暖水，汗出愈。

[白话解]

见“辨太阳病脉证并治”第156条。“属五苓散”作“五苓散主之”。

[原文]

伤寒中风，医反下之，其人下利日数十行，谷不化，腹中雷鸣，心下痞硬而满，干呕，心烦不得安。医见心下痞，谓病不尽，复下之，其痞益甚。此非结热，但以胃中虚，客气上逆，故使硬也。属甘草泻心汤。

甘草泻心汤方

甘草四两，炙　黄芩三两　干姜三两　半夏半升，洗　大枣十二枚，擘　黄连一两

上六味，以水一斗，煮取六升，去滓，再煎取三升，温服一升，日三服。有人参，见第四卷中。

[白话解]

见“辨太阳病脉证并治”第158条。“属甘草泻心汤”作“甘草泻心汤主之”。

[原文]

伤寒服汤药，下利不止，心下痞硬。服泻心汤已，复以他药下之，利不止。医以理中与之，利益甚。理中，理中焦，此利在下焦，属赤石脂禹余粮汤。复不止者，当利其小便。

赤石脂禹余粮汤方

赤石脂一斤，碎　太一禹余粮一斤，碎

上二味，以水六升，煮取二升，去滓，分温三服。

[白话解]

见“辨太阳病脉证并治”第159条。“理中”后有“者”字，“属赤石脂禹余粮汤”作“赤石脂禹余粮汤主之”。

[原文]

太阳病，外证未除，而数下之，遂协热而利，利下不止，心下痞硬，表里不解者，属桂枝人参汤。

桂枝人参汤方

桂枝四两，别切，去皮　甘草四两，炙　白术三两　人参三两　干姜三两

上五味，以水九升，先煮四味，取五升，内桂，更煮取三升，去滓，温服一升，日再夜一服。

[白话解]

见“辨太阳病脉证并治”第163条。“属桂枝人参汤”作“桂枝人参汤主之”。

[原文]

下后，不可更行桂枝汤，汗出而喘，无大热者，属麻黄杏子甘草石膏汤。

麻黄杏子甘草石膏汤方

麻黄四两，去节　杏仁五十个，去皮尖　甘草二两，炙　石膏半斤，碎

上四味，以水七升，先煮麻黄，减二升，去上沫，内诸药，煮取三升，去滓，温服一升。本云，黄耳杯。

[白话解]

见“辨太阳病脉证并治”第162条。“汗出而喘”前有“若”字，“属”作“可与”。

[原文]

阳明病，下之，其外有热，手足温，不结胸，心中懊侬，饥不能食，但头汗出者，属栀子豉汤证。

[白话解]

见“辨阳明病脉证并治”第228条。“属栀子豉汤证”作“栀子豉汤主之”。

[原文]

伤寒吐后，腹胀满者，属调胃承气汤证。

[白话解]

见“辨阳明病脉证并治”第249条。“属”作“与”，无“证”字。

[原文]

病人无表里证，发热七八日，脉虽浮数者，可下之。假令已下，脉数不解，今热则消谷喜饥，至六七日，不大便者，有瘀血，属抵当汤。

抵当汤方

大黄三两，酒洗　桃仁二十枚，去皮尖　水蛭三十枚，熬

蛀虫去翅足，三十枚，熬

上四味，以水五升，煮取三升，去滓，温服一升。不下更服。

[白话解]

见“辨阳明病脉证并治”第257条。“脉虽浮数者”作“虽脉浮数者”，“今热则消谷喜饥”作“合热则消谷喜饥”，“属”作“宜”。

[原文]

本太阳病，医反下之，因尔腹满时痛者，属太阴也，属桂枝加芍药汤。

桂枝加芍药汤方

桂枝三两，去皮　芍药六两　甘草二两，炙　大枣十二枚，擘　生姜三两，切

上五味，以水七升，煮取三升，去滓，分温三服。本云，桂枝汤，今加芍药。

[白话解]

见“辨太阴病脉证并治”第279条上半节。“属桂枝加芍药汤”作“桂枝加芍药汤主之”。

[原文]

伤寒六七日，大下，寸脉沉而迟，手足厥逆，下部脉不至，喉咽不利，唾脓血，泄利不止者，为难治，属麻黄升麻汤。

麻黄升麻汤方

麻黄二两半，去节　升麻一两六铢　当归一两六铢　知母十八铢　黄芩十八铢　葳蕤十八铢，一作菖蒲　芍药六铢　天门冬六铢，去心　桂枝六铢，去皮　茯苓六铢

甘草六铢，炙　石膏六铢，碎，绵裹　白术六铢　干姜六铢

上十四味，以水一斗，先煮麻黄一两沸，去上沫，内诸药，煮取三升，去滓，分温三服。相去如炊三斗米顷令尽，汗出愈。

[白话解]

见“辨厥阴病脉证并治”第357条．“大下”作“大下后”，“属麻黄升麻汤”作“麻黄升麻汤主之”。

[原文]

伤寒本自寒下，医复吐下之，寒格更逆吐下，若食入口即吐，属干姜黄芩黄连人参汤。

干姜黄芩黄连人参汤方

干姜　黄芩　黄连　人参各三两

上四味，以水六升，煮取二升，去滓，分温再服。

[白话解]

见“辨厥阴病脉证并治”第359条。“属干姜黄芩黄连人参汤”作“干姜黄芩黄连人参汤主之”。